U0188686

胸腔镜肺叶肺段切除术图解与视频

Atlas of Endoscopic Major Pulmonary Resections
3rd Edition

主编
Dominique Gossot

主译
高 文

上海科学技术出版社

图书在版编目（CIP）数据

胸腔镜肺叶肺段切除术图解与视频 ／（法）多米尼克·戈索特（Dominique Gossot）主编；高文主译. -- 上海：上海科学技术出版社，2024.1
书名原文：Atlas of Endoscopic Major Pulmonary Resections，3rd edition
ISBN 978-7-5478-6303-9

Ⅰ. ①胸… Ⅱ. ①多… ②高… Ⅲ. ①胸腔镜检－应用－肺疾病－胸腔外科手术 Ⅳ. ①R655.3

中国国家版本馆CIP数据核字(2023)第156587号

First published in English under the title
Atlas of Endoscopic Major Pulmonary Resections (3rd Ed.)
by Dominique Gossot
Copyright © Dominique Gossot, 2021
This edition has been translated and published under licence from
Springer Nature Switzerland AG.

胸腔镜肺叶肺段切除术图解与视频

主编　Dominique Gossot

主译　高　文

上海世纪出版（集团）有限公司
上海科学技术出版社　　出版、发行
（上海市闵行区号景路 159 弄 A 座 9F–10F）
邮政编码 201101　www.sstp.cn
山东韵杰文化科技有限公司印刷
开本 889×1194　1/16　印张 20
字数：500 千字
2024 年 1 月第 1 版　2024 年 1 月第 1 次印刷
ISBN 978-7-5478-6303-9/R·2824
定价：198.00 元

本书如有缺页、错装或坏损等严重质量问题，
请向承印厂联系调换

内容提要

  本书通过简短的技术说明、高质量的静态图像（400余幅），步骤清楚地介绍胸腔镜肺叶和肺段切除的技术操作。同时辅以操作过程的视频（100余段），以帮助读者理解并学习手术技巧。同时，每章皆以高清CT三维重建影像展示解剖学结构，图文并茂地介绍手术技巧和操作过程中可能遇到的危险，有助于帮助外科医师把握肺段支气管、动静脉的解剖关系及段间平面的立体切割技巧，提高胸腔镜手术操作水平，造福广大患者。

  本书的技术讲解均基于作者的多年临床工作经验，可切实地帮助有志于从事视频辅助胸腔镜（VATS）的外科医生，使其在肺和纵隔解剖这一全新的视角中找到自己的研究方向。

胸腔镜肺叶肺段切除术
图解与视频
Atlas of Endoscopic Major Pulmonary Resections
3rd Edition

致　谢

第2章由Agathe Seguin、Alessio Mariolo、Guillaume Boddaert和Dominique Gossot撰写。

图2.6、图9.3和图25.2e由Agathe Seguin（IMM胸外科）提供。

图2.4由Guillaume Boddaert（IMM胸外科）提供。

图1.1a、图1.25a和图9.5由Jean-François Paul（IMM影像科）提供。

肺段解剖变异的描述在很大程度上是基于H. Nomori和M. Okada（Springer 2011）的 *Illustrated Anatomical Segmentectomy for Lung Cancer* 一书。

胸腔镜肺叶肺段切除术
图解与视频

Atlas of Endoscopic Major Pulmonary Resections

3rd Edition

译者名单

主　译

高　文　　复旦大学附属华东医院

主　审

丁嘉安　　同济大学附属上海市肺科医院

副主译

姜格宁　　同济大学附属上海市肺科医院
赵　珩　　上海交通大学医学院附属胸科医院
陈　昶　　同济大学附属上海市肺科医院

翻译委员会（以姓氏笔画为序）

万紫微　　同济大学附属上海市肺科医院
王　群　　复旦大学附属中山医院
成兴华　　上海交通大学医学院附属胸科医院
孙益峰　　上海交通大学医学院附属胸科医院
李志刚　　上海交通大学医学院附属胸科医院
李鹤成　　上海交通大学医学院附属瑞金医院
沈晓咏　　复旦大学附属华东医院
张辉标　　复旦大学附属华东医院
张慧君　　复旦大学附属华山医院
陈学瑜　　上海交通大学医学院附属瑞金医院
陈晓峰　　复旦大学附属华山医院
罗清泉　　上海交通大学医学院附属胸科医院

胡学飞　　同济大学附属上海市肺科医院
施　梦　　复旦大学附属华山医院
姜　龙　　上海交通大学医学院附属胸科医院
殷正昕　　上海交通大学医学院附属瑞金医院
奚俊杰　　复旦大学附属中山医院
唐东方　　复旦大学附属华东医院

参译人员（以姓氏笔画为序）

王　菁　　复旦大学附属华东医院
江　帅　　复旦大学附属华东医院
李　政　　复旦大学附属华东医院
杨正尧　　复旦大学附属华东医院
陈　龙　　复旦大学附属华东医院
林思耘　　复旦大学附属华东医院
胡　虓　　复旦大学附属华东医院
姜皓耀　　复旦大学附属华东医院
莫念萍　　复旦大学附属华东医院
高佳妮　　同济大学附属上海市肺科医院

学术秘书

唐东方　　复旦大学附属华东医院

中文版前言

视频辅助胸腔镜（VATS）肺叶和肺段切除术已成功代替传统开胸手术，并且随着肺癌早筛早治的普及，肺磨玻璃结节的外科治疗也多选择胸腔镜下亚肺叶切除，这是大势所趋。2022年4月柳叶刀杂志刊登了由西日本肿瘤学组（WJOG）和日本临床肿瘤学组（JCOG）完成的一项大型多中心随机对照研究JCOG0802/WJOG4607L的结果，发现对于实性成分占比（CTR）>0.5，并且直径≤2 cm的周围型小肺癌，肺段切除组和肺叶切除组相比5年总体生存率更高；而对于术后1年肺功能，肺段切除术后肺功能情况比肺叶切除术后提高3.5%。因此肺段切除术应成为CTR>0.5、总直径≤2 cm的周围型肺癌的标准手术方式。而JCOG1211的初步结果表明，对于3 cm以内、CTR<0.5的磨玻璃影（GGO），肺段切除术后5年无复发生存率和总体生存率都达到甚至超过98%。基于以上两个临床研究的结果，肺段切除术在磨玻璃结节的治疗中将占据主导位置。

胸腔镜下亚肺叶切除术的发展涉及了更复杂的技术需求和挑战性的操作技巧。这就是为什么法国Curie-Montsouris胸腔研究所Dominique Gossot教授于2018年修订 *Atlas of Endoscopic Major Pulmonary Resections (Second Edition)* 后，如此快速地更新第三版，对第二版做了大幅扩容，并把大量篇幅用于撰写肺段切除术。

本书从术前3D规划到术中暴露肺段血管和气管的技巧，从解剖变异的风险到肺段间平面的描绘和立体切割，介绍了许多规避手术风险、提高手术安全的技巧，这些技术的共同点是均采用内镜下操作。为了便于青年医师提高手术技巧、降低手术风险，在本书的撰写过程中，编者在手术技术章节中加入了"解剖学变异和风险"这一部分，同时对于解剖变异如何处理、术中肺叶的牵拉方向及如何暴露解剖结构进行了清晰描述，大大简化了医生的学习曲线。译者在翻译过程中，尽量做到尊重原著，但对于文中的一些医学名词，结合国内的常用语习惯进行了调整。本书为了确定肺段间平面，编者统一采用荧光胸腔镜，对于医院没有配置荧光胸腔镜的读者，也可采用膨胀萎陷等方法确定肺段间平面，不会影响立体切割的效果。

对于热衷肺段切除术的胸外科临床医生，如果能够认真阅读每一章节并融会贯通，认真思考，举一反三，那么在工作中遇到类似的病变时，几乎都可以联想到书中相对应的病例及其解决办法，相信能对胸腔镜肺段切除术水平的提升有很大帮助。本书的译者也是从事胸外科工作多年的临床医生，实践经验丰富，能准确地将原著翻译成中文，译作文笔流畅、文字精准。在此也感谢复旦大学附属华东医院、上海交通大学医学院附属胸科医院、同济大学附属肺科医院、上海交通大学医学院附属瑞金医院和复旦大学附属华山医院胸外科医生的付出和努力。相信本书中文译本的出版和发行将推进我国胸外科的发展，帮助热衷胸腔镜肺段切除术的医生进一步提高医疗水平、改善患者预后。

尽管我们竭尽全力，对技术内容的理解力求准确，同时在翻译过程中使用贴近临床习惯的用语，但语句的表达难免挂一漏万，恳请读者不吝指出，以便再版时完善。

高文

复旦大学附属华东医院

2023 年 6 月 30 日

英文版前言

在第二版前言的末尾，写了以下内容："考虑到发展空间的需要，毫无疑问，第三版迟早会出版。"然而，我们并没有预料到会这么快，对胸腔镜下亚肺叶切除技术的关注确实促使了重要的、技术复杂且具有挑战性手术的发展。

在撰写第三版时，本医疗机构把40%的肺癌手术安排为胸腔镜解剖性肺段切除术。目前没有人可以预测几年内肺段切除术的比例，但随着肺癌的筛查技术进步，早期肺癌的检出率提高。如果这些病变的治疗仍然是手术治疗（我们尚不确定），那么必将是通过胸腔镜下亚肺叶切除术。这就是为什么该书的大部分内容安排撰写这些技术的原因。

30年前报道了首例胸腔镜肺叶切除术，当时只有少数先驱者相信胸腔镜手术带来的收益，并对该技术一直具有信心。在2006—2008年发表的一项大型系列研究后，胸腔镜在某种程度上被胸外科医生重新发现并引起了关注。随着文献数量的剧增，2013年美国胸科医师学会推荐可在胸腔镜下切除早期肺癌。

目前，可用的胸腔镜肺叶切除技术主要包括以下几种。

（1）杂交手术：是20世纪80年代的产物，外科医生试图在内镜辅助下缩小开胸手术的切口。在这些技术中，外科医生通过小切口完成大部分解剖，内镜主要用作额外的光源。手术采用传统工具完成，尽管一些外科医生偏好杂交手术工具，设计了基于该技术的器械，但这些器械都是杆部更长、更薄的。

（2）单孔入路：是通过相同的切口引入内镜和器械。这种方法已在一些国家流行，其理论优势是单孔的疼痛程度低于多孔。虽然需要开发具有多角度转向的胸腔镜器械，但该方法受到器械相对于目标的方向和暴露质量的影响。

（3）前入路：是一种第一肺门技术。这种方法的一些使用者甚至没有打开肺裂。一旦叶支气管和静脉被处理后，肺裂和动脉分支被一起吻合，与Ralph Lewis在20世纪90年代首次报道的"VATS同时吻合肺叶的切除术"相似。

（4）后入路：可总结为术者站在患者背后，与开胸手术相比，具有同样熟悉的视野，William Walker建议使用术语"基于肺裂的技术"。实际上，这种方法的主要原理是充分打开肺裂和解剖动脉分支，因此将解剖误判的风险降至最低。

（5）本书中描述的完全胸腔镜技术是对后入路的改良，没有入路切口。在条件允许情况下，将穿刺器直径缩小至5 mm和3 mm，使用小型器械的原因有两点：①尽量减少肋间创伤；②提高解剖的精确度，因为器械尖端更适合解剖的尺寸。该技术主要面临以下两个方面的问题。

- 问题1："当越来越多的出版物讨论单孔技术时，我们为什么仍然选择多孔？"
  - 充分暴露是外科手术成功的先决条件。这是外科医生都知道的原则，胸腔镜手术更应遵循这一原则。由于无法通过手动或大型的常规撑开器获得暴露，那么就应考虑其他方法，如选择多个器械。外科医生可以与器械商合作，设计对胸壁影响极小的小直径器械甚至"无套管"器械。
  - 手术不能盲目，尤其是在处理重要危险的血管时。为确保目标的最佳视野，要求保持完美的图像，首先要确保胸腔镜不能被污染，然而就像在大多数手术视频中见到的，在视野无法充分暴露时，胸腔镜被污染是不可避免的，因此就需要1个或2个以上的切口。
  - 最后，基于手术的便利性及其突出的优势，外科医生推广使用4个切口的机器人手术，然而不清楚是什么原因影响外科医生不按同样的原理去操作。
- 问题2："为什么不采用实用切口，因为无论如何都要取出穿刺器？"
  - 当外科医生只需要使用内镜器械时，切口无关紧要。
  - 我们之前使用了胸腔镜辅助入路和实用切口方法，发现给人一种虚假的安全感。切口部位通常是根据专门位置设计的，如肺门或叶裂的位置，因此在手术中总是有一些位置不适合的切口，显示实用切口许多不同位置的照片已说明了该问题。此外，在术中出现问题的情况下，盲目扩大切口可能存在问题，因为大都不在后外侧开胸术的切口线上，这是紧急情况下最合适的切口。
  - 最后，在其他外科专业中，在没有实用切口的帮助下，腹腔镜下仍可进行复杂的大血管分离手术。

本书的目的是根据我们机构开发的全胸腔镜技术，为大多数胸腔镜肺切除术提供分步骤的操作方法。尽管一些读者可能更喜欢其他技术，但希望本书中的详细技术介绍和技巧将对读者有所帮助。关于胸腔镜肺叶切除术，读者的兴趣越来越大，不过肺段切除术正在被重视。基于800例胸腔镜肺叶切除术的经验，我们介绍了最常进行的解剖肺段切除术。

我们从Nomori和Okada的杰作（Nomori H, Okada K. Illustrated Anatomical Segmentectomy for Lung Cancer. Tokyo: Springer; 2011）中借用了一些解剖学描述，该专著是在本领域中内容最全面的教科书。

我要对与我一起参与这些技术的开发和为患者提供治疗和护理的所有同事表示感谢：Guillaume Boddaert、Emmanuel Brian、Madalina Grigoroiu和Agathe Seguin。

Dominique Gossot

IMM, Curie-Montsouris胸腔研究所

专业术语缩略词英汉对照

3D	three-dimensional reconstruction	3D重建
A	artery	动脉
Ao.	aorta	主动脉
Asc.	ascending. *For example, "Asc.A2" means "ascend-ing A2 artery"*	升支，如 Asc.A2 为 A2 后升支
Az.	azygos arch	奇静脉弓
B	bronchus	支气管
BA	bronchial arteries	支气管动脉
Bas.	basilar. *For example, "Bas.A" means "basilar arteries"*	基底段，如 Bas.A 为基底段动脉
BV	bronchial vein	支气管静脉
CT	computed tomography	计算机体层成像
CV	central vein	中心静脉
ENB	electromagnetic navigation bronchoscopy	电磁导航支气管镜
Eso.	esophagus	食管
IBV	inferior basilar vein	下基底静脉
ICG	indocyanine green	吲哚菁绿
IPV	inferior pulmonary vein	下肺静脉
IRI	infrared imaging	红外成像
ISP	intersegmental plane	肺段间平面
IVC	inferior vena cava	下腔静脉
LLL	left lower lobe	左下肺
LMSB	left main bronchus	左主支气管
LN	lymph node	淋巴结
LUL	left upper lobe	左上肺
ML	middle lobe	中叶
MLB	middle lobar bronchus	中叶支气管
MPR	major pulmonary resection	肺切除术

N	nerve	神经
NSCLC	non-small cell lung carcinoma	非小细胞肺癌
PA	pulmonary artery	肺动脉
PV	pulmonary vein	肺静脉
Rec.A2	recurrent A2 artery	A2反支
RLL	right lower lobe	右肺下叶
RMSB	right main bronchus	右主支气管
RUL	right upper lobe	右肺上叶
S	segment. *For example, "S6" means "segment 6"*	肺段，如S6为S6背段
s	stump. *For example, "A6s" means "stump of A6 artery"*	断端，如A6s为A6断端
SBV	superior basilar vein	上基底静脉
SCA	subclavian vein	锁骨下静脉
SLR	sublobar resection	亚肺叶切除
SPV	superior pulmonary vein	上肺静脉
SVC	superior vena cava	上腔静脉
TA	truncus anterior	前干
TS	thoracoscopic segmentectomy	胸腔镜肺段切除术
ULB	upper lobe bronchus	上叶支气管
ULV	upper lobe vein	上叶静脉
V	vein	静脉
Val-MAP	virtual assisted pulmonary mapping	虚拟辅助肺段定位
VATS	video-assisted thoracic surgery	视频辅助胸腔镜手术

标　识

 患者前侧

 患者背侧

器官牵拉的方向

! 危险

Tip 提示

Video 视频

胸腔镜肺叶肺段切除术
图解与视频
Atlas of Endoscopic Major Pulmonary Resections
3rd Edition

目　录

I

总 论
General Considerations

1

胸腔镜肺叶肺段切除术的解剖学变异

Anatomical Variations to Know for
Thoracoscopic Major Pulmonary Resections

本章主要从外科医生角度，概述肺叶肺段切除术的解剖学标志。在胸腔镜术中，因为其方向与开放手术不同，因此熟练掌握解剖学标志和变异至关重要。此外，由于术野变窄，无法充分触诊及肺的方向改变，外科医生难以准确把握解剖结构。随着经验的不断积累，尤其是在胸腔镜解剖性肺段切除术，外科医生在血管解剖过程中越来越谨慎，因为他们意识到并没有标准或统一的解剖结构。事实上，每一例都可能存在变异。

本章将通过3D重建描述术中或术前遇到的大多数解剖变异[1]。许多学者强调[1-4, 6, 11]，使用3D重建对充分准备手术非常必要。本章不仅是编者自己的经验总结，还基于H. Nomori和M. Okada[8]的《图解解剖性肺段切除术治疗肺癌》，该图谱对于本专业的外科医生是宝贵的参考资料。本章中引用的关于解剖学变异概率的数据，大多数源自该图谱。

1.1 右肺

在考虑每个肺叶根部的解剖结构之前，必须指出两个解剖变异：单肺静脉和异常静脉回流，若不注意可能产生严重后果。

众所周知左肺存在静脉共干，但是右肺也有可能存在（图1.1a）。在肺下叶切除术中，若发现下肺静脉位置异常高时，应考虑是否为肺静脉共干。

部分异常静脉回流导致上肺静脉回流至上腔静脉（图1.1b），这可能是2R和4R组淋巴结清扫过程中的风险（图1.1c）。

1.1.1 右肺上叶

支气管·进入肺实质时，上肺叶支气管分为3个肺段支气管：尖段（B1）、后段（B2）和前段（B3）（图1.2a）。B1和B2可以分别发出（40%），或共干（14%）（图1.2c）。各种组合都可能存在。

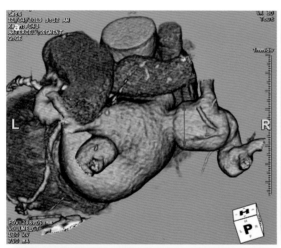

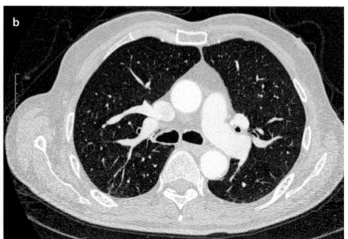

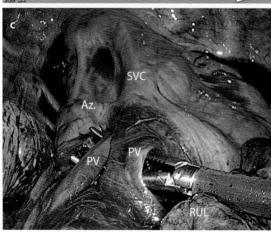

图1.1 右上肺静脉的解剖学变异。a. CT三维重建显示肺静脉共干（红色箭头）；b、c. 右上肺静脉部分异常静脉回流（b为CT视角，c为胸腔镜视角）。

当B1独立发出时，它可能远离B2（图1.2d），其至有可能起源于主气管（图1.3）。

B3是上叶支气管的前支，通常独立于尖后干（B1+2）或B1和B2，因其向前走行，而B1和B2向头侧方向，所以易于识别。然而，同样可观察到许多其他组合，如B3与B2（10%）或B1（24%）或其中一个亚段支气管具有共干（图1.2b）。

动脉·起源于前干（TA）和叶间裂内的肺动脉，也称为中间动脉干（升动脉）（图1.4）。前干分为两个分支：尖段动脉（A1）和前段动脉（A3）。肺后段S2由A2后升支（Asc.A2）供血，Asc.A2起源于叶间裂内，从肺动脉后侧发出，与中叶动脉相对。上行进入S2，位于肺叶支气管的后方。在大多数患者中，只有一根动脉，14%的患者没有（图1.5），而部分患者则有两根。

A3是前干的最下分支。一些患者存在A3升

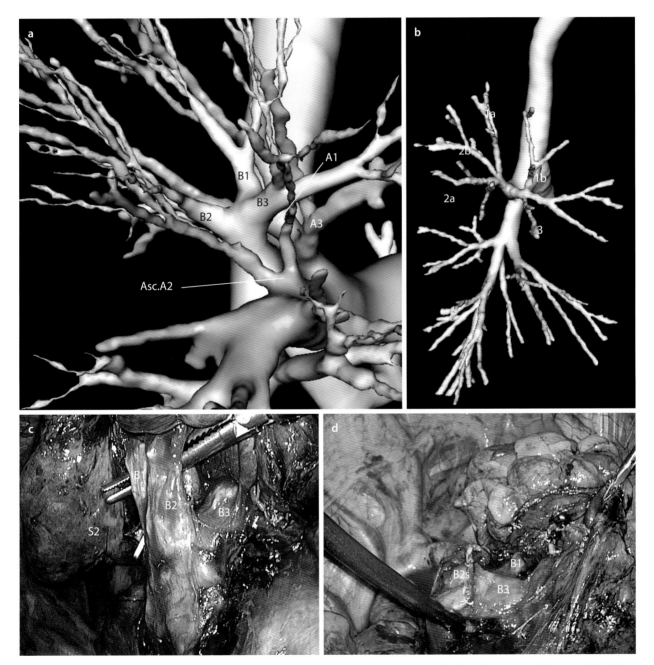

图1.2　右肺上叶的3个肺段支气管。a. 独立的支气管（3D重建图像）；b. 肺段支气管不常见分布示例（3D重建图像）；c. B1+2共干和独立的B3（胸腔镜视图）；d. 在远离B1+2处独立的B1（胸腔镜视图）。

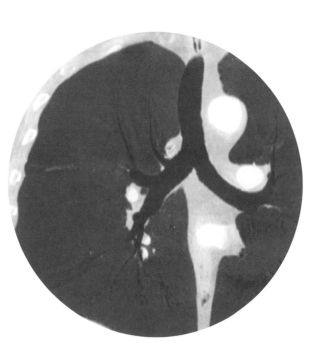

图1.3   独立的B1，起源于主支气管（CT扫描图像）。

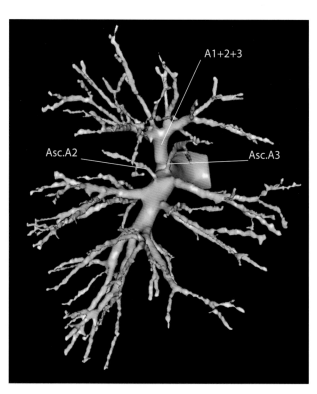

图1.4   动脉在右肺上叶的常规分布（3D重建图像）。

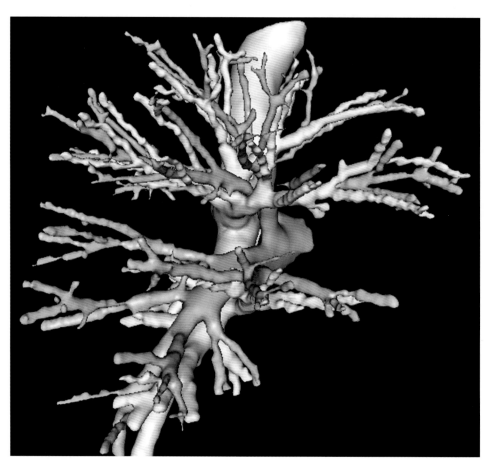

图1.5   Asc.A2缺失（3D重建图像）。

支，靠近A2升支，可通过其向前的走行来识别（图1.6a）。

有时上升的A2和A3可以从共干发出（图1.6a）。在进行S2或S1+2肺段切除术时必须认识到这种罕见变异。不得将Asc.A3与中叶动脉混淆，中叶动脉必须在结扎或夹闭升支动脉之前识别。还应注意的是，Asc.A3动脉可起源于中叶动脉的一个分支，这是一个重要的变异，在施行肺中叶切除术时要特别注意（图1.7）。

在72%的患者中，TA的一个分支供应S2，命名

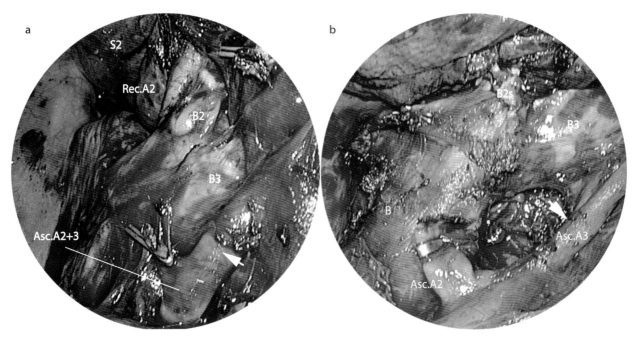

图1.6　Asc.A3（箭头所示）。a. 与Asc.A2共干；b. 独立于Asc.A2（胸腔镜视图）。

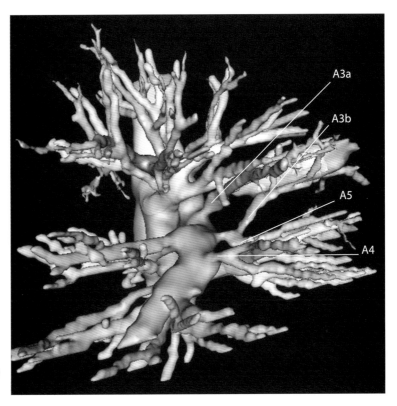

图1.7　起源于中叶动脉的A3b亚段动脉（3D重建图像）。

为A2反支（Rec.A2）。它通常沿着支气管走行，最常在支气管前面，但有时也在后面。如果存在Rec.A2，那么解剖B1或B2时可能存在风险（图1.8）。

在约10%的患者中，Asc.A2由A6动脉供应，或与A6来源于同一主干（图1.9）。

静脉·在大多数情况下，上叶的静脉是上肺静脉的两个上属支[10]（图1.10）：①V1是最上面的分支，见于上叶肺门，是最前最上的血管。②V2+3

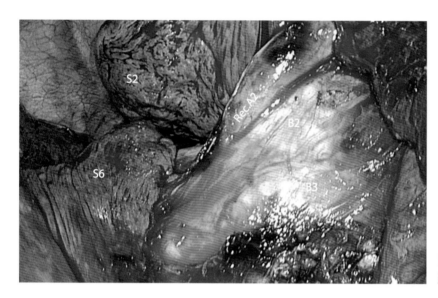

图1.8　沿B2支气管走行的Rec.B2（胸腔镜视图）。

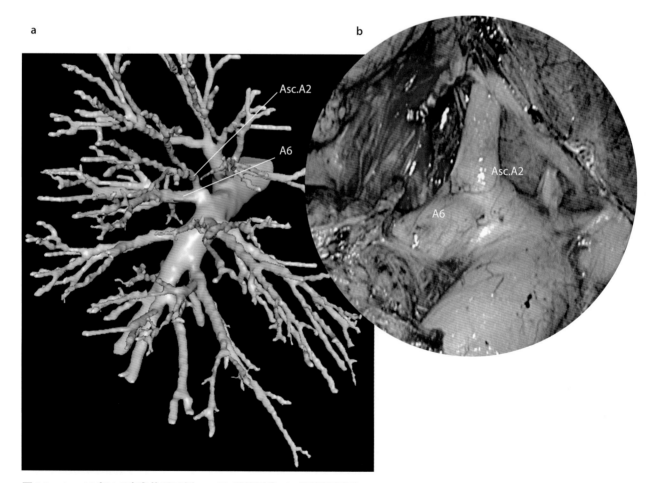

图1.9　Asc.A2和A6动脉共干示例。a. 3D重建图像；b. 胸腔镜视图。

是中心静脉（CV），在肺实质和叶间裂内走行，它接受V2的大部分分支和V3的小支流。引流S2的小静脉（V2t）经常穿过Asc.A2的后面（图1.11），在解剖该动脉之前必须将其离断。

肺叶间裂可被同时接受上叶和下叶属支的大静脉占据（图1.12），在解剖过程中必须格外小心，以免在肺叶切除术损害应保留肺叶的静脉回流。

另外，还应关注一种罕见的变异，支气管后静脉引流S2，而后直接汇入下肺静脉。这个变异在后裂离断时，尤其是在右下肺叶切除术中应注意这种变化，以避免S2淤血（图1.13）。

S3由两条不同的静脉引流：①较大的V3，即中心静脉的最下分支。②1~2支从中静脉分支出来的小升支静脉，这容易识别，因为它们直接发自前段。

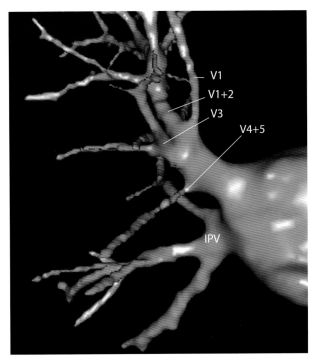

图 1.10　上肺静脉的常规模式（3D重建图像）。

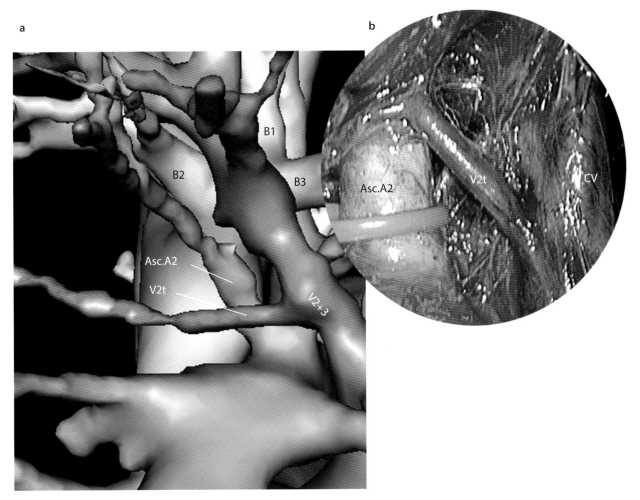

图 1.11　V2t穿过Asc.A2的后面。a. 3D重建图像；b. 胸腔镜视图。

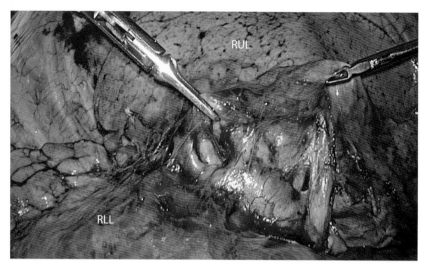

图1.12　肺叶间大静脉引流上下肺叶
（胸腔镜视图）。

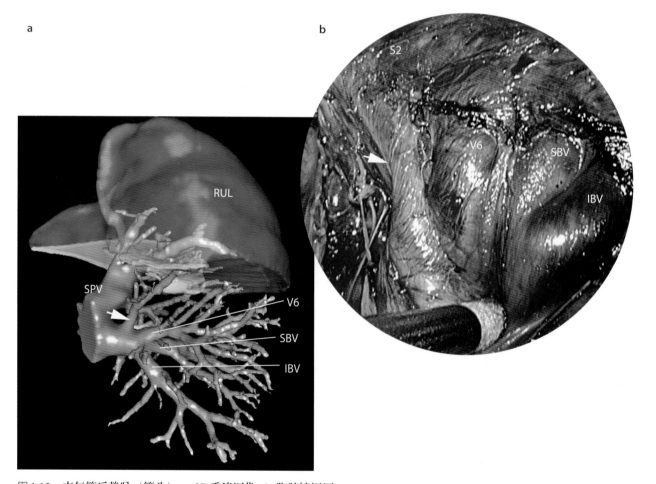

图1.13　支气管后静脉（箭头）。a. 3D重建图像；b. 胸腔镜视图。

1.1.2　右肺中叶

支气管·中叶支气管位于两个肺段动脉之间的沟槽中，分支成两个肺段支气管，在肺中叶切除中通常看不到分支。然而，在一些患者中可以看到提早分叉的两个段支气管（图1.14）。

动脉·有以下3种不同模式。

 - 50%患者有一支单一的大动脉（A4+5）起源于肺动脉前侧，与A6相对（图1.15a）。
 - 很早出现两个分支的单一动脉（图1.15b）。

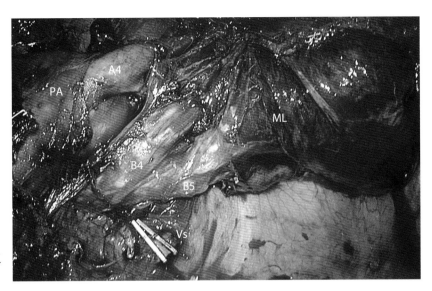

图 1.14　中叶支气管的异常提前分叉（胸腔镜视图）。

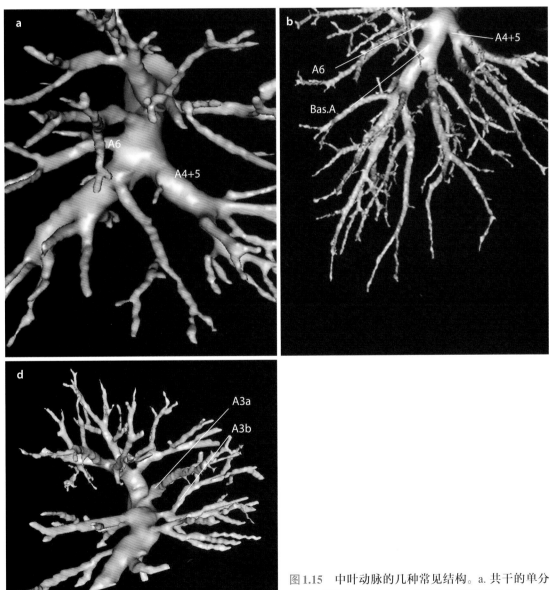

图 1.15　中叶动脉的几种常见结构。a. 共干的单分支；b. 动脉提前分叉；d. 中叶动脉发出 S3 分支。

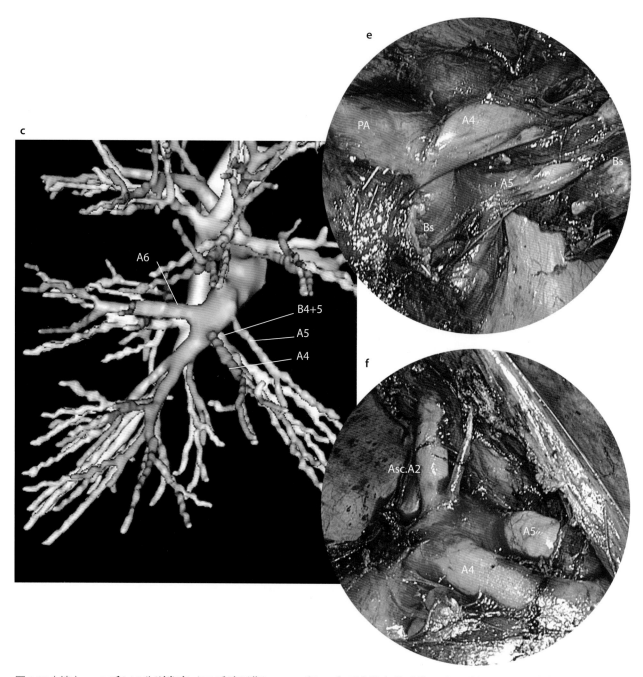

图 1.15（续） c. A4和A5分别发出（3D重建图像）。e. A4和A5为两支独立的动脉，且A5低于A4（胸腔镜视图）；f. A4和A5为两支独立的动脉，且A5高于A4（胸腔镜视图）。

－2条动脉分别起源于肺裂中的肺动脉（图1.15c）：外侧段动脉（A4）起源略低于肺斜裂和水平裂的交汇处，与背段动脉相对，内侧动脉（A5）位于更深的部位，被肺叶支气管隐藏。在极少数情况下，S3分支可从中叶动脉发出（图1.15d）。

还应注意的是，A5走向位置可以高于或低于A4。这意味着动脉的高低并不是区分两者的依据

（图1.15e、f）。

当中叶动脉的位置较高时，一定不能将其与前升支动脉（Asc.A3）混淆。

静脉· 中叶静脉是上肺静脉的下支，是中叶最前面的结构。它可以是一根单一静脉（V4+5）（图1.16a），也有可能是两支静脉（图1.16b）。在这种情况下，应注意不要将最上面的一根静脉与上肺的静脉相混淆。肺中叶的静脉也可以回流到下肺

静脉（IPV）而不是上肺静脉（SPV）（图1.17）。

1.1.3 右肺下叶

支气管·背段支气管起源于中叶支气管的对侧或稍上方。位于背段动脉后方，分成两个主干分支，很少直接分成两个末端分支。B6段在大多数患者中为单支，但较少部分为双分支。

支气管基底干通常起源于B6下1~2 cm的肺裂中。基底支气管干通常分为3个分支：B7、B8、B9+10（86%）（图1.18a），走行在相应肺段动脉的后方。相较于通常的B8和B9+10模式，在极少数

情况下（8%）可以看到相反的分支模式（如B8+9和B10），在6%的患者中可以看到相互独立的B7、B8、B9和B10。

在S6和S10之间可以看到一根非常不恒定的支气管（4%），命名为B*（图1.18b、c），支气管及其相应动脉（A*）分支走行于B6正下方。

动脉·右肺下叶的背段由A6供血，动脉起源于基底干同一水平的叶裂内，通常为单支（78%），但也可能是双支（20%）（图1.19），甚至有3支（2%）。在一些患者中，A6起源于上叶的后升支Asc.A2（图1.9）或直接源自基底干。

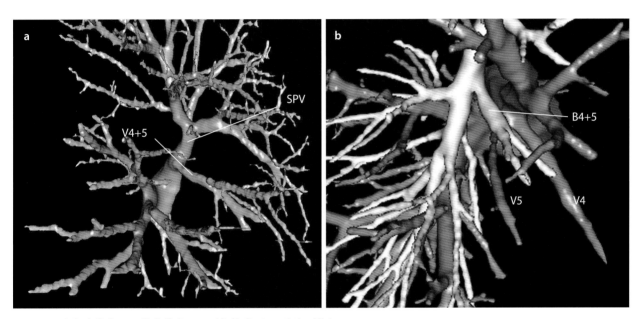

图1.16 肺中叶静脉。a.单支静脉；b.两支静脉（3D重建图像）。

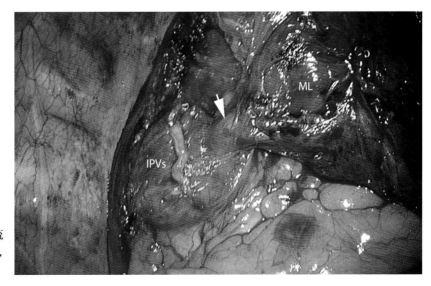

图1.17 中叶静脉（箭头所示）回流至下肺静脉的示例（下肺静脉离断后，胸腔镜视图）。

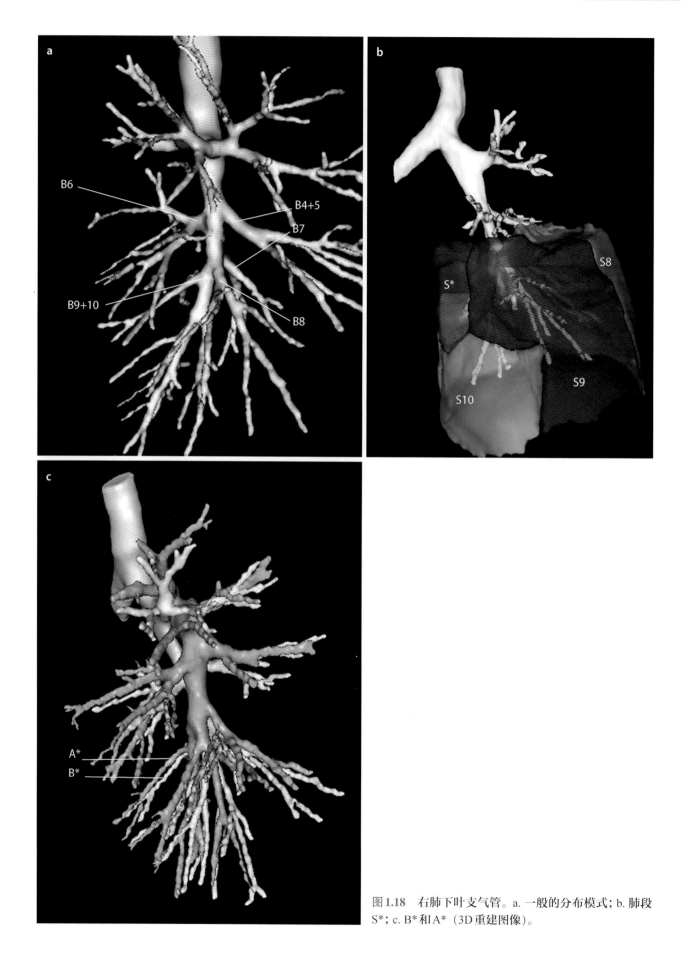

图 1.18　右肺下叶支气管。a. 一般的分布模式；b. 肺段 S*；c. B* 和 A*（3D 重建图像）。

支气管基底段的动脉供应来源于发出 A6 动脉后的终末肺动脉，它走行于肺段支气管的前方。通常分为两个主干：A7+8 和后外侧段 A9+10；也可分为 3~4 个分支。

A7 有可能缺失（16%），A8 和 A9+10 通常表现为两条单独的主干（90%）（图 1.20）。所有组合都可能出现，最常见的模式为 A8+9 和 A10（86%）。

中叶动脉可起自动脉基底干，有时出现在比较低的水平（图 1.21）。

静脉·引流背段的静脉是下肺静脉里位置最高的小属支（V6）。比较罕见的情况是，引流背段的静脉可以流入上叶的中心静脉（图 1.22）。

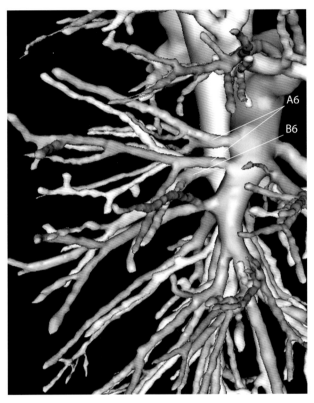

图 1.19 A6 双动脉（3D 重建图像）。

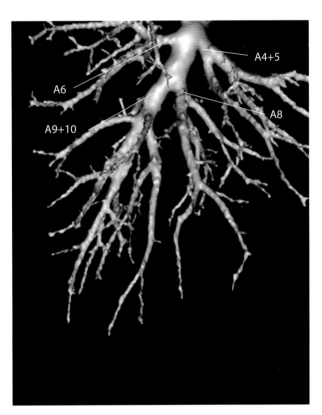

图 1.20 右基底段动脉的常规分布（3D 重建图像）。

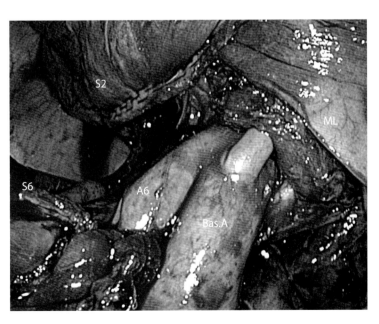

图 1.21 起源于基底动脉干的中叶动脉（胸腔镜视图）。

基底段由两个静脉干引流：下基底静脉（IBV）S9+10 和上基底静脉（SBV）S8。在一些患者中，可以只有一根静脉主干，或者为多分支静脉（图1.23）。在大多数情况下，两条基底静脉接受来自相邻节段的回流。这意味着，假设在中心静脉水平结扎 S9+10 静脉，就可能有减少 S8 静脉分支的风险。中叶静脉可回流至下肺静脉（图1.24）。同样，基底静脉也可能回流至中叶静脉。

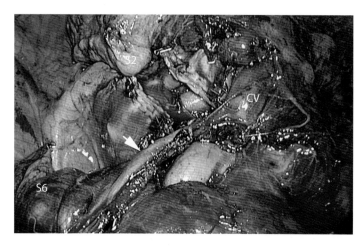

图1.22　右侧 S6 异常引流（箭头）至中央静脉（胸腔镜视图）。

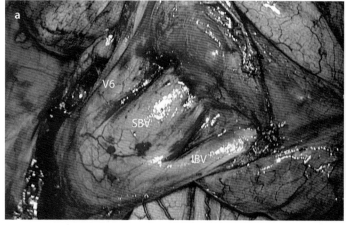
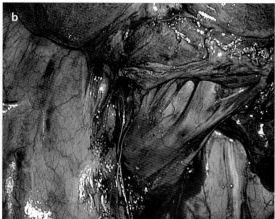

图1.23　右下肺静脉的两种不同模式。a. 3个主要分支，即 IBV 引流 S9 和 S10，SBV 引流 S7 和 S8，以及 V6 引流 S6；b. 多支静脉（胸腔镜视图）。

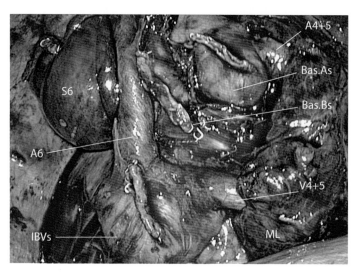

图1.24　肺中叶静脉引流至基底静脉的示例（该病例为吻合器缝合后的胸腔镜视图）。

1.2 左肺

1.2.1 左肺上叶

左肺可发现与右肺相类似的变异，即一般肺静脉和异常回流的静脉。

在左肺，高达11%的患者中发现肺静脉共干[9]。这种变异应在术前CT检查时明确（图1.25a）。在胸腔镜手术期间，必须明确识别静脉分布（图1.25b）[5]。

回流异常的静脉发生率低于右侧，当异常存在时，全部或部分静脉回流至头臂静脉（图1.26）。

支气管·最常见的模式是上叶支气管立即分叉为舌段支气管和固有段支气管，固有段支气管通常分离成前支气管（B3）和尖后段支气管（B1+2）(46%)（图1.27a）。这三段支气管因为走行较短，因此识别和解剖较困难。如上文所述的右上肺一般，

可以观察到许多支气管分支变异（图1.27b、c）。

舌段支气管起源于上叶支气管的分叉部，在进入实质之前走行短，在极少数情况下，舌状支气管可起源于基底段支气管。

动脉·左肺上叶有两种不同的血供：前干（TA）和后升支。TA通常较宽且较短，通常分出两个主要分支：最上面（A1+2）供应S1和S2；最下面（A3）供应S3。后动脉起源于叶间裂处动脉表面（图1.28），数量为1~5支，但最常见的是2~3支。

舌段的主要动脉供应为来自后升支动脉最前方的舌段动脉，它起源于肺裂内的肺动脉前侧，并分成两个分支（图1.29）。在26%的患者中，这两个分支分别从肺动脉发出。A3也可以直接从靠近舌段动脉的肺动脉干发出（图1.30a），或从A3-5的主干发出（图1.30b、c）。

18%的患者存在来自纵隔的副舌段动脉，也称

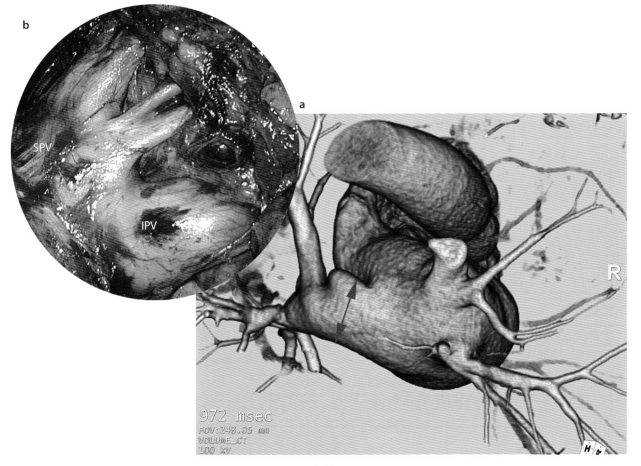

图1.25　左肺静脉总干。a. 3D重建图像（红色箭头）；b. 胸腔镜视图。

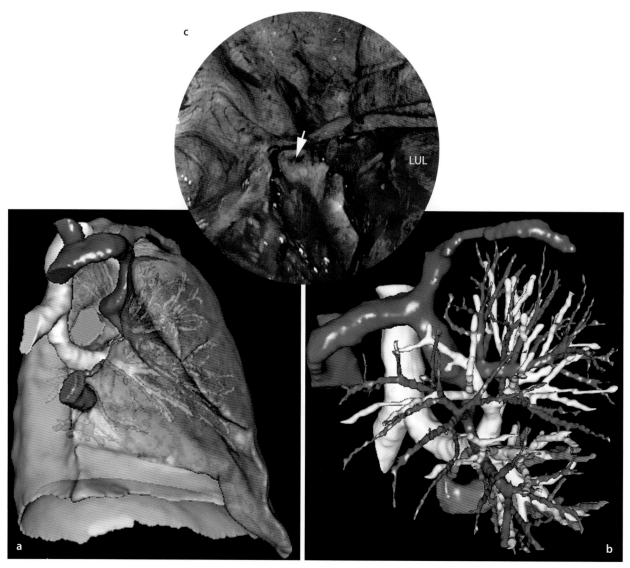

图 1.26　左上肺静脉回流异常（箭头）。a、b. 3D重建图像；c. 胸腔镜视图。

为纵隔型舌段动脉或支气管前舌段动脉。通常与叶间型舌段动脉共存（图 1.31a），也可能是舌段动脉唯一的动脉（图 1.31b），如果常规的叶间舌段动脉细小或缺失时，应考虑其存在的可能（图 1.31c、d）。然而，若同时存在两条直径正常的动脉也并不罕见。

　　基底干动脉或 A8 可从 A4 发出（图 1.32）。

　　静脉·在大多数情况下，上肺静脉通常有 3 个主要属支（98%）（图 1.33）：上支（V1+2）引流 S1 和 S2；中间支（V3）引流 S3；最下方的分支引流舌段。在某些罕见情况下 V1+2 可与 V3 汇合形成共干。即使 3D 重建清楚地显示最下支静脉引流舌段，V4+5 也可以很细小。

舌段静脉可汇入下肺静脉（图 1.34）。

1.2.2　左肺下叶

　　根据解剖学家的观点，与右侧一样，左侧有 5 个肺段，编号 6~10。外科医生普遍认为没有第 7 段[7, 8]。本书将按此进行描述。

　　支气管·背段支气管 B6 是下叶支气管的第一个分支。它起自支气管后外侧，位于背段动脉的后方。

　　基底干的起源位于距 B6 起始点和舌叶支气管下方 1~2 cm 的叶间裂中。在大多数患者中（80%），基底干通常分为两个分支：B8 和 B9+10，位于基底干动脉的后方。在极少数情况下（16%），

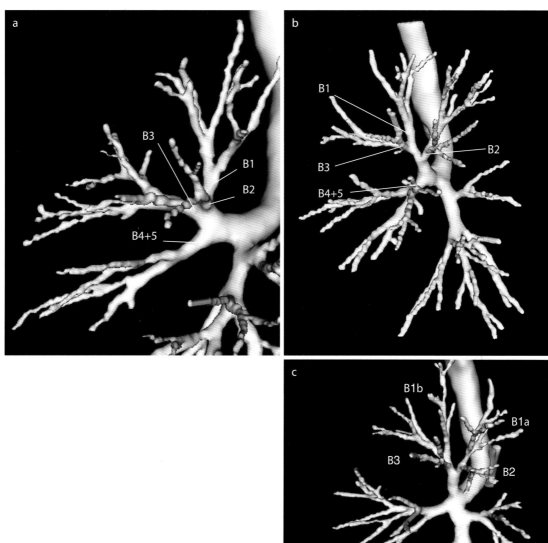

图 **1.27**　左肺上叶支气管。a. 常规结构，拥有共干 B1+2，独立的 B3 和舌段支气管；b. 支气管分支的一种结构，B1+3 共干，独立的 B2 和舌段支气管；c. 支气管分支的另一种结构：从 B1 和 B2 分出两个亚段支气管。

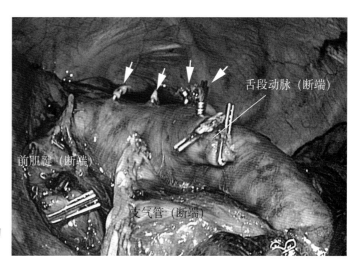

图 **1.28**　左肺上叶后动脉分布曲线（胸腔镜视图）。

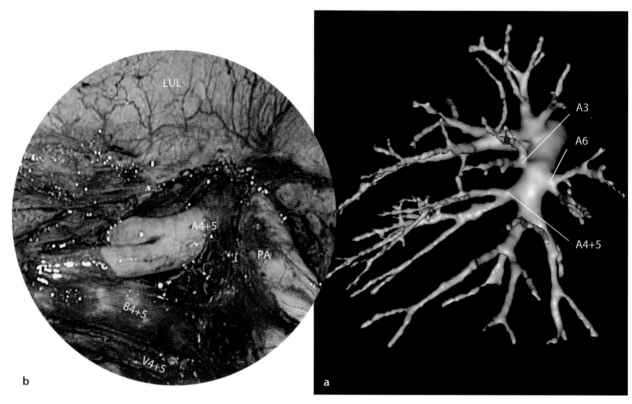

图 1.29　舌段动脉通常分为两支。a. 3D重建图像；b. 胸腔镜视图。

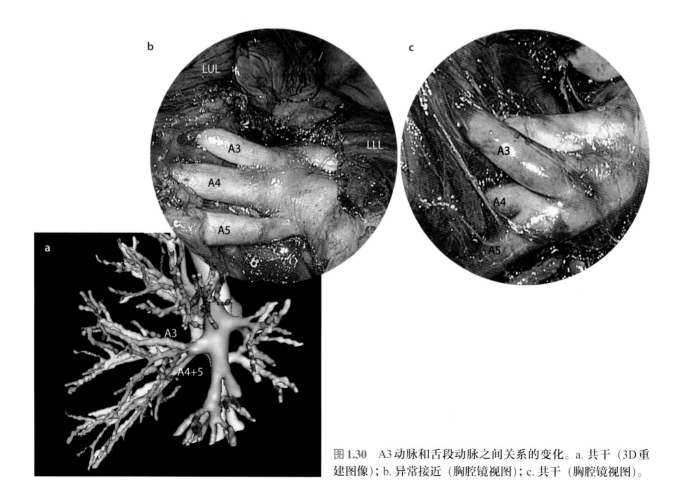

图 1.30　A3动脉和舌段动脉之间关系的变化。a. 共干（3D重建图像）；b. 异常接近（胸腔镜视图）；c. 共干（胸腔镜视图）。

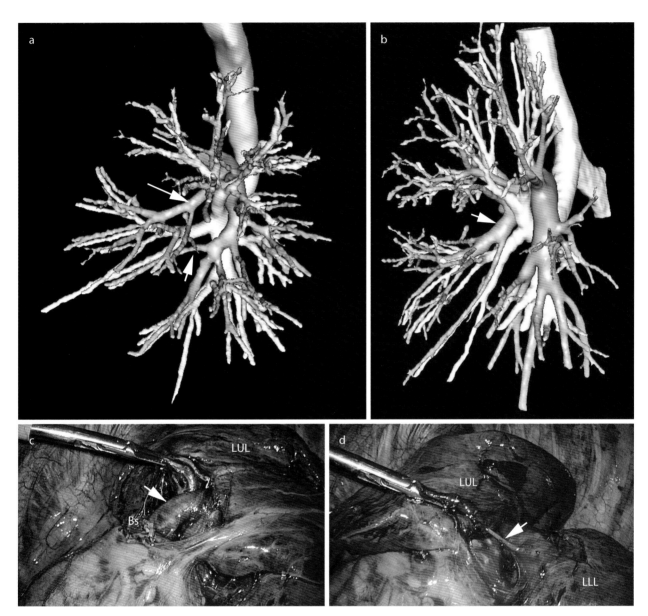

图 1.31　纵隔型舌段动脉（大箭头）。a. 与小叶间舌段动脉（小箭头）共存；b. 单支（箭头）；c. 胸腔镜检查时，发现纵隔型舌段动脉（箭头）时应考虑；d. 叶间舌段动脉很小（箭头）。

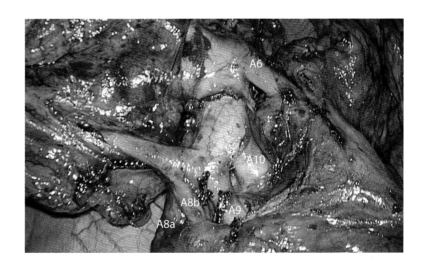

图 1.32　源于舌段动脉的 A8 动脉示例。

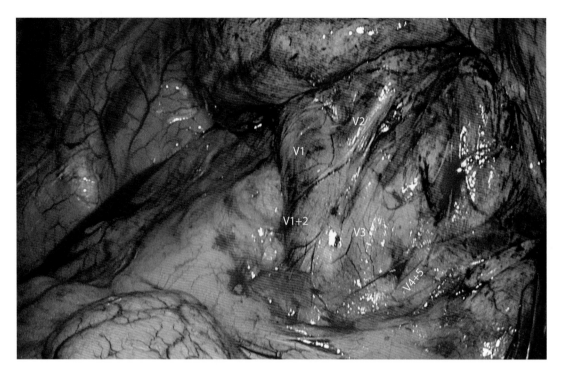

图1.33　左上肺静脉的常见结构。

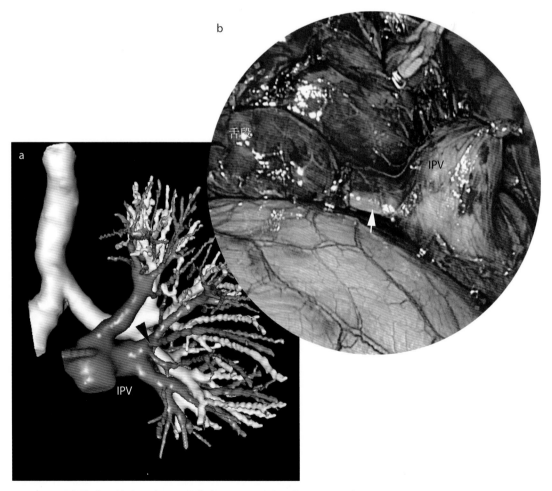

图1.34　舌段静脉（箭头）流入下肺静脉。a. 3D重建图像；b. 胸腔镜视图（吻合后）。

三个支气管是独立的。

　　与右侧相同，在S6和S10之间可见不恒定的支气管（4%），命名为B*。支气管及其相应动脉（A*）分支在B6下方发出。

　　动脉·与右肺相似，左下叶的背段一般由单支动脉（80%）供血（图1.35a），也可由双支动脉（18%）供血（图1.35b），部分甚至由三支动脉（2%）供血，动脉起源于后斜裂处肺动脉的后方。

当由单支动脉供血时，A6动脉分叉为两支或三支，走行于段支气管的前方。

　　外基底段和后基底段的动脉与A6位置相近，应注意不要与A6分支混淆（图1.35c）。

　　在发出A4+5和A6后，肺动脉的终末段血管供应基底段，走行于肺段支气管的前方，通常分为两个主干。两个主干，一支供应前基底段（S8），另一支供应外基底段和后基底段（S9+10）。它也

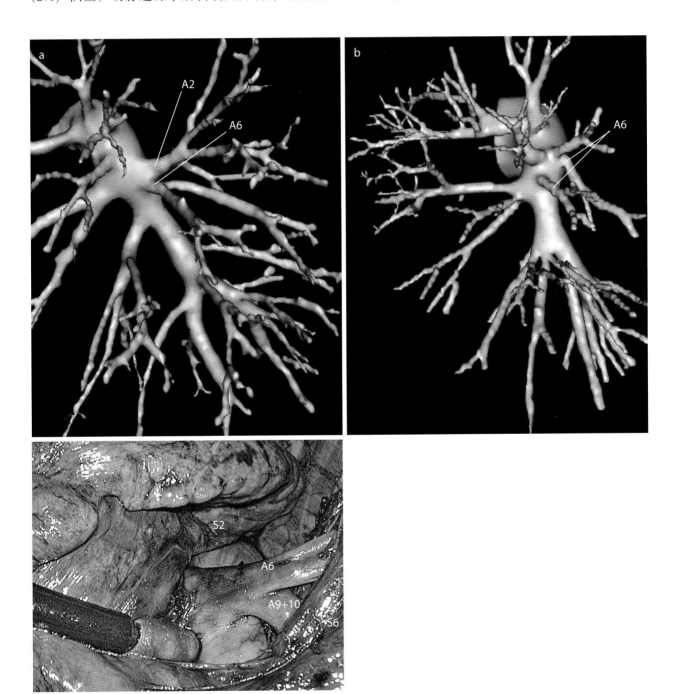

图1.35　A6动脉。a. 单支（2支）；b. 2支；c. 后基底段的分支靠近A6动脉的起始点。

可以分为3或4个分支（10%）。

舌段动脉可起源于基底段动脉，有时发出位置偏低（图1.36）。因此，解剖基底动脉时应解剖足够的长度，以免误断舌段动脉。

在大多数情况下，基底动脉分为两支（74%）：A8和A9+10（图1.37a），很少分成三个单独的动脉（10%）或分成两支（A8+9和A10）（16%）（图1.37b）。必须明确识别下叶所有的动脉，以免误断（如位置偏低的A8a容易被误认为A9+10）。若在解剖过程中有疑问时，最好仅控制A8的前支

（A8b），并最终需检查第二个分支的方向。

静脉·背段由下肺静脉上支（V6）引流，V6可接受基底段的静脉分支（图1.38）。

基底段由两条静脉干引流，S9+10流入IBV，S8流入SBV。如上所述，舌段静脉可与下肺静脉汇流（图1.34）。

SBV是下肺静脉的中间支，并不总是代表S8的引流，其后支可引流S9的静脉。同样，IBV并不总是代表S9和S10的静脉引流，其中一个分支引流S8。

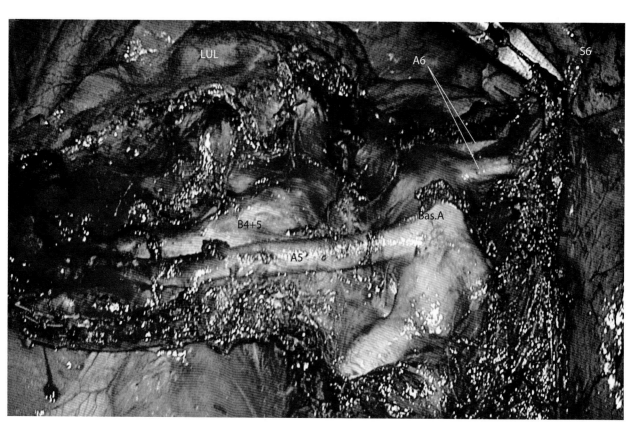

图1.36　起源于基底动脉干的舌段动脉。

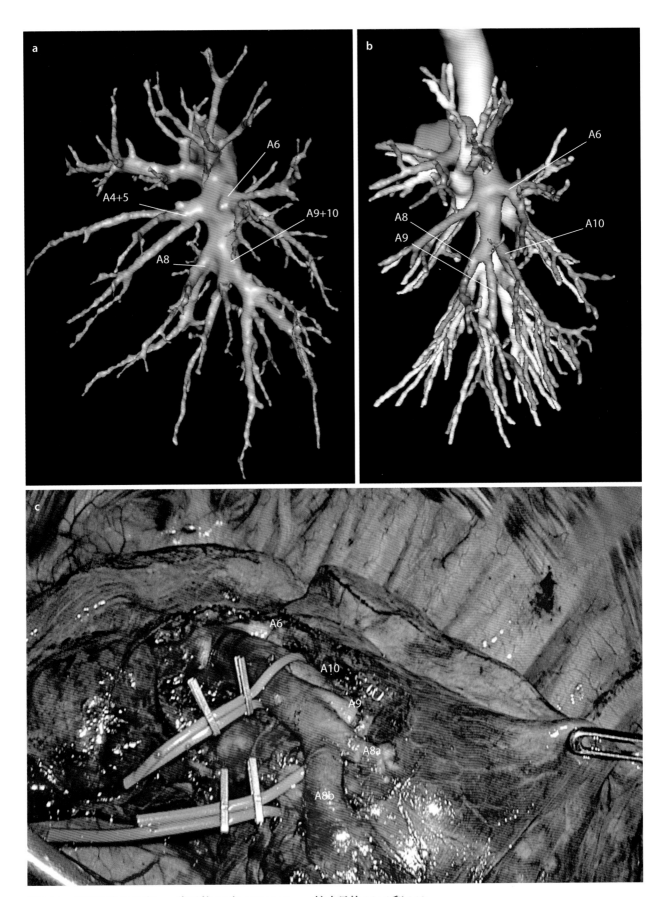

图 **1.37**　基底动脉干分支。a. 常见的 A8 和 A9+10；b、c. 较少见的 A8+9 和 A10。

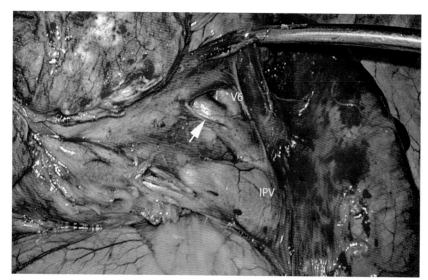

图1.38　V6可以接收基底段的分支静脉（箭头所示）。

参考文献

[1] Chen-Yoshikawa TF, Date H (2016) Update on three-dimensional image reconstruction for preoperative simulation in thoracic surgery. J Thorac Dis 8:S295–S301.

[2] Fukuhara K, Akashi A, Nakane S, Tomita E (2008) Preoperative assessment of the pulmonary artery by three-dimensional computed tomography before video-assisted thoracic surgery lobectomy. Eur J Cardiothorac Surg 34:875–877.

[3] Hagiwara M, Shimada Y, Kato Y, Nawa K, Makino Y, Furumoto H et al (2014) High-quality 3-dimensional image simulation for pulmonary lobectomy and segmentectomy: results of preoperative assessment of pulmonary vessels and short-term surgical outcomes in consecutive patients undergoing video-assisted thoracic surgery. Eur J Cardiothorac Surg 46:e120–e126.

[4] Ikeda N, Yoshimura A, Hagiwara M, Akata S, Saji H (2013) Three dimensional computed tomography lung modeling is useful in simulation and navigation of lung cancer surgery. Ann Thorac Cardiovasc Surg 19:1–5.

[5] Irene A, Theodoros K, Konstantinos N (2017) Pulmonary vein anatomical variation during videothoracoscopy-assisted surgical lobectomy. Surg Radiol Anat 39:229–231.

[6] Iwano S (2017) Planning video-assisted thoracic surgery segmentectomy using three dimensional computed tomography angiography and bronchography with a virtual safety margin. J Visc Surg 3:82.

[7] Nagashima T, Shimizu K, Ohtaki Y, Obayashi K, Nakazawa S, Mogi A et al (2017) Analysis of variation in bronchovascular pattern of the right middle and lower lobes of the lung using three-dimensional CT angiography and bronchography. Gen Thorac Cardiovasc Surg 65:343–349.

[8] Nomori H, Okada M (2012) Illustrated anatomical segmentectomy for lung cancer. Springer-Verlag, Tokyo.

[9] Polaczek M, Szaro P, Jakubowska L, Zych J, Religioni J, Orlowski TM (2020) Pulmonary veins variations with potential impact in thoracic surgery: a computed-tomography-based atlas. J Thorac Dis 12:383–393.

[10] Shimizu K, Nagashima T, Ohtaki Y, Obayashi K, Nakazawa S, Kamiyoshihara M et al (2016) Analysis of the variation pattern in right upper pulmonary veins and establishment of simplified vein models for anatomical segmentectomy. Gen Thorac Cardiovasc Surg 64:604–611.

[11] Yang Q, Xie B, Hu M, Sun X, Huang X, Guo M (2016) Thoracoscopic anatomic pulmonary segmentectomy: a 3-dimensional guided imaging system for lung operations. Interact Cardiovasc Thorac Surg 23:183–189.

2

胸腔镜肺叶肺段切除术的
结节定位

Target Localization for Thoracoscopic Major Pulmonary Resections

2.1 背景

使用低剂量CT扫描进行肺癌筛查的肺癌检出率约为3%[13, 20, 40]，可降低肺癌病死率，以及偶然发现的其他疾病的发病率和病死率。如果按照医疗机构的官方筛查计划，并对高危人群进行个体化管理后，CT检查的增加使得性质不明肺结节的检出率为23%~27%。

这些病变通常需要进一步检查[1, 19]。

由于结节尺寸较小或位于外周使得影像学引导下活检或支气管镜检查难以进行，术前的组织学确认通常难以获得。

因此，手术切除可同时进行诊断和治疗，并且手术方式推荐采用胸腔镜[5]。

当无法获得术前病理诊断时，这些小病变的术中定位通常比较困难，因为胸膜没有钝化或皱缩，而且当使用胸腔镜入路时，双手触诊肺部是不切实际的。如果是位置较深的纯磨玻璃影（GGO）或混合性亚实性病变，术中定位甚至是不可能的。

因此，外科医生有可能被迫进行更大的不必要的肺切除，以确保标本中存在病变。此外，文献报道中为行触诊转为开放性手术的发生率仍很高[6]。

多项研究已表明，根据病变的尺寸、与脏层胸膜的距离和CT的密度，可以评估术中肺部病变定位失败的风险[27, 38, 46]，并确定了术前定位的标准。

不同标记技术有优点和缺点，理想的定位技术应具有以下特点：①高准确率；②并发症发生率低；③患者可接受性；④流程快速；⑤可重复和可负担性；⑥成本效益；⑦低辐射暴露；⑧在同一手术室中可用，不需要患者转运。

基于上述原因，最近关于肺部小结节定位和切除的研究集中在"杂交手术室"中进行定位的有效性和精确度[39, 52]。

肺部小病灶的术前定位通常使用经皮CT引导的经胸腔技术或支气管镜经支气管入路。利用注射染料（如亚甲蓝）或荧光染料（如吲哚菁绿）、金属标记或金属钩、放射性同位素、放射性显影液体来实现。

本章将概述在胸腔镜术中最常用的术前定位技术[41]。

2.2 CT引导经皮技术

这些技术是基于使用CT扫描来精确定位病变，从而引导标记物经胸定位。相关并发症罕见，与CT引导下诊断性活检相似。最常见的是气胸和肺出血，发生率分别为17%~27%和4%~27%。气体栓塞罕见（<0.5%的病例），但也是肺内CT引导穿刺的潜在致命并发症。

2.2.1 Hookwire定位

这种最早的标记技术最初被应用于乳腺病变术前定位，也是目前广泛使用的用于肺部病变定位的方法[31]。这种方法用的钩丝是一个小的金属圆柱体，通过针头放入肺内，并通过线连接到皮肤上（图2.1）。钩丝（Hookwire）定位成功率为93.6%~97.6%，并且定位时间短[9, 10, 12, 14, 16, 35, 44]。然而，钩丝的意外移位并不少见，在患者从放射科转运至手术室期间，或瘪肺过程，甚至是在进行手术操作期间，这些都是可能导致定位失败的原因。事实上，经报道的钩丝迁移率为2.4%~6.9%[9, 10, 12, 14, 16, 35, 44]。其他轻微并发症包括气胸（7.5%~40%）、肺内出血（图2.2）（13.9%~36%）和皮下气肿（5%），也有大量血胸和空气栓塞的报道[48, 51]。最后应注意的是，由于部分解剖结构的关系，一些特殊位置（如肺尖或横膈膜或靠近大血管）[41]的病变及肺气肿大疱禁止使用钩丝定位。

2.2.2 染料标记技术

染料标记技术是基于使用染料，主要是亚甲蓝标记病变或附近的脏层胸膜（图2.3）。该技术最早于1994年被报道[26]，相关研究报道证明了其可行性，具有成功率高、时长相对较短的优点。与钢丝定位相比，经胸染料注射几乎无解剖学禁忌证，但主要缺点是肺内染料的扩散可能会降低定位的精确

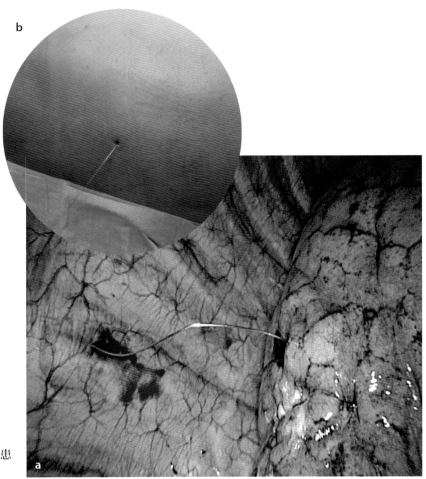

图2.1　小肺结节的Hookwire定位。a. 患者皮肤外观；b. 胸腔镜视图。

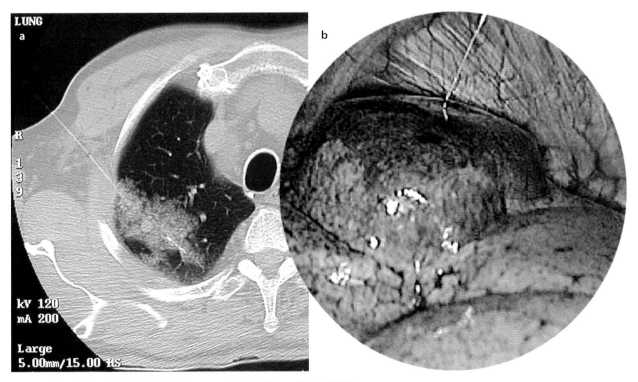

图2.2　放置钩丝后的肺实质内血肿。a. CT扫描图像；b. 胸腔镜视图。

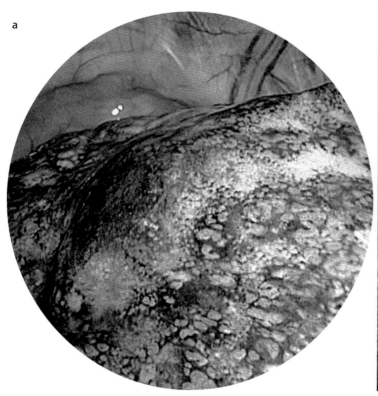
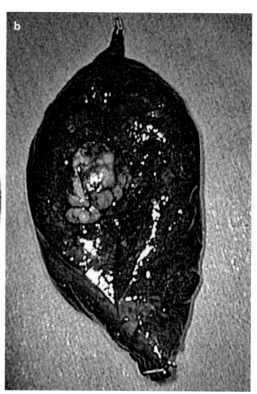

图 2.3　CT 引导下的亚甲蓝标记。a. 胸腔镜视图；b. 标记结节的楔形切除标本。

度。因此在局部染料注射后必须尽快实施手术。已经有一些替代染料被提出用于防止标记扩散，如亚甲蓝和自体血液组合[33]，或专利蓝、靛胭脂红等[28]。染料标记技术的并发症与钩丝定位类似，主要是气胸和肺内出血。对染料的过敏反应也有报道，但可能只是个例[50]。

2.2.3　放置微弹簧圈或基准点标记

这些技术涉及经胸腔 CT 引导下肺病灶附近微弹簧圈或基准标记的放置。与钩丝定位相反，钢丝不会突出到胸廓外[17, 32, 34, 42, 45, 47]，从而减轻了患者在标记和手术之间等待阶段的不适和疼痛。弹簧圈最初用于血管内栓塞，最近被用作肺部病变靶向标记物。根据弹簧圈尺寸，使用 20 号针或同轴针进行导入。螺旋形状提供了比钢丝更好的稳定性。微弹簧圈由铂制成，长度为 15~80 mm，直径为 4~5 mm，而显影标记物为金标记物，通常为 1.2~3 mm，也用于放疗[17, 32, 34, 42, 45, 47]。使用微弹簧圈和基准标记需要术中透视来引导定位病变，因此增加了患者和外科医生的暴露辐射（图 2.4），成功率为 93%~98.4%。据报道，3%~10% 的病例发生了微弹簧圈和基准点移位[17, 32, 34, 42, 45, 47]。其他并发症还包括气体栓塞、局灶性肺内出血、气胸或血胸。

2.2.4　注射造影剂

该技术与 CT 扫描引导下经胸注射标记物相同，但不使用染料或金属材料，而是在靶病灶附近或直接在病灶内部注射不透光制剂，通常是钡剂或碘剂[36, 49]。外科医生必须使用荧光透视来定位病变。据报道，钡剂可能引起肺实质细胞改变，从而导致冰冻切片模糊，病理学专家甚至都难以辨认。因此，首选使用碘剂[36]。在荧光镜中很容易识别结节，成功率约为 100%[36, 49]。与其他经皮标记一样，常见的并发症包括气胸、血胸和气体栓塞。一些报道显示，由于造影剂不溶于水，其产品有可能引起血管栓塞，因此应避免血管内注射[36]。

2.2.5　放射性示踪剂引导定位

在该技术中，使用 CT 引导下肺内注射 ^{99m}tc 标

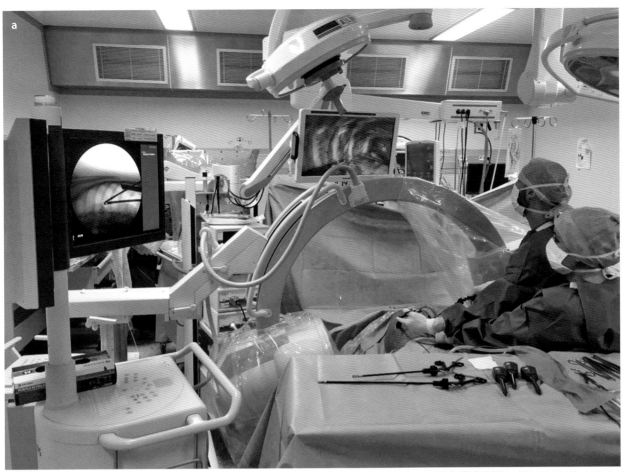

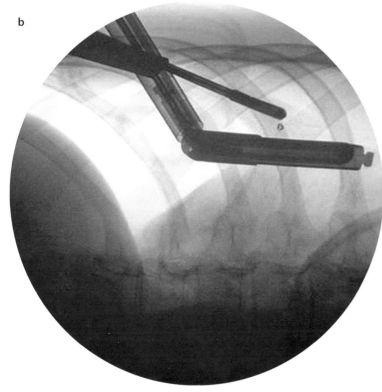

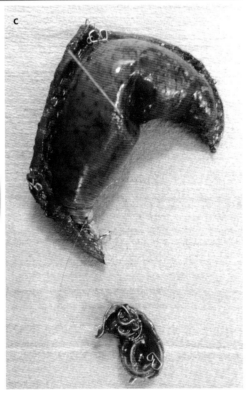

图 2.4　透视下定位。a. 在胸腔镜和透视检查下同时进行的手术；b. 在透视检查下进行弹簧圈定位和吻合；c. 在弹簧圈取出后进行楔形切除的标本。

记时血清白蛋白大聚集体[8, 18]。这些放射性同位素可发射伽马射线，在术中可使用穿过肺表面的探头进行检测，并将发射的信号转换为数字计数和音频信号。放射性示踪剂可在肺注射后保持稳定长达24小时，因此可在术前一天进行标记。但是，该技术需要适当安装辐射防护装置，因为操作员会暴露于辐射中。与其他CT引导下经皮技术一样，其并发症包括气胸、血胸和局灶性肺内出血。

2.2.6 双重定位

一些报道将钢丝和染色技术联合使用进行定位[7, 15, 29]（图2.5）。客观的双重定位可以最大限度地减少定位失败，提高肺切除的成功率。

2.2.7 CT引导下杂交手术室定位

目前，上述定位技术主要是术前在放射科进行，随后转移到手术室进行病灶切除，这可能会引起患者不适，而且还要关注后勤问题等。除此之外，在将患者从放射科运送到手术室的过程中可能会导致标记物移位，如果使用金属探测器甚至会导致气胸或出血。最近，杂交手术室的使用及术中CT成像的可行性克服了这些缺点。实际上，杂交手术室可以在可视化环境中直接观察并定位病变，大大减少了病灶切除失败的可能性，且不会给患者带来不适。一些研究表明，在杂交手术室中进行标记可以节省时间，其围手术期和术后结果与放射学中的CT扫描定位一致[11]。

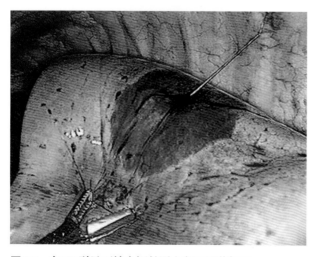

图2.5 在CT引导下结合钢丝置入和亚甲蓝标记。

2.3 支气管内技术

前文已经描述了几种跨支气管入路的定位技术。

2.3.1 超声支气管镜引导下径向探针标记（r-EBUS）

该技术需要满足支气管征阳性，可在术前即刻进行[25]。

2.3.2 电磁导航支气管镜检查标记（ENB）

该技术基于虚拟重建的支气管树，直接引导探针到达靶病变，并且可以到达肺周围病变。因此，将ENB与透视检查相结合可提高标记精度。多项研究表明，使用该技术在外周结节标记成功率达81%~100%[2-4, 30, 37]。可以使用不同的染料，如亚甲蓝、专利蓝、靛蓝胭脂红或吲哚菁绿，取决于病变和外科手术需要。ENB引导标记的优点是可以在术前即刻进行病变定位，标记与手术在同一手术室由外科医生进行，并无相关并发症报道。然而，一些报道描述了ENB胸膜染色标记失败，因为没有脏胸膜标记，这可能是由于染色未达到脏胸膜表面，或者是由于胸膜内染料分散而直接穿透肺部。使用吲哚菁绿（ICG）靶向定位病变的优点是在不需要进行脏胸膜标记的情况下检测深部病变（图2.6）。此外，一些学者描述了在术前数小时进行ICG标记的可能性。早期比较CT引导下染色标记与ENB引导定位的研究显示，ENB引导技术有以下优点：①可以缩短手术时间；②相关并发症更少，尤其是气胸和肺实质出血[24]。

2.4 其他技术

术中超声技术·肺实质通气的回声特性不允许使用超声常规检测结节。手术过程中的肺实质回缩拥有减少空气相关伪影的优势，并有助于外周结节定位，无论结节是实性或半实性（图2.7）。当肺未完全塌陷时，有可能出现假阳性。该技术尚未广泛应用，因为它需要对外科医生进行超声培训，并且需要特定的设备，如刚性或易弯曲的胸腔镜超声探头[21-23]。

2.5 结论

每种定位技术，不管是术前或术中，都有其优点和缺点[43]。定位技术的选择通常是基于设施、设备的可行性和专家的偏好。使用杂交手术室进行术中定位性质不明的肺结节，避免了患者转运，并可减轻患者的不适感，这将成为未来选择经皮或经支气管技术的趋势。同时，联合荧光引导技术的发展可确保良好的术中定位，即使是位置较深的病变。事实上，荧光显像可以避免染色到达肺表面仅标记脏胸膜，从而达到更精确的定位。

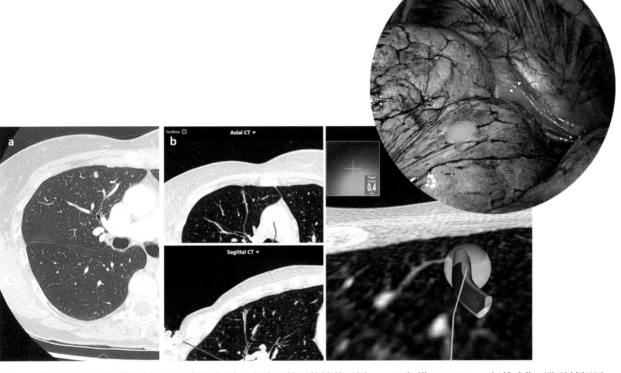

图2.6　使用ICG经支气管注射，ENB标记右侧S3段小且较深的结节示例。a. CT扫描；b. ENB；c. 红外成像下胸腔镜视图。

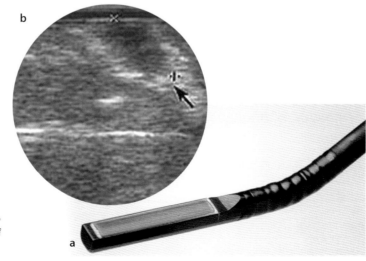

图2.7　使用胸腔镜超声定位外周小结节病灶。a. 可检测线性7.5 MHz胸腔镜超声探头。b. 超声图像。

参考文献

[1] Aberle DR, Abtin F, Brown K (2013) Computed tomography screening for lung cancer: has it finally arrived? Implications of the national lung screening trial. J Clin Oncol 31:1002–1008.

[2] Anayama T, Qiu J, Chan H et al (2015) Localization of pulmonary nodules using navigation bronchoscope and a near-infrared fluorescence thoracoscope. Ann Thorac Surg 99:224–230.

[3] Awais O, Reidy MR, Mehta K et al (2016) Electromagnetic navigation bronchoscopy-guided dye marking for thoracoscopic resection of pulmonary nodules. Ann Thorac Surg 102:223–229.

[4] Bowling MR, Folch EE, Khandhar SJ et al (2019) Pleural dye marking of lung nodules by electromagnetic navigation bronchoscopy. Clin Respir J 13:700–707.

[5] Cao C, D'Amico T, Demmy T et al (2016) Less is more: a shift in the surgical approach to non-small-cell lung cancer. Lancet Respir Med 4:e11–e12.

[6] Cardillo G, Regal M, Sera F et al (2003) Videothoracoscopic management of the solitary pulmonary nodule: a single-institution study on 429 cases. Ann Thorac Surg 75:1607–1611.

[7] Chao YK, Leow OQY, Wen CT, Fang HY (2019) Image-guided thoracoscopic lung resection using a dual-marker localization technique in a hybrid operating room. Surg Endosc 33:3858–3863.

[8] Chella A, Lucchi M, Ambrogi MC et al (2000) A pilot study of the role of TC-99 radionuclide in localization of pulmonary nodular lesions for thoracoscopic resection. Eur J Cardiothorac Surg 18:17–21.

[9] Chen YR, Yeow KM, Lee JY et al (2007) CT-guided hook wire localization of subpleural lung lesions for video-assisted thoracoscopic surgery (Yan, 2014 #398). J Formos Med Assoc 106:911–918.

[10] Chen S, Zhou J, Zhang J et al (2011) Video-assisted thoracoscopic solitary pulmonary nodule resection after CT-guided hookwire localization: 43 cases report and literature review. Surg Endosc 25:1723–1729.

[11] Chen P, Hsu HH, Yang SM et al (2018) Preoperative dye localization for thoracoscopic lung surgery: hybrid versus computed tomography room. Ann Thorac Surg 106:1661–1667.

[12] Ciriaco P, Negri G, Puglisi A et al (2004) Video-assisted thoracoscopic surgery for pulmonary nodules: rationale for preoperative computed tomography-guided hookwire localization. Eur J Cardiothorac Surg 25:429–433.

[13] de Koning HJ, van der Aalst CM, de Jong PA et al (2020) Reduced lung-cancer mortality with volume CT screening in a randomized trial. N Engl J Med 382:503–513.

[14] Dendo S, Kanazawa S, Ando A et al (2002) Preoperative localization of small pulmonary lesions with a short hook wire and suture system: experience with 168 procedures. Radiology 225:511–518.

[15] Doo KW, Yong HS, Kim HK, Kim S, Kang EY, Choi YH (2015) Needlescopic resection of small and superficial pulmonary nodule after computed tomographic fluoroscopy-guided dual localization with radiotracer and hookwire. Ann Surg Oncol 22:331–337.

[16] Eichfeld U, Dietrich A, Ott R et al (2005) Video-assisted thoracoscopic surgery for pulmonary nodules after computed tomography-guided marking with a spiral wire. Ann Thorac Surg 79:313–316.

[17] Finley RJ, Mayo JR, Grant K et al (2015) Preoperative computed tomography-guided microcoil localization of small peripheral pulmonary nodules: a prospective randomized controlled trial. J Thorac Cardiovasc Surg 149:26–31.

[18] Galetta D, Rampinelli C, Funicelli L, Casiraghi M, Grana C, Bellomi M, Spaggiari L (2019) Computed tomography-guided percutaneous radiotracer localization and resection of indistinct/small pulmonary lesions. Ann Thorac Surg 108:852–858.

[19] Henschke CI, McCauley DI, Yankelevitz DF et al (1999) Early lung cancer action project: overall design and findings from baseline screening. Lancet 354:99–105.

[20] Horeweg N, van der Aalst CM, Vliegenthart R et al (2013) Volumetric computed tomography screening for lung cancer: three rounds of the NELSON trial. Eur Respir J 42:1659–1667.

[21] Hou YL, Wang YD, Guo HQ, Zhang Y, Guo Y, Han H (2020) Ultrasound location of pulmonary nodules in video-assisted thoracoscopic surgery for precise sublobectomy. Thorac Cancer 11:1354–1360.

[22] Khereba M, Ferraro P, Duranceau A et al (2012) Thoracoscopic localization of intraparenchymal pulmonary nodules using direct intracavitary thoracoscopic ultrasonography prevents conversion of VATS procedures to thoracotomy in selected patients. J Thorac Cardiovasc Surg 144: 1160–1165.

[23] Kondo R, Yoshida K, Hamanaka K et al (2009) Intraoperative ultrasonographic localization of pulmonary ground-glass opacities. J Thorac Cardiovasc Surg 138:837–842.

[24] Kuo SW, Tseng YF, Dai KY, Chang YC, Chen KC, Lee JM (2019) Electromagnetic navigation bronchoscopy localization versus percutaneous CT-guided localization for lung resection via video-assisted thoracoscopic surgery: a propensity-matched study. J Clin Med 8:379.

[25] Lachkar S, Baste JM, Thiberville L et al (2018) Pleural dye marking using radial endobronchial ultrasound and virtual bronchoscopy before sublobar pulmonary resection for small peripheral nodules. Respiration 95:354–361.

[26] Lenglinger FX, Schwarz CD, Artmann W (1994) Localization of pulmonary nodules before thoracoscopic surgery: value of percutaneous staining with methylene blue. AJR Am J Roentgenol 163:297–300.

[27] Lin MW, Chen JS (2016) Image-guided techniques for localizing pulmonary nodules in thoracoscopic surgery. J Thorac Dis 8(Suppl 9):S749–S755.

[28] Lin MW, Tseng YH, Lee YF et al (2016) Computed tomography-guided patent blue vital dye localization of pulmonary nodules in uniportal thoracoscopy. J Thorac Cardiovasc Surg 152:535–544. e2.

[29] Lin CW, Ko HJ, Yang SM et al (2019) Computed tomography-guided dual localization with microcoil and patent blue vital dye for deep-seated pulmonary nodules in thoracoscopic surgery. J Formos Med Assoc 118:979–985.

[30] Luo K, Lin Y, Lin X et al (2017) Localization of peripheral pulmonary lesions to aid surgical resection: a novel approach for electromagnetic navigation bronchoscopic dye marking. Eur J Cardiothorac Surg 52:516–521.

[31] Mack MJ, Gordon MJ, Postma TW et al (1992) Percutaneous localization of pulmonary nodules for thoracoscopic lung resection. Ann Thorac Surg 53:1123–1124.

[32] Mayo JR, Clifton JC, Powell TI et al (2009) Lung nodules: CT-guided placement of microcoils to direct video-assisted thoracoscopic surgical resection. Radiology 250:576–585.

[33] McConnell PI, Feola GP, Meyers RL (2002) Methylene blue-stained autologous blood for needle localization and

thoracoscopic resection of deep pulmonary nodules. J Pediatr Surg 37:1729–1731.

[34] Miyoshi T, Kondo K, Takizawa H et al (2006) Fluoroscopy-assisted thoracoscopic resection of pulmonary nodules after computed tomography-guided bronchoscopic metallic coil marking. J Thorac Cardiovasc Surg 131:704–710.

[35] Miyoshi K, Toyooka S, Gobara H et al (2009) Clinical outcomes of short hook wire and suture marking system in thoracoscopic resection for pulmonary nodules. Eur J Cardiothorac Surg 36:378–382.

[36] Mogi A, Yajima T, Tomizawa K, Onozato R, Tanaka S, Kuwano H (2015) Video-assisted thoracoscopic surgery after preoperative CT-guided lipiodol marking of small or impalpable pulmonary nodules. Ann Thorac Cardiovasc Surg 21:435–439.

[37] Muñoz-Largacha JA, Ebright MI, Litle VR, Fernando HC (2017) Electromagnetic navigational bronchoscopy with dye marking for identification of small peripheral lung nodules during minimally invasive surgical resection. J Thorac Dis 9:802–808.

[38] Nakashima S, Watanabe A, Obama T et al (2010) Need for preoperative computed tomography-guided localization in video-assisted thoraco-scopic surgery pulmonary resections of metastatic pulmonary nodules. Ann Thorac Surg 89:212–218.

[39] Narayanam S, Gerstle T, Amaral J et al (2013) Lung tattooing combined with immediate video-assisted thoracoscopic resection (IVATR) as a single procedure in a hybrid room: our institutional experience in a pediatric population. Pediatr Radiol 43:1144–1151.

[40] National Lung Screening Trial Research Team, Aberle DR, Adams AM et al (2011) Reduced lung-cancer mortality with low-dose computed tomographic screening. N Engl J Med 365:395–409.

[41] Park CH, Han K, Hur J, Lee SM et al (2017) Comparative effectiveness and safety of preoperative lung localization for pulmonary nodules: a systematic review and meta-analysis. Chest 151:316–328.

[42] Sancheti MS, Lee R, Ahmed SU et al (2014) Percutaneous fiducial localization for thoracoscopic wedge resection of small pulmonary nodules. Ann Thorac Surg 97:1914–1918; discussion 1919.

[43] Seguin-Givelet A, Grigoroiu M, Brian E, Gossot D (2018) Planning and marking for thoracoscopic anatomical segmentectomies. J Thorac Dis 10:S1187–S1S94.

[44] Seo JM, Lee HY, Kim HK et al (2012) Factors determining successful computed tomography-guided localization of lung nodules. J Thorac Cardiovasc Surg 143:809–814.

[45] Su TH, Fan YF, Jin L, He W, Hu LB (2015) CT-guided localization of small pulmonary nodules using adjacent microcoil implantation prior to video-assisted thoracoscopic surgical resection. Eur Radiol 25:2627–2633.

[46] Suzuki K, Shimohira M, Hashizume T et al (2014) Usefulness of CT-guided hookwire marking before video-assisted thoracoscopic surgery for small pulmonary lesions. J Med Imaging Radiat Oncol 58:657–662.

[47] Toba H, Kondo K, Miyoshi T et al (2013) Fluoroscopy-assisted thoracoscopic resection after computed tomography-guided bronchoscopic metallic coil marking for small peripheral pulmonary lesions. Eur J Cardiothorac Surg 44:e126–e132.

[48] Wang MY, Liu YS, An XB, Li K, Liu YJ, Wang F (2019) Cerebral arterial air embolism after computed tomography-guided hook-wire localization of a pulmonary nodule: a case report. Medicine (Baltimore) 98:e15437.

[49] Watanabe K, Nomori H, Ohtsuka T et al (2006) Usefulness and complications of computed tomography-guided lipiodol marking for fluoroscopy-assisted thoracoscopic resection of small pulmonary nodules: experience with 174 nodules. J Thorac Cardiovasc Surg 132:320–324.

[50] Wu TT, Chang YC, Lee JM et al (2016) Anaphylactic reaction to patent blue V used in preoperative computed tomography-guided dye localization of small lung nodules. J Formos Med Assoc 115:288–289.

[51] Yi JH, Choi PJ, Bang JH, Jeong SS, Cho JH (2018) Systemic air embolism after computed tomography-guided hook wire localization: two case reports and literature review. J Thorac Dis 10:E59–E64.

[52] Zhao ZR, Lau RW, Ng CS (2016) Hybrid theatre and alternative localization techniques in conventional and single-port video-assisted thoracoscopic surgery. J Thorac Dis 8:S319–S327.

胸腔镜肺叶肺段切除术
图解与视频

Atlas of Endoscopic Major Pulmonary Resections

3rd Edition

3

胸腔镜肺叶肺段切除术的基础

Basics for Thoracoscopic Major Pulmonary Resections

视频 3.1 ~ 视频 3.21

全胸腔镜肺叶切除术和肺段切除术需要结合不同的手术技能和技术。由于内镜的放大倍数和不同的视野，解剖标志的视野可能会被改变。此外，组织操作受限和内镜器械的使用可能会造成困惑。

本章旨在向读者提供有用的技术信息。描述的大多数技巧可以根据外科医生的个人偏好进行调整，并且可以随着经验、指导和未来的新技术而发展。

无论技术如何，关键点在于以下几个方面。

- 从容操作：手术中一些步骤持续时间可能较长，尤其是早期积累经验的阶段，因为外科医生必须细致地逐步操作。因此，应对人体工程学问题和套管针的放置非常重要。
- 控制渗血或出血：从而使术野保持清晰，图像质量不被影响。
- 完美的（术野）暴露。
- 使用高质量成像系统辅助手术：即高清（HD）或4K画质的镜头。
- 选用合适的手术器械：这意味着手术不能仅使用有限数量的器械完成。不仅需要准备高质量的手动器械，还需要诸如超声刀或电热双极血管闭合器等止血器械。

3.1　人体工学和手术室设置

通常认为，内镜辅助手术应当在内镜和彼此相对的器械呈三角定位的情况下进行。然而，由于以下原因，在胸腔镜下肺叶肺段切除术中几乎不可能遵循这一原则。

- 保持双臂分开的姿势十分费力，并可能引起肩关节疼痛和僵硬[24]。这不仅对外科医生的健康不利，也会影响手术的安全性。
- 在一些复杂的手术中，存在不止一个，甚至是七个需要处理的目标（如肺门、纵隔、膈肌等），所以对内镜和手术器械来说，没有一个单一的理想位置。因此，要尽可能根据所实施的手术，从身后或身前操作两个器械会更舒适（图3.1）。

根据外科医生的喜好，选择机械或电动镜头固定器。应当准确地选择其位置，以防与其他器械混淆。

将内镜设备和套管放置在专用支架上，常规胸腔镜工具则放在单独的工作台上。

至少使用3台显示器，分别供外科医生、助手和器械护士使用，在整个手术过程中调整显示器的位置以获得最佳视野（图3.2）。

最后，从人体工学的角度来看，还可为外科提供以下设置，方便其独立操作。

- 手术工具放置在架子上，以便外科医生需要时可以自行获取。
- 配备带有声控或脚踏控制装置的机器内镜支架，使外科医生无需依赖扶镜手。此外，助手也可以专注于比扶镜子更有趣的手术任务。
- 配备多个显示器。

3.2　套管

近年来，许多技术文献报道了使用单孔、双孔或三孔的方法，旨在证明某种方法更优[3, 10]，这些研究都存在诸多偏倚[13, 17]。事实上，这些文章都没有包含所用套管的直径、位置，所用内镜和仪器的类型，或术中及术后镇痛类型的精确数据[16]。然而，这些数据对于得出结论依然是很重要，更不用说每个患者对疼痛的敏感性都不同（需要大量队列以验证）。

不管采用几孔，唯一考虑的问题是良好的暴露，这与套管的数量无关。但是，尽管尚未证实，术后疼痛最有可能与套管的数量和位置有关，且与其直径相关。基于此，我们要尽量使用小直径的套管，以尽可能减少对肋间隙的损伤（图3.3）。许多工作实际上可以用微型器械完成。此外，多个小直径套管的组合会优于2~3个大套管，其对肋间神经的压迫可能会施加过大的扭矩。

如何将套管放在合适的位置，是一个老生常谈的问题。遗憾的是，目前尚无固定或明确的做法。这不仅取决于切除的类型，还与患者的外观形态和

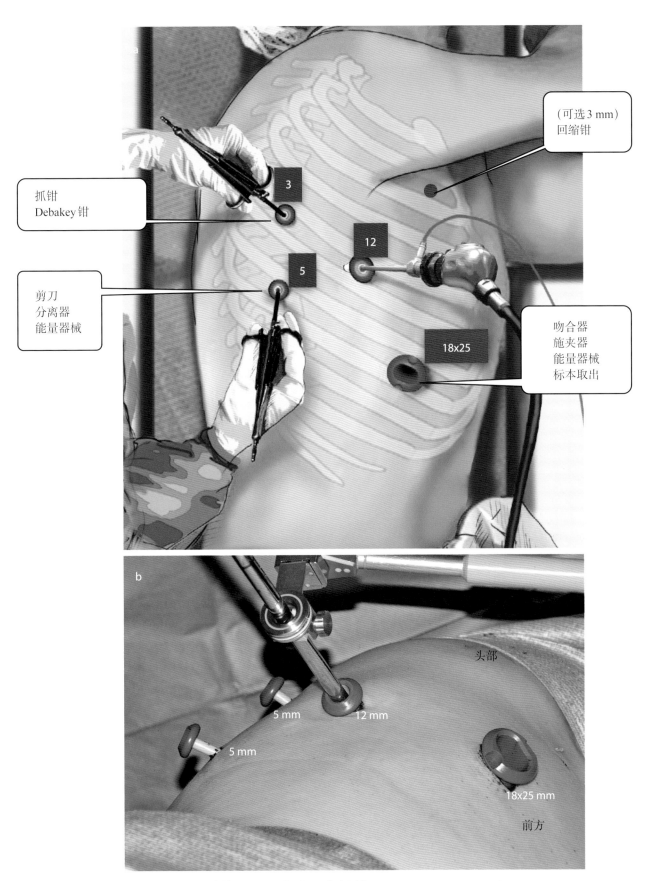

图 3.1 右侧肺部分切除术端口的配置和使用。a. 示意图；b. 真实图像。

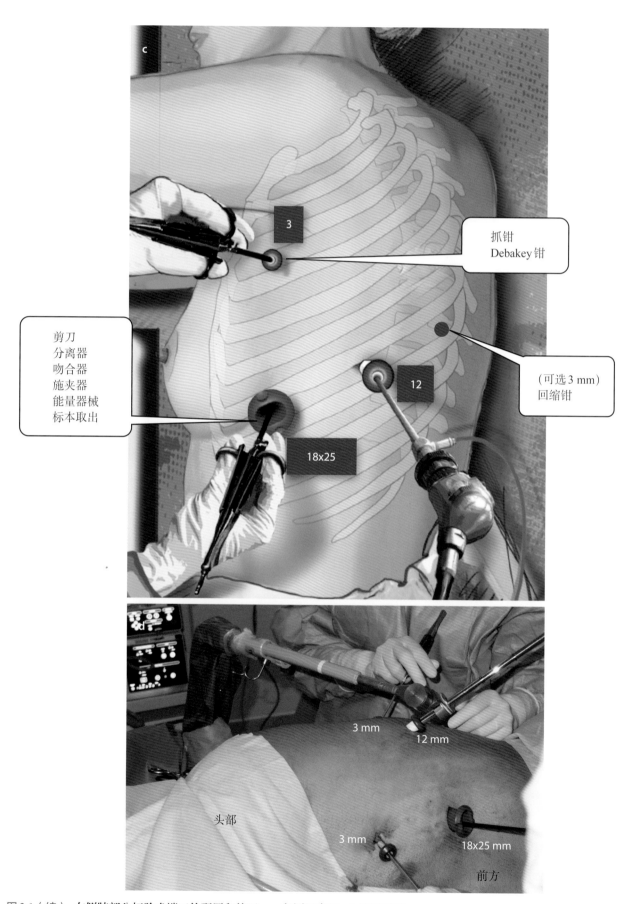

图 3.1（续）　右侧肺部分切除术端口的配置和使用。c. 左侧示意图；d. 真实图像。

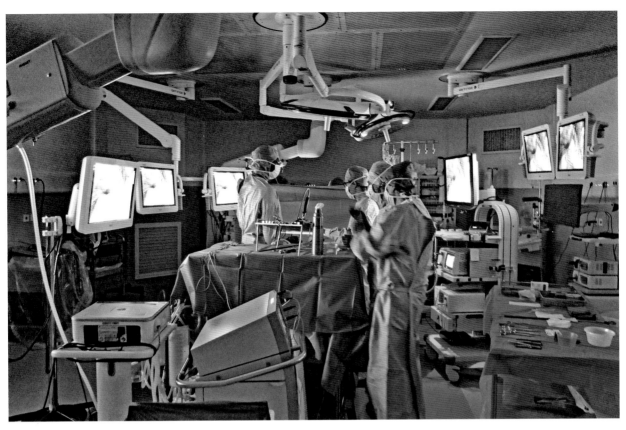

图 3.2　配备多个显示器，使外科医生、助手、器械护士和麻醉师可以仔细遵守流程。

术者的偏好有关。例如，我们倾向于器械从前方（腹侧）进行左肺（肺叶、肺段）切除（图 3.1），而从后方（背侧）进行右肺（肺叶、肺段）切除。但也有外科医生认为从其他方向或相反的位置操作更令其舒适。在此，我们给出以下建议。

- 根据患者的外观形态，从腋中线第 6 或第 7 肋间隙插入镜头。这有助于对整个胸膜腔进行全面观察。
- 尽可能避免在腋后线放置大号套管，此处的肋间隙更窄。
- 更加细致地处理套管周围的出血。套管孔周围经常会出现不明原因的出血。
- 如果使用大号套管或采用入路切口，必须紧密缝合以防出现术后肺疝[5]。应避免将胸管从此类切口穿过，这会使这些切口更脆弱。

3.3　改善视野与视频成像

不论是在开放手术还是 VATS 中，外科医生通常站在患者背部后方，因为这样能更熟悉解剖标志。但有时更倾向于站在患者前方，这也意味着应至少配备 2~3 台显示器。手术室中的光线应尽可能调暗，以增强显示器的对比度。由于长时间在昏暗的环境工作，可能会让手术工作者们感到厌烦和不适，最好的折中方法是设置蓝色背景照明，能提供较好的对比度，且不一定要在暗处工作（图 3.2）。

在过去十年里，手术室中显示的图像质量得到了显著改善。我们已从分辨率为 640×480 的标准清晰度（SDTV，标清）提升到了比过去更好的分辨率（1920×1080）和色彩还原高度清晰信号（HDTV，高清）（图 3.4）。此外，现代照相机芯片对出血的敏感性较低（通常会导致术野变暗）。最近，4K 技术的应用已进入手术室，其分辨率是全HD 的四倍（4096×2160），让使用大屏幕成为可能。最后，对于更喜欢使用 3D 显示的外科医生来说，3D 技术正在逐渐成熟，这可能会为复杂手术或一些缝合任务带来帮助。

尽管有这些先进的技术，但在许多手术室中的

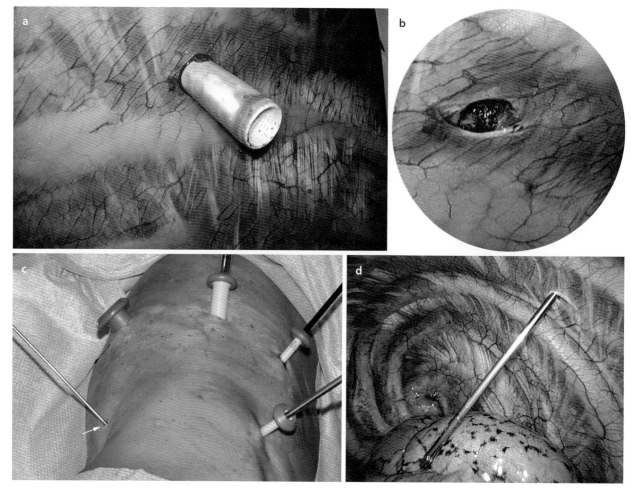

图3.3 使用5 mm套管造成肋间损伤的病例：在套管使用中和被移除之后（a、b）。而3 mm套管造成的损伤可以几乎被忽视；c. 外部观察（箭头）；d. 腔镜下视野。

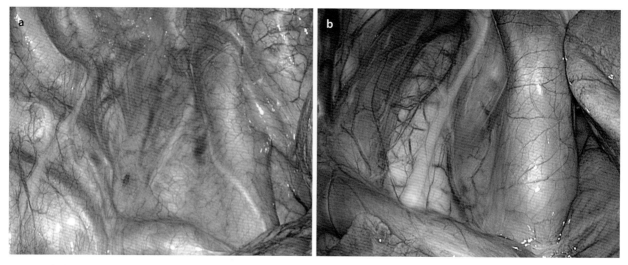

图3.4 右上纵隔视图。a. SDTV；b. HDTV。

图像质量依然不佳。一些小问题也会使原始图像画质变差，如内镜角度选择不当、图像不稳定，镜头污染和起雾等[9]，可能对手术和患者安全性造成不良影响。

3.4 在最佳视角下操作

胸腔镜肺叶肺段切除术（MPR）的内镜视角是一个经常被提及的问题。一些外科医生倾向于使用直角视野（0°），该视角可提供更自然的视野。另外一些更偏好斜角镜头（通常为30°）以避免目标远离镜头插入端口时出现切线视觉。然而，在整场手术中，始终保持一种视角的情况是很少见的，特别是在从特写视图到整体观察时。

这就是能从直角转为斜角的镜头成为最佳选择的原因[14]。目前，市场上有两种镜头，分别采用了不同技术：EndoCameleon®（Storz）和 Endoeye Flex（Olympus）。EndoCameleon® 是一种刚性的10 mm内镜，内置一个传统的杆透镜系统。远端人工晶状体可以向下倾斜，使其角度在0°～120°变化。

Endoeye Flex 是10 mm硬质内镜，但其末端有一个柔性远端部分，用于容纳芯片。手柄上的两个控制杆，使得远端部分可从0°到100°进行上下和左右或任何组合的运动（图3.5）。一旦选择了合适的角度，便可完成锁定。只需一个动作，就可以从直接视角切换到鸟瞰视角。十多年来，我们在所有胸腔镜肺叶肺段切除术中都使用了这种镜头，在淋巴结清扫术中很有帮助（图3.6）。

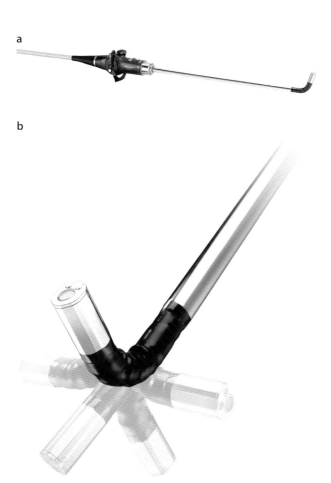

图3.5 高清晰度可调节胸腔镜（Olympus LTF）使单镜头可以完成全程手术，并避免了切线视觉相关的问题。视角为0°～100°。a. 整体视图；b. 可调节尖端。

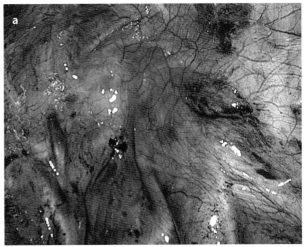

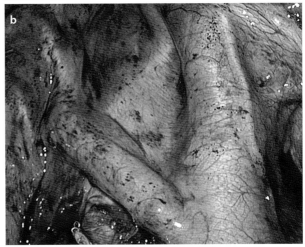

图3.6 完成右上肺叶切除术后，在淋巴结清扫术期间，使用可调节尖端的胸腔镜。a. 0°视图；b. 80°视图。

尽管Endoeye Flex十分有用，但它还不是最理想的镜头。它价格昂贵，且远端部分的鞘管易碎。此外，当用于小胸腔时，远端部分太长，不利于操作。尽管存在这些小瑕疵，该内镜仍然完全适用于大多数胸腔镜肺叶肺段切除术。5 mm型号还可用于较小的手术。

3.5 保持画面稳定

从我们开始实施胸腔镜手术至今，一直保留着使用内镜支架的习惯，原因有三：①它能帮助外科医生避免画面晃动；②由于无须手持，它可以避免器械碰撞或双手挤在患者胸前；③使助手可以集中精力完成扶镜头之外的工作。但是，很多胸外科医生并不了解这些功能[6]。

内镜支架包括机械式支架（视频3.1）或机器人化支架（图3.7，视频3.2）。遗憾的是，几乎没有机械式内镜支架能够满足胸外科医生的要求，因为其机械臂通常较短，不适合侧卧位的患者。在使用机械内镜固定器十多年后，根据外科医生的偏好，我们改用了通过脚踏开关或语音控制的机器人化支架。在21世纪初，最流行的机器人内镜支架是

AESOP®（Computer Motion）（用于最佳定位的自动内镜系统），但该系统已无市售。该支架是有效的，但也很繁琐、沉重且昂贵。目前，更轻便、直观的系统已经上市（Freehand®，Frehand Ltd.，Eastleigh，UK或Viky®，EndoControl，Grenoble，France）。

我们现在使用的是VIKY®-EP内镜定位器（图3.7），它提供与AESOP®等旧系统相似的功能，但同时更轻且更易设置（视频3.2），并可固定在手术台导轨上。其细长的机械臂节省了患者胸部周围的空间，避免了与仪器的碰撞。该系统可将内镜向前后、上下和横向移动[21]。该内镜支架的运动与LTF胸腔镜的视角相结合，使得在不操作内镜的情况下可到达大多数目标。由于其可进行高压灭菌，因此无需使用无菌鞘管进行保护，从而允许快速设置。

3.6 使用干净镜头操作

在胸腔镜手术过程中，经常遇到的问题之一是血液沿着套管鞘滴入而弄脏内镜的尖端。如视频3.1中所示，沿着鞘管滑动的血滴会因套管内的毛细现象而回流，并弄脏镜头（视频3.3）。这迫使术者取出内镜并清洗，频繁地清洗会使术者感到恼

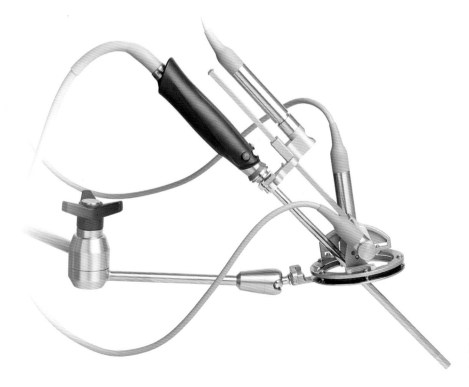

图3.7　使用内镜支架可以在整个手术操作过程中保持图像稳定。电动定位器（Viky-EP®，EndoControl）。

人、厌烦。

因此，我们倾向于一种特殊设计的套管，尖端有一个裙部，以阻挡血滴（图3.8，视频3.4）。这种简单有效的工具，目前在我们所有的胸腔镜手术中都有应用。

3.7 清晰画面下操作

镜头起雾是众所周知的问题，也是保持视野清晰的一大障碍。它是由于手术室和患者胸腔之间的温差导致冷凝而造成的。外科医生为了清洁或任何其他原因取回镜头的次数越多，遇到的起雾问题也

会越多。为了克服这个问题，已经提出了许多小技巧，如将镜头放在无菌热水瓶中升温，或使用市售的防雾溶液。但是这些技巧并不完全有效，因为没有从源头解决问题——内外温差。

截至目前，我们使用的最有效的是奥林巴斯镜头的内置加热系统。其防雾元件安装于远端镜片的后部，并与持续监测温度的传感器相结合（图3.9）。防雾元件不断加热镜片，将其保持在预设温度（如39℃）。得益于该系统的帮助，我们不再需要任何防雾溶液或加热系统[9]。

胸腔镜检查的另一个常见问题是，出血或渗血会吸收光线，导致图像变暗。建立气胸通常不足以

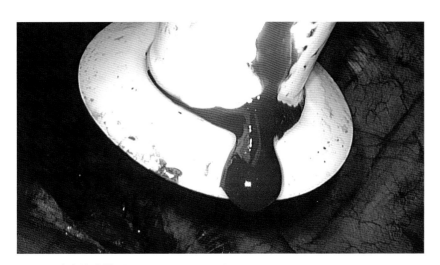

图3.8 防血滴套管（Delacroix-Chevalier）。

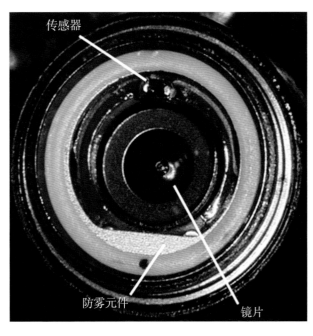

图3.9 奥林巴斯可调节镜头尖端的防雾系统。

恢复清晰的图像。最简单的方法是通过较大的套管放入小纱布，去除血液和血凝块，可以立即恢复到清晰的图像（图3.10）。

3.8　获取病理诊断

在日常诊疗中，选择接受全胸腔镜肺切除手术的往往是临床 I 期肿瘤患者。这意味着肿瘤或结节通常较小，不论采用何种技术（CT引导下或支气管镜导航活检），有时无法实施术前活检。因此，一些患者在没有明确病理诊断的情况下，先进行手术。当结节较小且位于胸膜下时，最简单的方法是做楔形切除后送冰冻切片。然而，自动切割缝合并非最合适的方法，因其可能改变标本，给病理检测带来困难。在许多情况下，我们采用空芯针穿刺活检（Bard Monopty®，Covington GA），其采样效率接近95%（图3.11a-b，视频3.5）。这种操作有效，但也存在风险，因为针头会超出鞘管2 cm，在穿刺前务必考虑到这段长度。如果病变是扁平的或活检失败，我们使用电热双极电凝设备进行切除，与

吻合器相比可以更好地保留肺实质（图3.11c-d），可采用连续缝合暂时封闭。

3.9　器械

复杂的胸腔镜手术可使用传统的开胸器械、腹腔镜器械或专用器械进行。

传统器械只能通过入路切口或大的套管置入。尽管胸外科医生可能对它们很熟悉，但是它们设计不符合内镜下锐性分离的要求，其尖端通常比解剖结构的尺寸更大。

适合5 mm和10 mm套管的腹腔镜设备，更适合内镜手术。但也有一些缺点：①其设计不允许对钳口施加过大的力。②对于一些精细操作（如抓取血管鞘），几乎不可能完成。③它们的轴太长，枪柄不符合人体工学。经过与不舒服的器械"共同工作"多年，我们开发了一系列专用器械，其特征可总结如下：①短轴；②内联笔式手柄；③精准有力的钳口。这使得术中解剖更符合人体工程学，更自然，更精确（图3.12，视频3.6）。

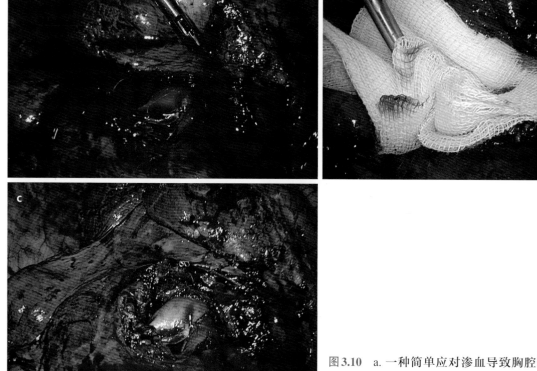

图3.10　a. 一种简单应对渗血导致胸腔镜视野黑暗的方法。b. 置入一块小纱布并清除血迹；c. 帮助恢复清晰图像。

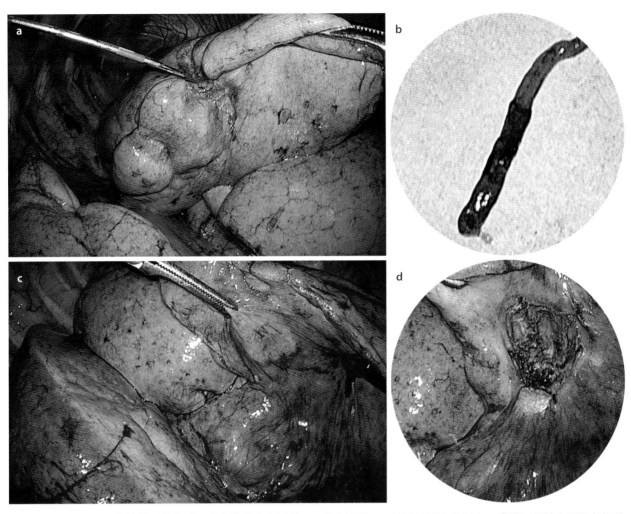

图3.11 两种不同的肺结节活检方法：①空芯针穿刺活检：a. 术中视野，b. 被送检冰冻的标本。②使用双极电凝设备切除活检；c. 切除前；d. 切除后。

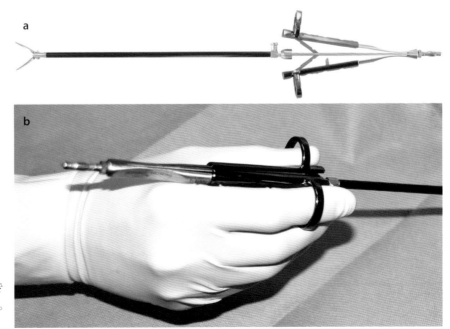

图3.12 带有内联手柄的胸腔镜专用手术器械（Delacroix-Chevalier）。a. 整体外观；b. 手柄特写。

3.10 术野暴露与肺的牵拉

牵拉肺的最有效和最自然的方法是使用5 mm或10 mm的抓钳。然而，尽管有时是必要的，但使用抓钳有两个缺点：①需要一个额外的套管口；②经常撕裂肺实质，导致渗出甚至出血和漏气。虽然这些轻微出血很少带来严重后果，但处理起来可能非常麻烦。在无需用力牵拉肺的情况下，用简单的内镜剥离子将其推回，既有效又创伤小。

对于需要保持肺牵拉状态的长时间操作，我们使用3 mm抓钳（图3.13a），或可在胸腔内释放的微型肺组织抓钳[7]（图3.13b）。与大多数肺抓钳一样，其具有三角形尖端。将30 cm长的线穿过并固定在其环形底部。当要应用于牵拉的这部分肺，线头就通过2 mm筋膜闭合装置（其主要用途是在腔镜手术期间闭合套管），并简单地穿过皮肤，然后通过牵拉线来调整张力（视频3.7）。如有需要，可以使用两个牵拉器（图3.13c）。

3.11 肺裂

在本书中描述的所有技术都遵循"肺裂优先"（fissure-first）原则。当然，"肺裂最后"（fissure-last）或"无肺裂"（fissure-less）的方法也很流行，因其既简单又快速，并能最小化漏气风险[20]。这些方法的缺点是忽略了许多解剖变异，特别是在动脉分支上，通过肺裂的路径变化很大（详见第1章）。这就是为什么同大多数学者一样，我们赞同首先打开肺裂的原因[4, 18, 19]。

进入肺裂中处理肺动脉分支的难易程度，取决于肺裂是完整的（图3.14，视频3.8），还是融合的（图3.15，视频3.9）。

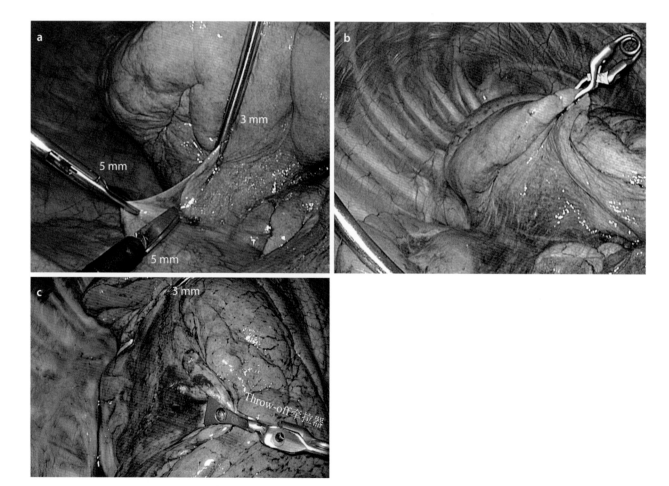

图3.13　肺牵拉。为避免使用大型肺牵拉器械，可采用以下几种解决方案。a. 使用3 mm的抓钳；b. 使用可在胸腔内释放并通过穿过胸壁线牵拉的微型肺牵拉器；c. 使用两个牵拉器实现后纵隔完美暴露的示例。

W. Walker 和 S. Craig 提议依据肺裂的完整性，将其分为以下 4 个等级[2]。

提示

- 等级 1：肺裂完整，肺叶完全分离
- 等级 2：肺叶分开，但肺裂基底部肺实质融合
- 等级 3：肺裂部分可见分开
- 等级 4：肺叶完全融合，未见明显肺裂

打开一个大块融合的叶裂可能是术中较为繁琐的一步。主要问题在于，胸腔镜术中分离肺裂会引起轻微的渗血，此时术野必须保持尽可能干燥以保持最佳的视野。分离中避免出血的关键步骤，是从外周到肺门一步一步地进行。

我们发现一些细的器械，如超声刀（SonoSurg™，Olympus）或电热双极剪（LigaSure™，Medtronic；或 Enseal™，Ethicon），与吻合器相比，对于分离肺裂外部同样有效，且更方便。而对于肺裂内侧较厚的部分，则需要用吻合器（视频 3.9）。即使在肺裂内发现肺动脉或其分支，也必须在充分的范围内进行分离，以准确了解血管的方向。一些动脉似乎朝向下叶，但实际上位于上叶，反之亦然（图 3.16）。

在直的镜头视野中，分离肺裂可能较为困难，因为它的长度使其两端几乎不可能同时获得清晰的视野。在此步骤中，可调节胸腔镜镜头可提供很大帮助，可以实现在分离肺裂全过程中，对其进行

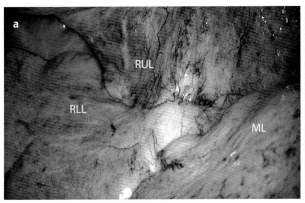
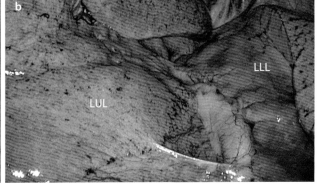

图 3.14 完整肺裂的病例。a. 右肺；b. 左肺。

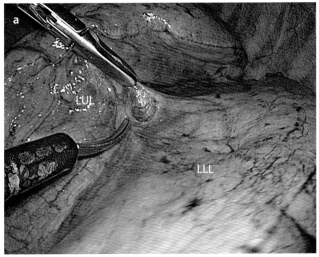
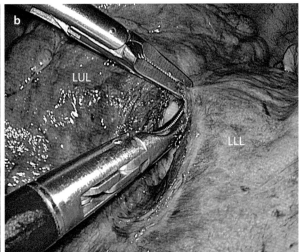

图 3.15 左肺两叶肺裂融合的病例。a. 使用高频电灼和电热双极器械分离打开肺裂；b. 肺动脉可见。注意，运用合适的止血设备，该步骤可以避免出血。

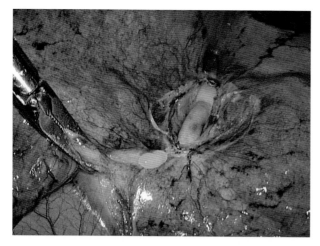

图3.16　打开上、下叶间的肺裂，这根动脉就暴露出来了，若要明确其位于上叶或下叶，需进行更广的游离。

俯视观察。

当肺裂很厚或完全融合时，打开肺裂可能性很低，并会导致严重漏气。H. Decaluwé等报道的"隧道技术"[4]，在这些罕见病例中是一种可行的替代方案。在肺静脉和肺实质三角之间的前方开始隧道分离。确定肺动脉的位置后，将吻合器的钉砧置于动脉表面，并离断肺裂的前部。继续分离动脉与肺实质，直至肺裂完全打开。

我们仅在肺裂完全融合的情况下使用该技术作为备用方法。事实上，肺动脉和肺实质之间的有限空间使分离有危险，尤其是在肺纤维化或粘连淋巴结的情况下（图3.17）。

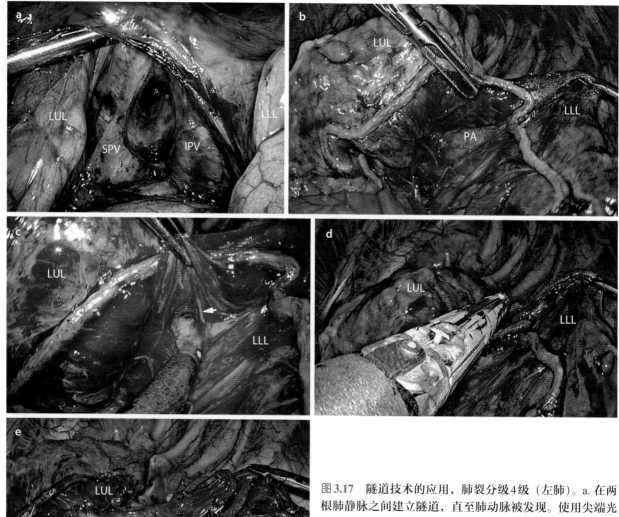

图3.17　隧道技术的应用，肺裂分级4级（左肺）。a. 在两根肺静脉之间建立隧道，直至肺动脉被发现。使用尖端光滑的器械或内镜剥离子，在肺动脉上部和肺实质之间形成隧道；b. 吻合器打开隧道的初始部分，有助于打开两肺叶间的空间；c. 打开肺裂必须小心谨慎，不能损伤肺动脉的分支（箭头）；d. 尽量使用吻合器打开肺裂实质；e. 肺裂已完全打开，可以很容易地处理动脉。

3.12 暴露支气管和血管

当需要将支气管或血管放入施夹器或吻合器里时，有必要先对其充分暴露并牵拉。吻合器需要尽可能顺滑地通过。可以使用一次性可调节器械（Endo-MiniRetract™，Medtronic）或可重复使用器械（Delacroix-Chevalier）（图3.18，视频3.10a-b）。

这些器械可用于牵拉和钝性分离，能够在待吻合区域周围留出空间[11]。由于大多数吻合器都有弯头钉仓，使得处理血管变得更容易、更安全。

3.13 血管的控制

应尽可能避免使用钛夹，因其可能滑落或影响吻合器钉合（图3.19，视频3.11）。然而，一些中等直径的血管，如肺段的血管分支对于吻合器而言太细，对电凝或超声刀来说又太粗。如需使用钛夹，可能会用2个或3个钛夹进行结扎。另一种解决方案是在血管根部使用钛夹，并使用双极装置闭合血管[22]，以至在术野仅有一个钛夹。对于其他小血管，我们采用双极血管闭合器械（VSD）（Ligasure™，Medtronic；EnSeal™，Ethicon）[15, 22, 23]（图3.20，视频3.12）。带关节的血管闭合器械在某些情况下也能提供帮助（图3.21，视频3.13）。大血管则需要切割闭合器钉合。与支气管或肺实质切割闭合器钉合相关的并发症较为少见，但也有相关报道，而血管切割闭合意外则更为罕见[8]。然而，切割闭合器经过血管时必须无任何张力或阻力，才意味着完美的血管离断。进行淋巴结清扫可仅依靠VSD装置，无需使用钛夹（参考5.3.1）。在整个分离过程中都可以积极使用吸引器，以便立即排出烟雾。

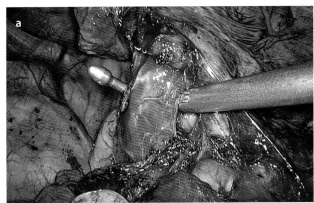
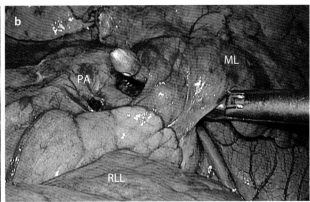

图3.18　可调节钝性尖端器械（Delacroix-Chevalier），用于牵拉支气管（a）或肺裂（b）。

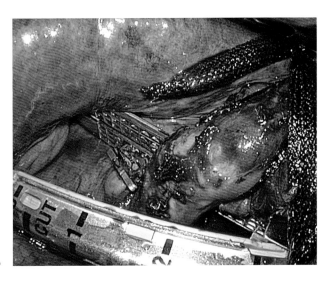

图3.19　钛夹和吻合器之间的危险冲突示例。

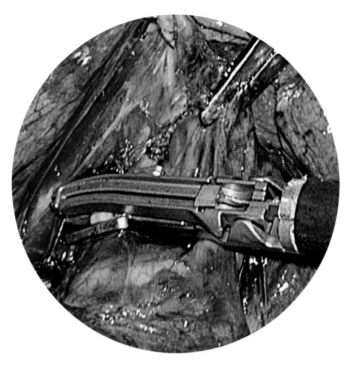

图 3.20　联合使用钛夹和血管闭合器械来控制血管。

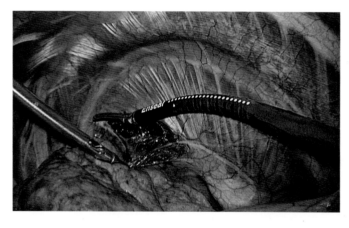

图 3.21　使用带关节的血管闭合器械来游离胸膜粘连（Enseal，Ethicon）。

3.14　手工缝合

虽然支气管和血管主要由钛夹、血管闭合器械和切割闭合器控制，但有时还是需要进行手工缝合。此时，重要的不仅仅是有合适的缝合套装，还要有相应的技巧。下列情况下，可能需要进行手工缝合。

- 肺实质意外撕裂，如套管插入并发症（视频 3.14）。
- 钉合线部分或完全中断。
- 无法使用吻合器，如在部分肺段切除术中由于空间有限而吻合器无法通过（视频 3.15）。
- 手工切断支气管后，残端需要手动缝合（视频 3.16）。

根据外科医生的习惯，可采用连续缝合或间断缝合，也可采用体内（视频 3.17）或体外（视频 3.16）打结。

对于连续缝合，推荐使用：

- 基于 Vicryl® 夹的 Lapra-Ty® 系统（Ethicon），可用 3-0 或 4-0 Vicryl® 缝线（视频 3.18），需要配备专用的施夹器。
- 或倒刺线，如 V-Loc® 系统（Medtronic）（视频 3.19）。

需要使用单股缝线时（如 Prolene 或 PDS），在胸腔内进行缝合很繁琐，因此我们建议体外打好结，再使用推结器推紧（视频 3.16）。

3.15 取出标本

不建议像其他领域的手术一样进行标本粉碎，因为分析支气管、支气管周围淋巴结和检查所有切缘至关重要。肺叶或肺段必须置于袋中并整体取出（视频 3.20）。对于肺段切除术，扩大 2~3 cm 长度的切口就足够了。对于肺叶切除术，根据标本和患者体型，必须将切口长度扩大 3~5 cm。几乎不需要使用牵开器。必须使用一个结实的大标本袋。切口应在肋间隙柔软的部位进行，优先在腋前线的胸部下部或腋下进行。

3.16 3D 建模

无论采用何种方法和技术，研究术前 CT 上的血管情况是任何肺叶肺段切除术的第一步。高质量 3D 重建为胸腔镜手术提供了主要帮助[1, 12, 19, 25]。虽然很可能对肺叶切除术作用有限，因为通常使用基于肺裂的技术可进行广泛的血管分离。但对于胸腔镜肺段切除术而言，3D 技术虽说不上不可或缺，但也非常有帮助。数个团队已经证明了对术前 CT 三维重建的研究有助于确定动脉数量和走向，具有良好相关性。掌握了血管情况后，外科医生可以对肺动脉分支进行更安全地分离，尤其是当肺裂融合和/或存在淋巴结时。在我们的第一阶段经验中，选择进行肺段切除术的患者进行多层螺旋 CT 术前血管造影，三维容积再现重建动脉和静脉解剖结构。这种方法有几个缺点：①放射科医生耗时；②无法通过关注单个元素来研究解剖结构，如静脉或动脉模式；③外科医生无法操作模型和/或融合支气管血管元素。

目前，我们使用一种在线服务，通过医学 DICOM 图像（Visible Patient™，Strasbourg，France）提供患者的 3D 建模。这些图像会被匿名化，然后由外科医生上传至一个安全的专用门户网站。根据外科医生的需求，通过图像建立 3D 模型。三维模型可通过虚拟计划软件使用，并可从任何方向或任何参考点进行操作，无论是在便携式计算机、平板电脑或智能手机上。手术团队的所有成员均可通过手机或平板电脑直接查看图像，以便随时在小组内讨论策略和技术问题。软件不仅可以整体或单独研究主要解剖标志，还提供了以下有用功能。

- 通过单击所选支气管显示虚拟切除（视频 3.21）。
- 肺段容量分析计算。
- 计算和模拟一个安全切缘，实际上是肿瘤直径的两倍，肿瘤周围有黄色晕轮表示。这有助于可视化预期的肺段切除术是否遵循安全切缘，或是否必须选择更广泛的切除（图 3.22）。

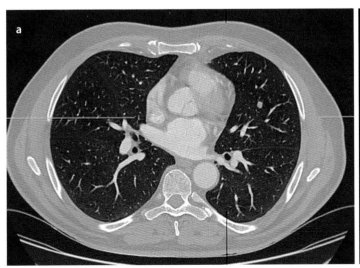
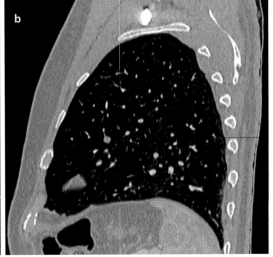

图 3.22 使用 Visible Patient™ 软件进行术前建模的示例。a、b. CT 扫描显示舌段内 cT1N0 肺癌，拟行舌段切除术。

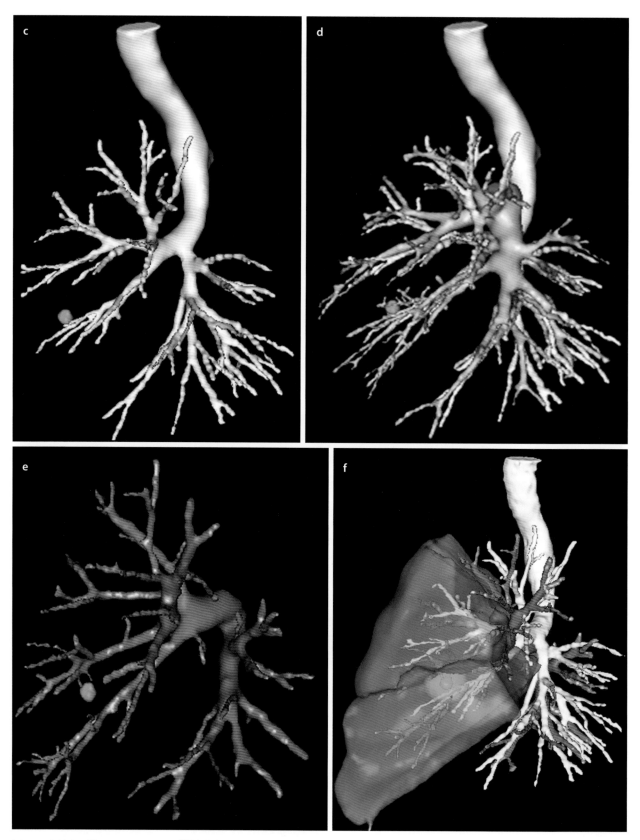

图 3.22（续）　使用 Visible Patient™软件进行术前建模的示例。c、d. 结节在舌段支气管和动脉视图中的位置；e. 静脉建模显示从 V3 到结节的静脉分支；f. 肺段建模和使用虚拟安全切缘（浅黄色）证明，一并切除舌段和 S3 更安全。

参考文献

[1] Chen-Yoshikawa TF, Date H (2016) Update on three-dimensional image reconstruction for preoperative simulation in thoracic surgery. J Thorac Dis 8:S295–S301.

[2] Craig S, Walker W (1997) A proposed anatomical classification of the pulmonary fissures. J R Coll Surg Edinb 42:233–234.

[3] Decaluwe H (2016) One, two, three or four ports… does it matter? Priorities in lung cancer surgery. J Thorac Dis 8:E-1704–E-1708.

[4] Decaluwe H, Sokolow Y, Deryck F, Stanzi A, Depypere L, Moons J et al (2015) Thoracoscopic tunnel technique for anatomical lung resections: a 'fissure first, hilum last' approach with staplers in the fissureless patient. Interact Cardiovasc Thorac Surg 21:2–7.

[5] Eguchi M, Abe T, Tedokon Y, Miyagi M, Kawamoto H, Nakasone Y (2019) Traumatic intercostal lung hernia repaired by video-assisted thoracoscopic surgery;report of a case. Kyobu Geka 72:1038–1041.

[6] Gonzalez-Rivas D (2017) Unisurgeon' uniportal video-assisted thoracoscopic surgery lobectomy. J Visc Surg 3:163.

[7] Gossot D, Pryschepau M, Martinez Berenys C, Magdeleinat P (2009a) Throw-off instruments for advanced thoracoscopic procedures. Interact Cardiovasc Thorac Surg 10:159–160.

[8] Gossot D, Merlusca G, Tudor A, Boudaya MS, Radu C, Magdeleinat P (2009b) Pitfalls related to the use of endostaplers during video-assisted thoracic surgery. Surg Endosc 23:189–192.

[9] Gossot D, Grigoroiu M, Brian E, Seguin-Givelet A (2017) Technical means to improve image quality during thoracoscopic procedures. J Visc Surg 3:53.

[10] Hansen H, Varela G, Petersen R, Walker W (2016) Does the number of incisions in video-assisted thoracoscopic surgery matter? J Thorac Dis 8:E1625–E16E7.

[11] Ikeda Y, Tamura M, Umezu H, Karube Y, Seki N, Kobayashi S et al (2003) Usefulness of mini loop retractor in video-assisted thoracic surgery. Kyobu Geka 56:199–202.

[12] Iwano S (2017) Planning video-assisted thoracic surgery segmentectomy using three dimensional computed tomography angiography and bronchography with a virtual safety margin. J Visc Surg 3:82.

[13] Jimenez M (2015) Uniportal versus standard video-assisted thoracoscopic surgery for lung lobectomy: changing the standards requires scientific evidence. Eur J Cardiothorac Surg 47:916.

[14] Licht P, Ladegaard L (2010) Flexible thoracoscopy may facilitate video-assisted thoracoscopic lobectomy. World J Surg 34:1470–1474.

[15] Longo F, Crucitti P, Quintarelli F, Rocco R, Mangiameli G, Rocco G (2017) Bipolar sealing devices in video-assisted thoracic surgery. J Visc Surg 3:13–18.

[16] McElnay P, Molyneux M, Krishnadas R, Batchelor T, West D, Casali G et al (2015) Pain and recovery are comparable after either uniportal or multiport video-assisted thoracoscopic lobectomy: an observation study. Eur J Cardiothorac Surg 47:912–915.

[17] Perna V, Carvajal A, Torrecilla J, Gigirey O (2017) Scientific rigour must come first. Eur J Cardiothorac Surg 51:397.

[18] Samejima J, Mun M, Matsuura Y, Nakao M, Uehara H, Nakagawa K et al (2016) Thoracoscopic anterior 'fissure first' technique for left lung cancer with an incomplete fissure. J Thorac Dis 8:3015–3111.

[19] Seguin-Givelet A, Traibi A, Grigoroiu M, Brian E, Gossot D (2017) Full thoracoscopic fissure based technique for major pulmonary resections: rational and basic considerations. Video-assist Thorac Surg 2:39.

[20] Stamenovica D, Bostancib K, Messerschmidta A, Jahna T, Schneidera T (2016) Fissureless fissure-last video-assisted thoracoscopic lobectomy for all lung lobes: a better alternative to decrease the incidence of prolonged air leak? Eur J Cardiothorac Surg 50:118–123.

[21] Takahashi M, Nishinari N, Matsuya H, Tosha T, Minagawa Y, Shimooki O et al (2017) Clinical evaluation of complete solo surgery with the "ViKY®" robotic laparoscope manipulator. Surg Endosc 31:981–986.

[22] Toishi M, Yoshida K, Agatsuma H, Sakaizawa T, Eguchi T, Saito G (2014) Usefulness of vessel-sealing devices for ≤ 7 mm diameter vessels: a randomized controlled trial for human thoracoscopic lobectomy in primary lung cancer. Interact Cardiovasc Thorac Surg 19:448–455.

[23] Tsunezuka Y, Waseda R, Yachi T (2010) Electrothermal bipolar vessel sealing device LigaSureVTM for pulmonary artery ligation – burst pressure and clinical experiences in complete video-assisted thoracoscopic major lung resection for lung cancer. Interact Cardiovasc Thorac Surg 11:229–233.

[24] Welcker K, Kesieme E, Intermullo E, Kranenburg L (2012) Ergonomics in thoracoscopic surgery: results of a survey among thoracic surgeons. Interact Cardiovasc Thorac Surg 15:197–200.

[25] Yang Q, Xie B, Hu M, Sun X, Huang X, Guo M (2016) Thoracoscopic anatomic pulmonary segmentectomy: a 3-dimensional guided imaging system for lung operations. Interact Cardiovasc Thorac Surg 23:183–189.

胸腔镜肺叶肺段切除术
图解与视频
Atlas of Endoscopic Major Pulmonary Resections
3rd Edition

4

胸腔镜肺叶肺段切除术的并发症

Complications of Thoracoscopic Major Pulmonary Resections

视频 4.1 ~ 视频 4.14

胸外科手术可能有术中和术后并发症。在2014年发表的一项的研究中，对近120 000名因癌症接受肺叶切除术的患者，标准切除术后30天病死率为2.6%，而扩大根治术后30天的病死率为4%[27]。尽管近年来发病率和病死率有所下降，但无论是术中还是术后，胸外科手术的风险都较高。胸腔镜手术进一步增加了这种风险。胸腔镜手术，无论是否有机器人辅助，即使是最好的外科医生操作，都会伴有一定的并发症发生率。这里狭义的并发症是指在开放手术中不会发生的，或者在开放手术时容易处理的并发症[11]。举个简单且能说明问题的例子，就是套管穿刺导致的肺损伤，顾名思义，这种损伤仅在胸腔镜操作中发生。

因此，胸腔镜技术必然会有发生某些并发症的风险。有人可能会想，既然开胸手术能容易又快速地处理某些并发症，为什么不选择开胸手术，而是采用胸腔镜。不少研究数据给了我们答案：近年的研究都显示患者对胸腔镜的耐受性更好，并发症发生率更低，住院时间更短[2, 21]。但即使胸腔镜的操作风险较低，胸外科医生也必须在大多数患者的受益和增加少数患者的风险之间找到最佳的平衡方案。因此我们不支持将胸腔镜操作定义为"微创"手术，因为在胸腔镜操作过程中，如果发生任何一个严重的并发症，都会使其变成开放手术。

近年来，有众多关于胸腔镜学习曲线的研究发表[4, 5, 7, 16, 18, 23, 25, 26, 34]。这些研究显示，外科医生经过一定数量操作后，进行胸腔镜手术的风险与传统手术相当。用于判断的标准通常是手术持续时间、出血量和术中转为开胸手术的比例。其中一些研究的操作阈值为20~30例[5, 25, 35]，其他的研究为80~100例[28, 34]。其中一项研究显示，胸腔镜肺段切除术的学习曲线只有30例[11]。这个结论明显是有偏差的，因为任何有经验的外科医生都知道，如果这项技术的学习曲线阈值会比研究结果高得多。不可否认，我们之前已证实培训固然可以缩短操作时间和中转开胸的比例[6, 12]。但我们也发现，严重并发症的发生与经验是否丰富无关[6]，但经验的确能使我们更快、更有效地处理并发症。

在本章中，我们将讨论需要引起特别关注的术中并发症，并探讨其预防措施。

4.1　轻度并发症

为了方便区分，在这小节中我们使用了术语"轻度"。但有时理论上的轻度并发症可能会导致严重的后果。例如，套管置入时刺入肺中往往不会引起严重后果，但在罕见的情况下，可能会导致长时间漏气。

4.1.1　套管导致的肺损伤

描述·尽管采取了预防措施，但在插入第一个套管时，肺实质可能或多或少发生破裂。肺部伤口看起来比较深，但一般不会非常严重（图4.1a）。此时应检查伤口处是否有严重的出血或漏气。

处理·如果不确定创口处是否充分止血，建议使用可吸收缝线X形或U形缝合裂口边缘（图4.1b），或可用纤维蛋白胶进行加固。

预防
- 在置入第一根套管前，确保已经单肺通气10~15分钟。
- 轻柔打开壁层胸膜，确保打开时产生气胸特征性的声音。如果没有，则可能是胸膜粘连，有肺损伤的风险。
- 使用钝头的套管。
- 如果发生了肺损伤，在手术结束时应该检查是否有不良后果（持续出血或漏气）。

4.1.2　膈肌损伤

套管置入时损伤膈肌并不罕见，大部分都不会造成严重的不良后果（图4.2）。但这有可能会导致腹部器官的潜在损伤，特别是右侧的肝脏和左侧的脾脏。有2项报道套管置入后导致脾破裂的病例[6, 11]研究，后续需进行脾切除。

描述·当内镜到达腹部时，膈肌损伤的伤口会比在胸部更清晰，但在操作过程中容易被忽略。这就是为什么在操作结束时都应检查膈肌的原因。

处理·如果腹部伤口明确，则必须使用可吸收

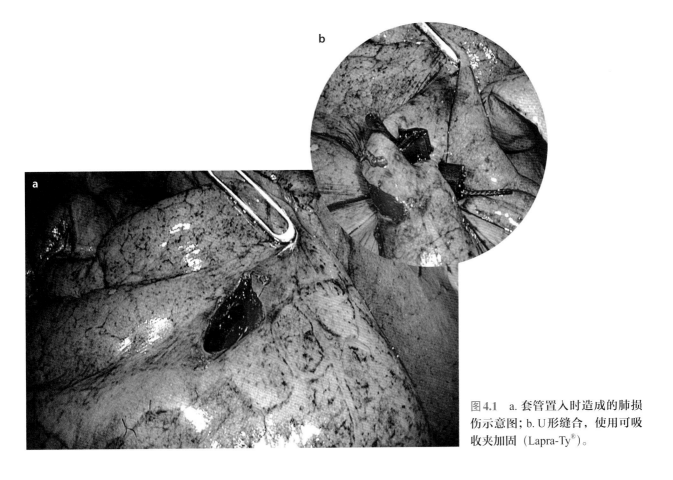

图4.1　a.套管置入时造成的肺损伤示意图；b.U形缝合，使用可吸收夹加固（Lapra-Ty®）。

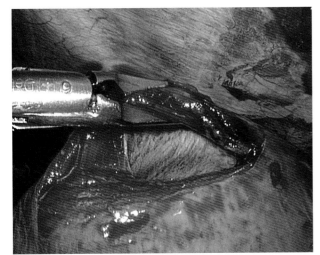

图4.2　膈肌撕裂示例。

缝线连续缝合修复破损的膈肌。如果伤口情况不明，则应咨询消化外科医生的建议。

预防

－ 在置入第一根套管前，仔细检查患者的胸部X线片或CT图像中是否有异常抬高的膈肌

（图4.3）。

－ 其他套管置入时应在直视下进行，尤其是当置入的位置较低的情况下。

4.1.3　支气管损伤

支气管损伤有两种类型。第一种与气管插管有关，因此不只在胸腔镜手术中出现（图4.4），但是这种情况比在开放胸部手术中出现的概率略高一些[6]。第二种类型是器械直接损伤。肺叶支气管相对坚韧可以抵抗器械的损伤，而段支气管相对脆弱。当用尖头的器械（如De Bakey钳）抓持支气管时，可能会出现点状伤口（图4.5）。

描述·支气管损伤的裂口可能难以识别，手术结束重新鼓肺时如有明显的漏气，则应仔细寻找是否有支气管损伤。

处理·应使用PDS 4-0可吸收单丝缝合线缝合支气管裂口。由于这种线具有记忆性，在体内进行打结非常困难。我们倾向于体外打结，这样可以更

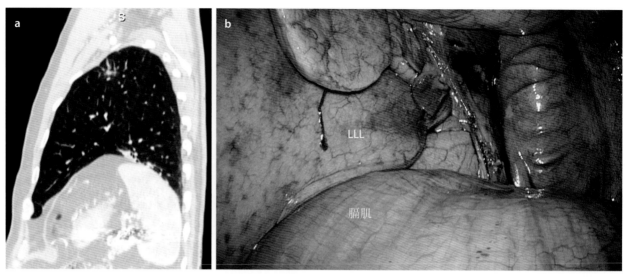

图4.3　在套管置入过程中膈肌抬高造成膈肌损伤的示意图。a. CT图像；b. 胸腔镜视图。

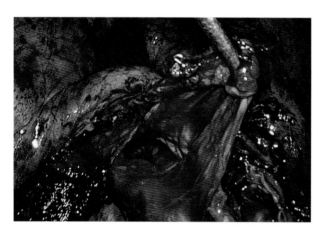

图4.4　双腔气管插管引起的巨大支气管撕裂。

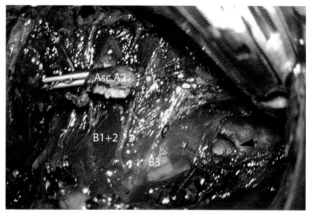

图4.5　肺段切除术中右侧B3支气管的小损伤（箭头）。

精确地调整线上的张力。这突显了拥有合适的设备和掌握胸腔镜缝合技巧的重要性。

　　预防·除非支气管夹持区域之后会使用缝合钉，否则应避免使用器械直接操作段支气管。

4.1.4　胸导管损伤

　　所有胸外科医生都会担心淋巴结清扫术后发生乳糜漏，其中一个原因是在2R和4R站解剖的过程中，胸导管的小分支无法识别[20]。据Liu等[20]报道，胸腔镜手术中很少使用缝线或钛夹。外科医生更喜欢使用具有多功能的器械，可同时起到凝固和切割的作用，如超声刀或双极电凝止血器械（VSD）。但根据编者多年的使用经验，使用

超声刀发生乳糜胸的概率很高，而且会使胸腔引流量增加，因此我们很少使用超声刀。其产生的原因很可能是超声刀运作时工作面产生的空化效应，从而导致纵隔脂肪中的胸导管小分支破裂。之前已有相关报道发布了关于这种空化效应风险的警告[15, 24]。

　　描述·在淋巴结清扫过程中，尤其是2R和4R站，当视线与电刀呈切向时，电刀的尖端可能会进入视野盲区。如果处理的富含脂肪，分离操作几乎在盲区中进行，因此可能会漏掉淋巴管（图4.6）。使用超声刀进行此操作风险较高，因其刀头在盲区工作面可产生空化效应。

　　预防·使用双极电凝止血器械虽然不能完全

防止胸导管损伤事故发生，但它是目前最安全的技术。

4.1.5 少量出血

描述·尽管已经进行了适当止血，但在手术结束时要注意微弱但持续性的出血。如果没有发现明显诱因，应在以下几处观察出血情况。

- 套管插入胸壁的位置（视频4.1）。
- 闭合不佳的支气管动脉（视频4.2）。
- 淋巴结清扫区，尤其是第7站（图4.7，视频4.3）和第9站（视频4.4）。

预防·预防出血需要在淋巴结清扫区域和手术结束时对整个胸腔彻底止血并仔细检查。

4.1.6 缝合不良

肺实质上缝钉裂开，比如在缝合肺段间平面时裂开，如今已经比较少见，这主要归功于Tri-Staple™ 用于厚组织的4.8 mm缝钉技术。如果发生缝合不良，则需要胸腔镜下进一步缝合加固。其他事故如缝合器卡住或支气管或血管上的缝钉部分裂开[13]，这些都是罕见的，如有可能，可在胸腔镜下处理。

描述

- 肺实质的缝合钉裂开（图4.8）导致大量出

血时，必须首先压紧然后缝合来控制出血。最好在两个平面上缝合，以避免形成肺内血肿。可使用可吸收缝线的连续缝合或倒刺线，如V-Loc™（视频4.5）。

- 支气管吻合不良则需要使用间断缝合或连续缝合，取决于操作者的习惯，可以使用PDS等可吸收单丝缝合线（视频4.6）。

预防·根据肺实质的厚度选择合适的缝合钉，可以将缝合钉裂开的风险降到最低，在间质性肺病的患者中要特别小心。缝合钉卡住通常是钛夹造成的（图4.9）。如果使用了钛夹止血，在缝合钉击发之前需要清楚钛夹放置的位置（视频4.7，视频4.8）。

4.1.7 漏气

胸腔镜肺叶肺段切除术后防止漏气的方法与开放手术中类似，因此不再详述。如果肺实质漏气，可使用液体或固体纤维密封剂TachoSil®或Neoveil®（图4.10，图4.11）。

4.1.8 器械相关事故

- 金属夹：易于放置且有效，但在操作过程中容易滑动。这就是为什么我们从不单独使用金属夹，而是与双极电凝止血器械联合使用

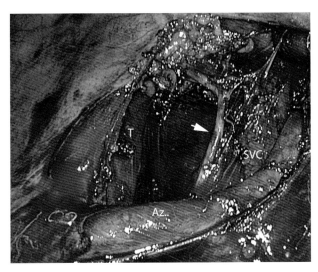

图4.6　2R和4R站淋巴结清扫过程中见到的副淋巴管（箭头）。

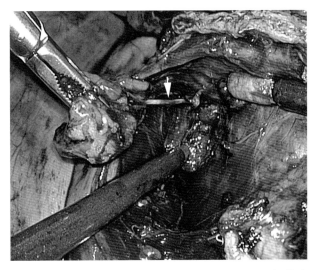

图4.7　在第7站（右侧）清扫淋巴结时受牵拉的支气管动脉（箭头）。

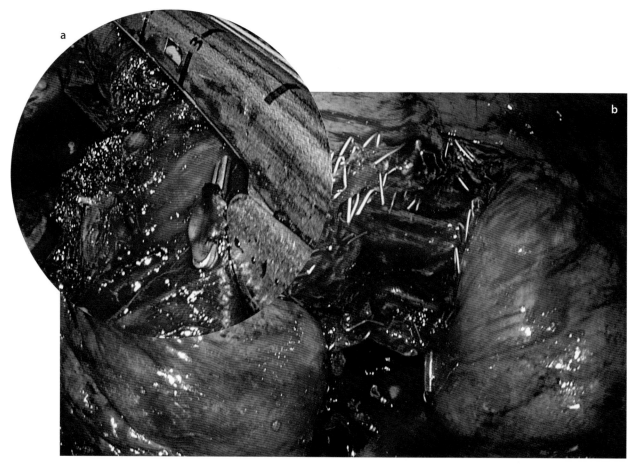

图4.8和图4.9   a. 在段间平面分割时缝合钉完全裂开；b. 缝合钉和钛夹之间的危险冲突。

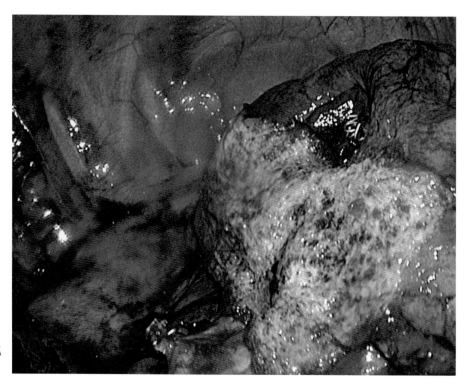

图4.10   右下肺叶切除术后漏气区域利用Tachosil™贴片止血。

（图4.12）（详见3.13）。

－ 自锁夹：是由不可吸收聚合物制成的夹子（如Hem-O-Lok™），由于钳口之间的齿可将它们保持在锁定位置，因此更安全、更有效。但这也是自锁夹的一个缺点，即刚开始就必须直接放置在正确的位置，一旦放置，

几乎不可能移除。

－ 超声刀：优点是只施加机械能量，不会有导电和热灼伤的风险。理论上，超声刀可以凝结7 mm直径的血管[19, 33]。但超声刀在肺切除术中有一个明显缺点：如视频所示，刀头工作面必须永久处于视野之中，以防血管及

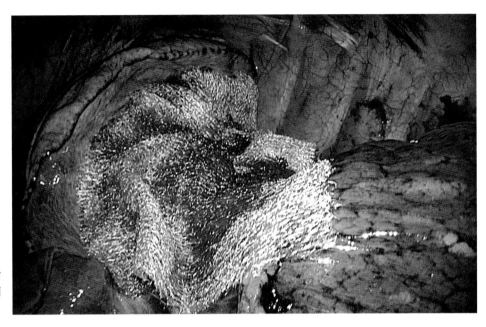

图4.11　右下肺叶切除术后漏气区域利用Neoveil™网状补片止血。

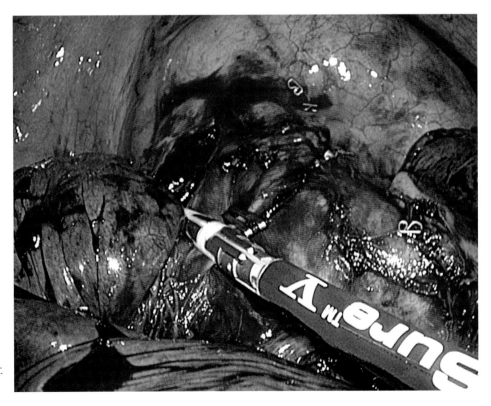

图4.12　钛夹和双极电凝止血器械联合使用止血示例。

周围组织因空化效应而损伤（视频4.9）。因此，在肺切除术中较难使用。

- 双极电凝止血器械（VSD）：使用双极技术，其功率会根据组织的阻抗逐渐调整，可凝结直径达7 mm的血管[31]。VSD在胸腔镜术中有三大优势：①无电流扩散；②无热扩散；③安全性高。例如，VSD可以持续放在大血管上，而不必担心发生意外。在同样的效率下VSD比超声刀更安全。在需要不时操作处理组织的情况下，如视频4.10显示，VSD有时不可靠，可联合钛夹加固。

4.1.9　肺疝

通过操作孔或取标本切口发生的肺疝比较常见[10, 30]。胸腔镜手术理论上是微创的，由于钢丝可能会导致术后疼痛，因此手术医生很少使用钢丝连接固定肋骨。肺疝常无症状，但令人困扰。已有报道描述了肺嵌顿等严重的并发症[10]。

描述·胸腔镜术后几个月，患者在手术取标本切口处发现大小可变的肿块，并且在咳嗽时肿块会扩张（图4.13a）。CT图像证实了肺疝的诊断（图4.13b）。

处理·需要再次手术，放入胸膜内网状补片。

预防·预防肺疝的发生需要小心关闭取标本切口、双层缝合。最好不要通过该切口插入胸腔引流管，使其尽快愈合。

4.2　严重并发症

4.2.1　大血管损伤

在整个手术过程中，避免出血和大血管损伤是胸外科持续关注的问题。有些研究者主张夹住肺动脉主干以控制出血[17, 32]。在传统的开放手术中，这种操作很容易实现。但是胸腔镜手术，由于无法及时控制肺动脉撕裂导致的出血，夹闭肺动脉干似乎存在风险。这是胸腔镜手术的局限性。在正常解剖结构的患者中，由于近距离分离和摄像机放大视图，大血管损伤的风险较小。当存在肿瘤性或炎症性淋巴结时，它们会和附近血管粘连，难以打开血管鞘膜，导致分离风险增加。如果发生这种情况，可能会中止胸腔镜操作，转为开放手术。

一旦发生大出血，必须迅速通过按压操作控制出血（视频4.11），该操作需要预先做好准备：将安装好小纱布的钳子准备好放在手术台上，并检查是否可以通过套管置入。

尽管手术情况多变且外科医生的经验各不相同，但处理出血可参考以下经验（图4.14）。

- 出血点如果位于肺裂内，并明显可见，且

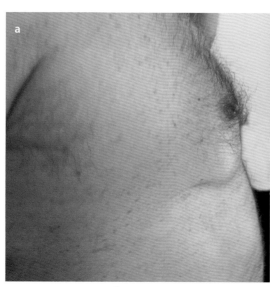
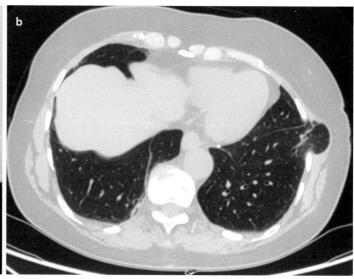

图4.13　术后通过套管口的肺疝。a. 临床图像；b. CT图像。

尝试通过胸腔镜处理并不会使情况变得更糟。如果有合适的器械和相关经验，可通过胸腔镜尝试进行止血。需要准备止血夹（图4.15）。我们建议使用可释放的哈巴狗止血夹（图4.16）。止血夹通过12 mm的套管置入，使用专用的施放器，在止血夹施放后取出该施放器。取出止血夹也是使用相同的器械（视频4.12）。

– 出血点在肺裂内但找不到具体位置，尝试胸腔镜下处理可能会导致严重失血。此时最好中转开胸手术。在这种情况下，主刀有序进行开胸的同时，助手需要施加持续且轻柔压力将小纱布压迫到位，并时刻观察显示器的

情况。这里突出了胸腔镜手术时在单独手术台常规备开胸器械的重要性。

– 出血点若位于纵隔，需改行开胸手术。胸腔镜下止血会增加发生危及生命的风险，只有在极少数的情况下可以尝试。

4.2.2 食管损伤

食管损伤虽然少见但是非常严重。在ESTS调查中，报道了4例食管损伤，其中3例发生在清扫纵隔淋巴结期间，1例发生在打开肺裂期间[6]。

描述·在清扫第7站淋巴结期间，食管损伤的风险较大，尤其是在超重或有大量纵隔脂肪包绕食管的患者中（图4.17）。在明确看到食管的纵隔边

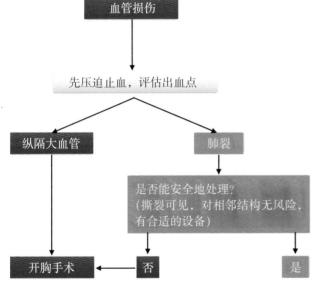

图 4.14　胸腔镜术中大血管损伤的处理流程示意图。

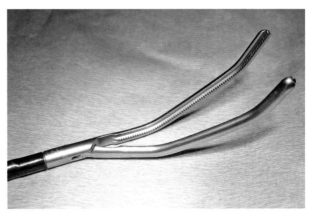

图 4.15　胸腔镜血管止血钳。

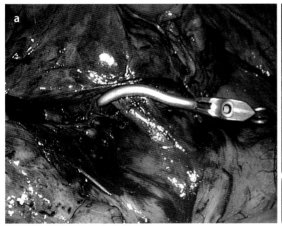
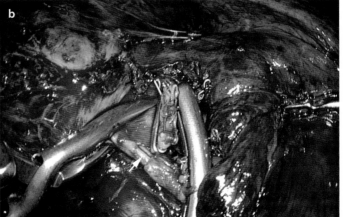

图 4.16　使用可释放的哈巴狗止血夹暂时控制血管撕裂（箭头）。

缘之前，应认真谨慎地进行分离和止血。

器械造成食管损伤的另一个原因是从前到后打开后肺裂。在此过程中，器械的尖端和食管必须始终处于视野内（图4.18）。

预防·为了能清晰辨认食管，最好通过吻合器钉合将后肺裂变薄并缩短，以便获得后纵隔清晰视野（图6.4，图6.5）。参考6.3.1。

4.2.3 肺扭转

所有类型的术后肺扭转之前都有报道，不管是肺叶还是肺段扭转。这些扭转在开胸手术中时有发生，在胸腔镜手术中可能更为常见，主要原因是：①更难掌控结构的活动度；②术后胸膜粘连形成较少。最常见的扭转是右上叶切除术后的中叶扭转[8, 28, 29]和左上固有段切除术后的舌段扭转[3, 6, 9, 12]。

描述·肺扭转典型病例表现为右上叶切除术后的中叶扭转。在胸部X线片上，右侧气管旁出现逐渐加宽和变致密的图像表现（图4.19a）。术后第二天或第三天，可能会出现痰血。胸部CT（图4.19b）支气管纤维镜检查（图4.19c）显示中叶支气管狭窄，证实了中叶扭转诊断。

处理·如果肺叶情况尚可，应在紧急情况下再次手术，尝试将扭转肺叶复位，如果出现明显缺血的情况，应行肺叶切除（图4.19d）。由于这些手

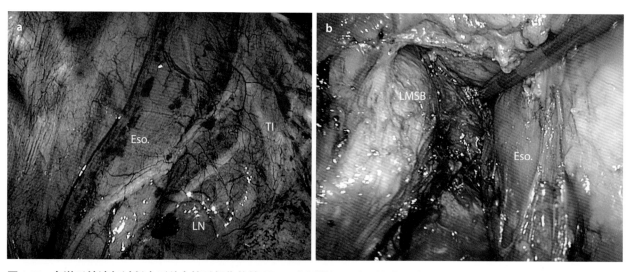

图4.17　在淋巴结清扫过程中两种食管易损伤的情况。a. 右侧第9、8和7站淋巴结的清扫；b. 左侧第7站淋巴结的清扫。

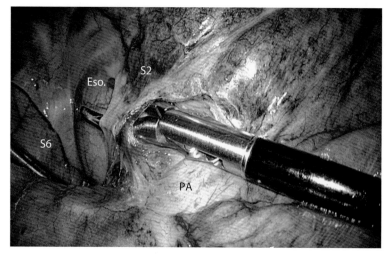

图4.18　分离右斜裂后部时易损伤食管。

术一般在术后早期进行，通常可以通过胸腔镜操作[29]。要注意扭转复位时发生静脉内血栓脱落等少见却严重的并发症[22]。建议一开始要控制好肺门血管根部。

预防·预防肺扭转可将肺叶或活动的肺段固定在相邻肺叶上，可用切割缝合器钉合（参考6.3.1），如使用 Endo TA™（视频4.13）或缝合的方式（视频4.14）。

4.2.4 静脉缺血

有些静脉缺血与肺扭转关系不大，缺血实际上与静脉回流的部分或完全中断有关。典型病例表现为术后舌段缺血[9]。如果术后的舌段静脉较薄弱，即使舌段轻微偏移也会导致静脉局部缺血[6]。

描述·肺中叶扭转导致静脉缺血的临床和放射学表现详见图4.20。

技术·发生静脉缺血需立即再次手术，切除剩余缺血的肺叶或肺段。

预防·当发现舌段静脉异常薄弱时，必须格外小心[14]（图4.21），此时必须妥善处理舌段，同时确保舌段静脉血流正常。同样，在S3段切除术中，一般由S3和舌段共同的静脉来提供静脉回流，因此这条静脉绝不能损伤。

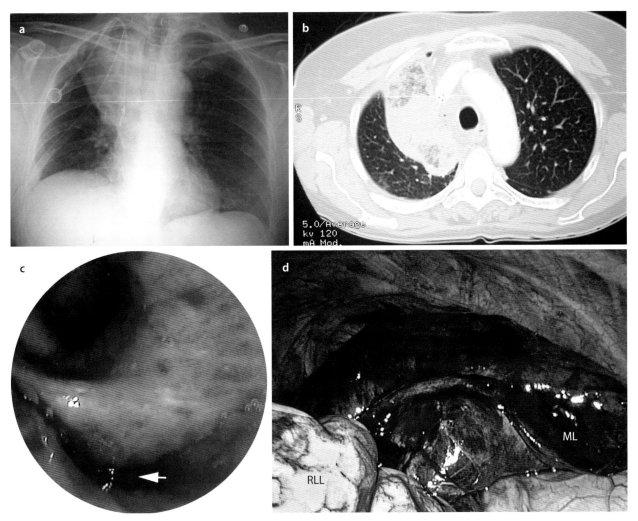

图4.19　右肺中叶扭转。a.胸部X线表现；b.CT扫描显示右肺中叶致密影；c.支气管镜显示右肺中叶支气管起源处狭窄（箭头）；d.胸腔镜下中叶扭转视图。

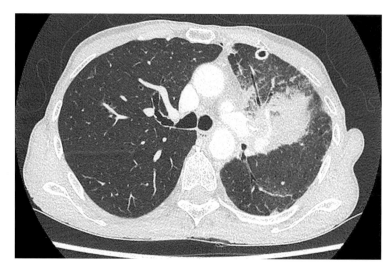

图4.20   左上固有段切除术后的舌段静脉缺血。

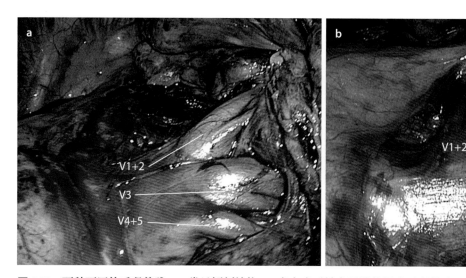

图4.21   两种不同的舌段静脉。a. 常见解剖结构；b. 存在术后缺血风险的细小舌段静脉。

参考文献

[1] Belgers E, Siebenga J, Bosch A, van Haren E, Bollen E (2010) Complete video-assisted thoracoscopic surgery lobectomy and its learning curve. A single center study introducing the technique in The Netherlands. Interact Cardiovasc Thorac Surg 10:176–180.

[2] Boffa D, Kosinski A, Furnary A, Kim S, Onaitis M, Tong B et al (2018) Minimally invasive lung cancer surgery performed by thoracic surgeons as effective as thoracotomy. J Clin Oncol 36:2378–2385.

[3] Brunswicker A, Farid S, Van Tornout F (2016) Infarction of the lingula following left upper lobe trisegmentectomy. Asian Cardiovasc Thorac Ann 24:107–109.

[4] Cao C, Petersen RH, Yan TD (2014) Learning curve for video-assisted thoracoscopic lobectomy. J Thorac Cardiovasc Surg 147:1727.

[5] Cheng YJ (2015) The learning curve of the three-port two-instrument complete thoracoscopic lobectomy for lung cancer-A feasible technique worthy of popularization. Asian J Surg 38:150–154.

[6] Decaluwe H, Petersen R, Hansen H, Piwkowski C, Augustin F, Brunelli A et al (2015) Major intraoperative complications during video-assisted thoracoscopic anatomical lung resections: an intention-to-treat analysis. Eur J Cardiothorac Surg 48:588–598.

[7] Divisi D, Barone M, Zaccagna G, De Palma A, Gabriele F, Crisci R (2017) Video-assisted thoracoscopic surgery lobectomy learning curve: what program should be offered in a residency course? J Visc Surg 3:143.

[8] Duan L, Chen X, Jiang G (2012) Lobar torsion after video-assisted thoracoscopic lobectomy: 2 case reports. Thorac Cardiovasc Surg 60:167–169.

[9] Eguchi T, Kato K, Shiina T, Kondo R, Yoshida K, Amano J (2008) Pulmonary torsion of the lingula following a segmentectomy of the left upper division. Gen Thorac Cardiovasc Surg 56:505–508.

[10] Ema T, Funai K, Kawase A, Oiwa H, Iizuka S, Shiiya N (2018) Incarceration hernia of the lung after video-assisted thoracic surgery requiring emergency operation: a case report. J Thorac Dis 10:E541–E5E3.

[11] Flores RM, Ihekweazu U, Dycoco J, Rizk NP, Rusch VW, Bains MS et al (2011) Video-assisted thoracoscopic surgery (VATS)

lobectomy: catastrophic intraoperative complications. J Thorac Cardiovasc Surg 142:1412–1417.

[12] Fournel L, Zaimi R, Grigoroiu M, Stern JB, Gossot D (2014) Totally thoracoscopic major pulmonary resections: an analysis of perioperative complications. Ann Thorac Surg 97:419–424.

[13] Gossot D, Merlusca G, Tudor A, Boudaya MS, Radu C, Magdeleinat P (2009) Pitfalls related to the use of endostaplers during video-assisted thoracic surgery. Surg Endosc 23:189–192.

[14] Gossot D, Lutz JA, Grigoroiu M, Brian E, Seguin-Givelet A (2017) Unplanned procedures during thoracoscopic segmentectomies. Ann Thorac Surg 104:1710–1717.

[15] Guo C, Mei J, Ma L, Pu Q, Liu C, Liu L (2018) Handling vascular bleeding without conversion during video-assisted thoracoscopic surgery major pulmonary resection. Ann Transl Med 6:363.

[16] Hamada A, Oizumi H, Kato H, Suzuki J, Nakahashi K, Sho R et al (2018) Learning curve for port-access thoracoscopic anatomic lung segmentectomy. J Thorac Cardiovasc Surg 156:1995–2003.

[17] Kamiyoshihara M, Nagashima T, Ibe T, Takeyoshi I (2010) A tip for controlling the main pulmonary artery during video-assisted thoracic major pulmonary resection: the outside-field vascular clamping technique. Interact Cardiovasc Thorac Surg 11:693–695.

[18] Le Gac C, Gondé H, Gillibert A, Laurent M, Selim J, Bottet B et al (2020) Medico-economic impact of robot-assisted lung segmentectomy: what is the cost of the learning curve? Interact Cardiovasc Thorac Surg 30:255–262.

[19] Liberman M, Goudie E, Morse C, Hanna W, Evans N, Yasufuku K, Sampalis J (2019) VATS PA Study Working Group. Prospective, multicenter, international phase 2 trial evaluating ultrasonic energy for pulmonary artery branch sealing in video-assisted thoracoscopic surgery lobectomy. J Thorac Cardiovasc Surg 30:S0022–5223.

[20] Liu Z, Du M, Liang Y, Ju S, Li X, Gao Y (2020) Prophylactic ligation of the thoracic duct branch prevents chylothorax after pulmonary resection for right lung cancer. Surg Today 50:881–888.

[21] Long H, Tan Q, Luo Q, Wang Z, Jiang G, Situ D et al (2018) Thoracoscopic surgery versus thoracotomy for lung cancer: short-term outcomes of a randomized trial. Ann Thorac Surg 105:386–392.

[22] Mariolo A, Seguin-Givelet A, Gossot D (2020) Fatal stroke after reoperation for lobar torsion. Ann Thorac Surg 110:e51–ee3.

[23] Mazzella A, Olland A, Falcoz PE, Renaud S, Santelmo N, Massard G (2016) Video-assisted thoracoscopic lobectomy: which is the learning curve of an experienced consultant? J Thorac Dis 8:2444–2453.

[24] Molnar T, Benko I, Szanto Z, Nagy A, Horvath O (2008) Complications after ultrasonic lung parenchyma biopsy: a strong note for caution. Surg Endosc 22:679–682.

[25] Okyere S, Attia R, Toufektzian L, Routledge T (2015) Is the learning curve for video-assisted thoracoscopic lobectomy affected by prior experience in open lobectomy? Interact Cardiovasc Thorac Surg 21:108–112.

[26] Petersen RH, Hansen HJ (2012) Learning curve associated with VATS lobectomy. Ann Cardiothorac Surg 1:47–50.

[27] Rosen J, Hancock J, Kim A, Detterbeck F, Boffa D (2014) Predictors of mortality after surgical management of lung cancer in the National Cancer Database. Ann Thorac Surg 98:1953–1960.

[28] Sticco C, Andaz S, Fox S (2007) Middle lobe torsion after right upper lobectomy: a report of video-assisted thoracoscopic management. J Thorac Cardiovasc Surg 134:1090–1091.

[29] Sung H, Kim H, Choi Y (2012) Re-thoracoscopic surgery for middle lobe torsion after right upper lobectomy. Eur J Cardiothorac Surg 42:582–583.

[30] Temes R, Talbot W, Green D (2001) Herniation of the lung after video-assisted thoracic surgery. Ann Thorac Surg 72:606–607.

[31] Toishi M, Yoshida K, Agatsuma H, Sakaizawa T, Eguchi T, Saito G et al (2014) Usefulness of vessel-sealing devices for ≤7 mm diameter vessels: a randomized controlled trial for human thoracoscopic lobectomy in primary lung cancer. Interact Cardiovasc Thorac Surg 19:448–455.

[32] Watanabe A, Koyanagi T, Nakashima S, Higami T (2007) How to clamp the main pulmonary artery during video-assisted thoracoscopic surgery lobectomy. Eur J Cardiothorac Surg 31:129–131.

[33] White A, Kucukak S, Lee D, Swanson S (2016) Energy-based ligation of pulmonary vessels: a six-year experience with ultrasonic shears in video-assisted thoracoscopic lobectomy and segmentectomy. Ann Thorac Surg 101:1334–1337.

[34] Yao F, Wang J, Yao J, Hang F, Cao S, Cao Y (2017) Video-assisted thoracic surgical lobectomy for lung cancer: description of a learning curve. J Laparoendosc Adv Surg Tech A 27:696–703.

[35] Zhao H, Bu L, Yang F, Li J, Li Y, Wang J (2010) Video-assisted thoracoscopic surgery lobectomy for lung cancer: the learning curve. World J Surg 34:2368–2372.

胸腔镜肺叶肺段切除术
图解与视频
Atlas of Endoscopic Major Pulmonary Resections
3rd Edition

5

胸腔镜淋巴结清扫术

Thoracoscopic Lymph Node Dissection

视频 5.1 ~ 视频 5.7

5.1 定义

本图谱中所述的肺切除术主要是针对肺癌的治疗。肺癌根治手术治疗需要做到完全切除，即经显微镜证实的切缘阴性和系统性淋巴结清扫。系统性淋巴结清扫术手段包括：

- 肺门及叶间和/或段间淋巴结清扫。
- 纵隔脂肪组织及被其包绕的淋巴结。

淋巴结清扫术的范围至今仍存在争议[2, 4]。肺叶特异性淋巴结清扫同样也存在争议[12]。不同的文献中提到了许多不同类型的淋巴结清扫，从单纯的淋巴结采样到扩大的淋巴结清扫。在本章中，我们将聚焦美国外科医师学会肿瘤学组 Z0030 试验中定义的淋巴结清除范围，主要包括：

- 对于右侧肿瘤：清扫以右上支气管、右锁骨下动脉、上腔静脉和气管为界的所有淋巴组织（2R 和 4R 站）。
- 对于左侧肿瘤：清扫以膈神经、迷走神经和主动脉弓顶部为界的所有淋巴组织（第5、6站）。
- 对于左、右双侧肿瘤：清除第7、8、9、10、11 和 12 站（亚肺叶切除时）的淋巴结。

5.2 与胸腔镜入路相关的特异性问题

纵隔淋巴结清扫术的困难程度各不相同[3, 5, 10, 11]。这与脂肪组织的数量、淋巴结的数量和性质，以及找到并暴露某组淋巴结的难易程度有关，如左侧手术时的第7站淋巴结。

手术视野的暴露十分重要。在置入内镜位置较低时，切向的视野常常被限制，通过运用倾斜视野（30°镜）或使用可调节胸腔镜[7]，可有效避免视野受限问题。专业的仪器对手术帮助很大（图5.1）。以往的教科书中提到的开放手术中的淋巴结清扫，常常用手来牵拉器官，如牵拉肺或主支气管，以暴露隆突下区域和/或确保足够的操作空间。然而在内镜手术过程中，通过手来暴露受到限制，必须换用无损伤器械操作。

为了限制操作切口的数量，我们可使用3 mm 牵拉器或可释放的牵拉器牵拉肺（视频5.1）。在此过程中，即使操作谨慎，也难以避免淋巴结被钳碎。无创性有孔抓钳的应用可将该风险降至最低。我们自主研发了一种淋巴结钳，钳的形状与淋巴结相适配，从而减少夹碎淋巴结的风险（视频5.2）。如果淋巴结破裂出血，可采用双极电凝灼烧止血。在开放或胸腔镜辅助淋巴结清扫术中，通常需要通过联合夹闭和横断来控制小血管。这在内镜下操作过程中非常费时，可以选用传统的双极（视频5.3）或超声刀或血管闭合器械（VSD），均使用单一工具进行止血和离断（图5.1e）。以往我们将超声刀后改用为VSD的原因在于，超声器械产生的空化效应使分离操作不太精确。此外，在淋巴结清扫过程中，工作面或刀头有时会在视野之外，这可能导致一些不良事件的发生。

综上所述，实现内镜下满意的淋巴结清扫需要以下设备支持：高清晰度成像系统、倾斜视野或偏转镜头、钝头牵拉器、多功能能量装置（首选VSD），以及其他专用器械和牵拉器。

5.3 操作技术

5.3.1 第11、12、13站淋巴结

在胸腔镜下肺切除术中，肺叶间（图5.2）和肺段间淋巴结（图5.3）有时会被忽视。这导致胸腔镜术后从cN0升级到pN1的分期较开胸术后少[1]。事实上，在合理选择操作器械的前提下，叶间和段间淋巴结的清扫并不困难，而是需要更多的耐心和谨慎地操作。

对于亚肺叶切除术（SLR），是否必须清扫所有肺段间的淋巴结还不明确。有研究建议检查有代表性的肺段间[8]或"汇流区"淋巴结，如果后者为阳性，则改行肺叶切除术（图5.4）。然而，确定汇流区淋巴结（在PET扫描中也可能为阴性）并不容易，这可能会成为一个研究如何确定前哨淋巴结的课题。和其他学者一样，在对SLR段间淋巴结清

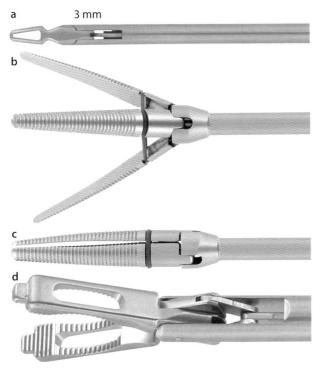

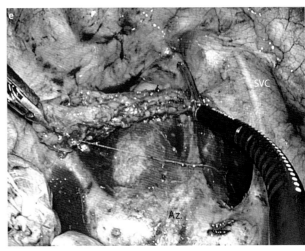

图5.1　一些适合淋巴结清扫的工具。a. 3 mm 牵开钳；b、c. 从左侧清扫第7站时创造空间所用的三腿牵开器（闭合、开放位）；d. 无损伤淋巴结抓钳；e. 带关节的电热双极钳。

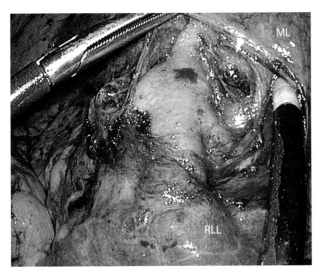

图5.2　肺叶间淋巴结示例（白色箭头所示）。

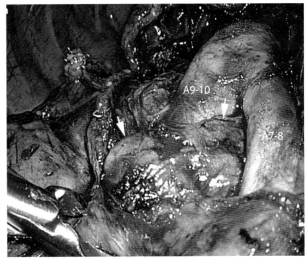

图5.3　肺段间淋巴结示例（白色箭头所示）。

扫的作用有明确的评估方法之前，我们希望通过术中检查实现真正的段间LN清扫[6, 8, 9]。

　　当淋巴结完全暴露且与下方血管几乎无粘连时，淋巴结的清扫通常较简单，这也是大多数临床1期NSCLC患者的手术方式。术中主要的问题是避免撕裂和夹碎淋巴结，因为这会引起渗血，甚至可能发生难以控制的出血。术中应谨慎、循序渐进地清扫淋巴结，如发现任何出血，应立即止血。多

功能双极分离剪（Aesculap®）是有效止血的工具，可以省略术中更换止血器械的步骤（视频5.2）。如果发生出血，最简单的控制方法之一是从最大操作孔放入一小块纱布填塞以压迫止血。

5.3.2　第10站淋巴结

　　位于肺叶支气管周边，尤其是上肺叶支气管起始处的淋巴结较难清扫（图5.5）。这些淋巴结通常

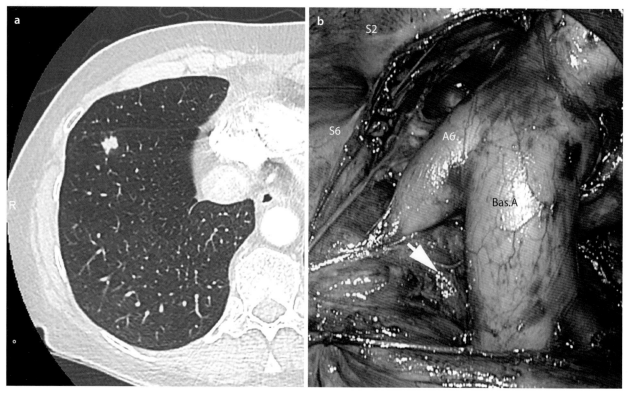

图5.4   小NSCLC病例。a.计划进行S7+8肺段切除术的，术中冰冻切片提示段间淋巴结受侵；b.最终行下叶切除术。

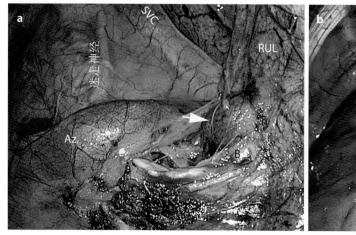
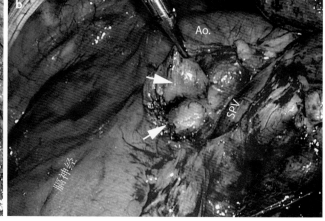

图5.5   上叶支气管根部淋巴结（第10站）。a.右侧；b.左侧。

与支气管壁附着粘连，操作时应逐步切除或向标本侧清扫。应注意不要损伤支气管，避免撕裂支气管动脉。高清晰度成像、近景视野和双极技术对这些部位的淋巴结清扫很有帮助。

5.3.3 第9和第8站淋巴结

清扫肺韧带（第9站）中的淋巴结相对简单（图5.6）。它始于肺韧带的膈肌附着处，向上分离，

一直到食管旁淋巴结（第8站）（图5.7）。这些淋巴结靠近食管和下肺静脉等相对脆弱的部位。因此，建议分离时需谨慎，并推荐使用双极电凝器械（视频5.4）。

5.3.4 第7站淋巴结（左侧入路）

和开放手术类似，左侧入路清扫第7站淋巴结时面临的困难各不相同。当淋巴结柔软时，清扫

相对容易，但当淋巴结粘连并位于食管与两主支气管之间的深沟内时，清扫就会变得困难。

由于暴露隆突下区域可能比较困难，所以肺切除之前先清扫此处淋巴结可能会有帮助。事实上，

左下肺静脉的残端可遮挡部分手术视野（以下叶切除术为例）。另外，先清扫淋巴结也可减少牵拉肺过程中撕裂血管或支气管残端的风险（图5.8）。

清扫第8、9站淋巴结后，后纵隔胸膜的切口

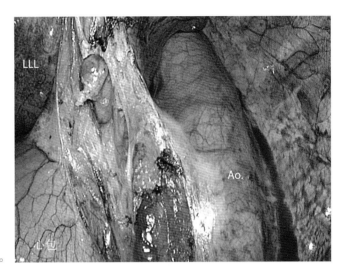

图5.6　肺韧带中的淋巴结（第9站）。

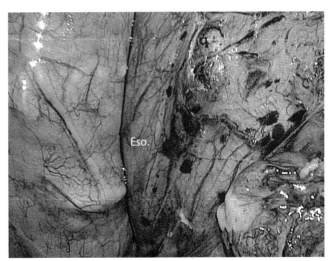

图5.7　食管侧的淋巴结（第8站）。

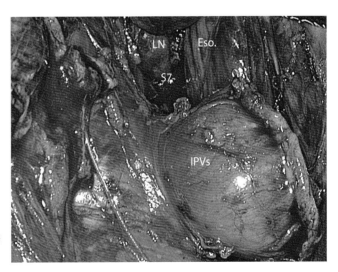

图5.8　左侧入路时，下肺静脉残端可能会影响第7站淋巴结的清扫。

需一直延续到主动脉弓。辨别迷走神经，用钝头器械向后牵拉食管，从而暴露隆突下淋巴结和/或右主支气管。当清晰看见第7站淋巴结时，可以通过10 mm的端口在肩胛骨尖端水平轻轻置入三腿牵拉器。展开牵拉器，从而扩大空间以便在其间操作（图5.9a，视频5.5）。为了避免任何棘手的渗血，应逐步清扫隆突下淋巴结并谨慎处理。为了防止支气管动脉导致的严重出血，清扫时应避免过度牵拉淋巴结（图5.9b）。清除右主支气管内侧可能需要用一定的力向前牵拉左肺。

在此区域，如果要牵拉食管或进行负压吸引，必须用钝头器械操作，并在操作过程中进行监测，以防止食管损伤。

如果将双腔管的球囊置于左主支气管中，可能会影响支气管的牵拉（图5.10），最好将其置于右侧主支气管内。

完成第7站淋巴结清扫后，可见右主支气管（图5.11）。

5.3.5　第5和第6站淋巴结

将左肺上叶向下牵拉。转向调节内镜以获得主动脉肺动脉窗的鸟瞰视野（图5.12）。确认膈神经和

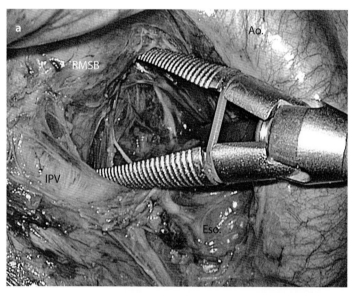
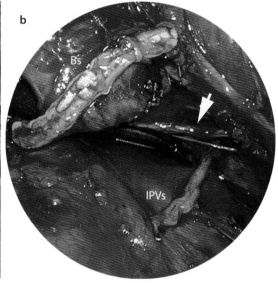

图5.9　a. 使用三腿牵拉器暴露第7站淋巴结；b. 暴露支气管动脉（箭头处）。

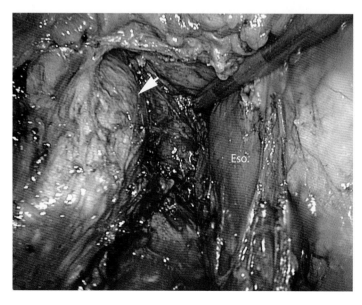

图5.10　左侧入路时，双腔管的气囊（箭头处）可能会影响第7站淋巴结清扫。

迷走神经（图5.12）。切开主动脉肺动脉窗表面的纵隔胸膜，肥胖患者的神经难以分辨，应注意保护。使用尖头分离钳分离纵隔脂肪，将胸膜瓣轻轻移开，即可确定喉返神经的起始点。如有必要，分离动脉韧带可能有所帮助。切除位于迷走神经和膈神经之间（第6站）的淋巴结，以及所有位于迷走神经附近和后方（第5站）的淋巴结（图5.13，视频5.6）。

5.3.6 第7站淋巴结（右侧入路）

从右侧入路清扫第7站淋巴结较左侧容易，这是因为右侧入路隆突下区域的视野是直接显露的，

不需要牵拉支气管及其周围的器官（图5.14）。

在清扫第9站和第8站淋巴结后，继续向上切开纵隔胸膜，可以清晰地看见中间支气管和右主支气管的后表面。由外周到隆突清扫淋巴结时，部分淋巴结可能与食管粘连较紧，需当心损伤食管。需小心谨慎使用电刀和吸引器。为了防止损伤支气管动脉，还应避免过度牵拉淋巴结（图5.15）。

5.3.7 第4R和2R站淋巴结

完成右上叶切除术后，气管旁的区域也可能被剩余的肺组织所遮盖，所以需继续向下牵拉肺。由

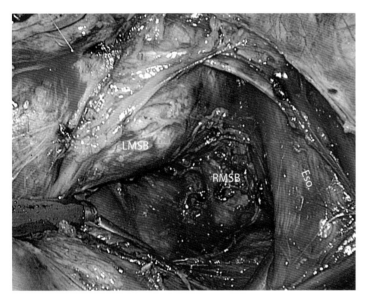

图5.11　左侧入路时，清扫完第7站淋巴结。

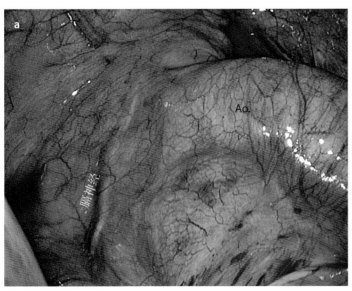
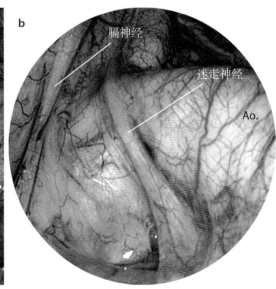

图5.12　第6站淋巴结。a.鸟瞰图；b.膈神经和迷走神经的特写视角。

于切线视野会影响对正确解剖结构的判断，所以内镜的位置要确保能够获得奇静脉弓上方区域的鸟瞰视野（图5.16，视频5.7）。

为提起奇静脉弓，可选择在其两侧水平切开纵隔胸膜。临床I期的肿瘤手术患者通常不需要分离奇静脉弓周围的淋巴结，因为这类患者几乎没有肿大或受肿瘤侵犯的淋巴结。然后以方形区域继续切开纵隔胸膜。其界限是：

- 下方：奇静脉弓。
- 上方：锁骨下动脉的最低可见点。
- 前方：上腔静脉后方。
- 后方：气管后方。

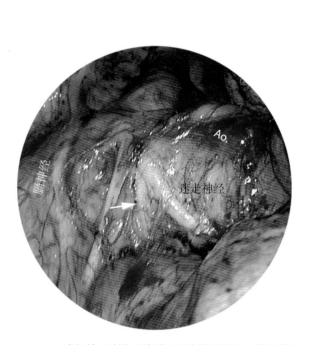

图5.13　清扫第6站淋巴结时可见左喉返神经（箭头处）。

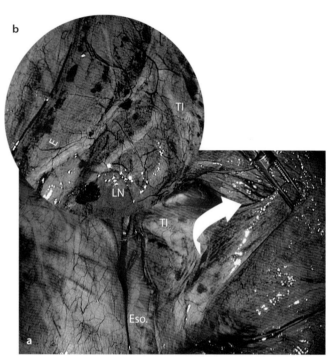

图5.14　清扫右侧第7站淋巴结时，可能需要切除迷走神经分支：淋巴结和迷走神经分支之间的关系。a. 概貌图；b. 细节图。

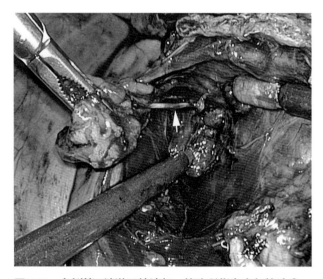

图5.15　右侧第7站淋巴结清扫，箭头所指为支气管动脉。

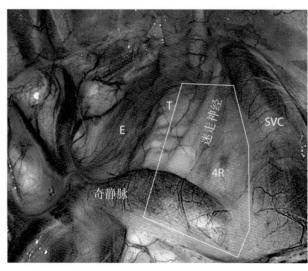

图5.16　沿所示边界线切开纵隔胸膜，清扫第2R和4R站。

切开的纵隔胸膜移除后,将脂肪组织和淋巴结整块清扫。最好使用双极止血器械完成纵隔组织的分离和清扫。注意不要损伤由腔静脉发出的小静脉分支(图5.17a)。推荐使用血管闭合器械以防止撕裂小乳糜管(图5.17b)。虽然相比左侧,右侧损伤喉返神经的概率较小,但当奇静脉与右锁骨下动脉根部之间的距离很短时(图5.17c),会增加神经损伤风险。此时将镜头视野变换为切线位可能更有利操作。

在打开纵隔胸膜的过程中,如果膈神经的走行靠后且不明显,则可能造成膈神经损伤,这种情况常见于肥胖患者(图5.17d)。

位于气管中段外侧的气管旁淋巴结(第2R站)和气管与右主支气管夹角附近的淋巴结(第4R站)都需整块清扫。在清扫第4R站时需用器械或条带将奇静脉提起(图5.18)。

在胸腔镜操作中,尤其是内镜以低位置入时,与开胸手术相比,视野会发生变化。术中会比预想中更快到达锁骨下动脉的位置,存在导致喉神经麻痹的风险。

5.3.8 第3A站淋巴结

虽然非常规系统检查第3站淋巴结,但此处若存在淋巴结,应对其进行清扫(图5.19)。

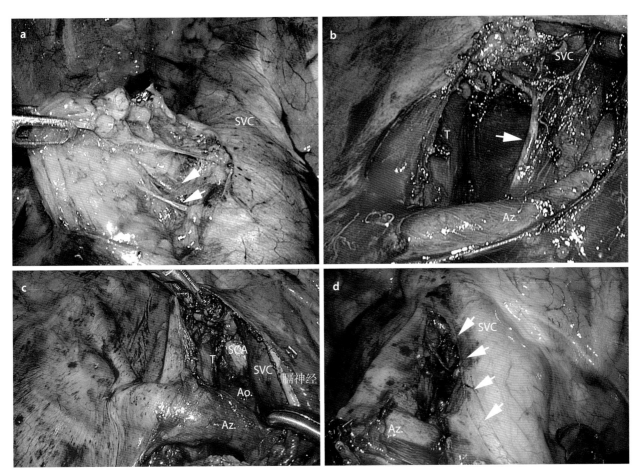

图5.17 清扫第4R站淋巴结时的风险。a. SVC发出的小静脉;b. 乳糜管的小副管(箭头所指);c. 近锁骨下动脉根部易致喉返神经损伤;d. 打开纵隔胸膜时暴露后方膈神经走行时易致其损伤。

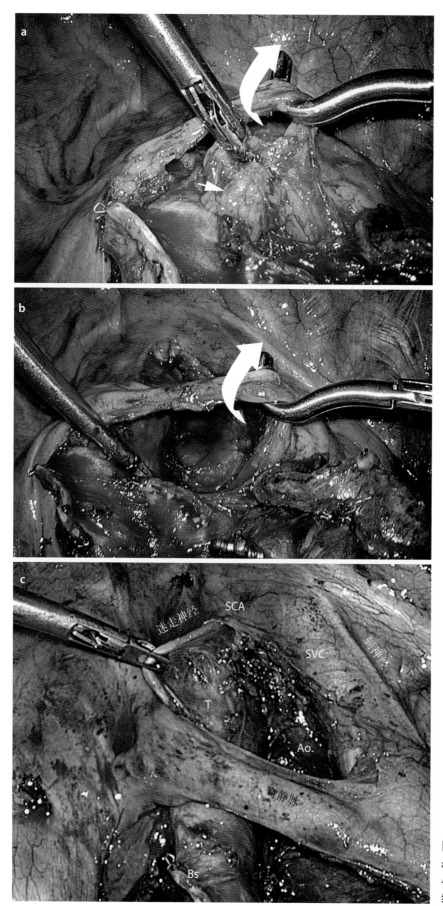

图 5.18　清扫第 2R 和 4R 站淋巴结。
a. 奇静脉弓往头侧牵拉有助于暴露
4R 站下部淋巴结（箭头）；b、c. 淋巴
结清扫后的图像。

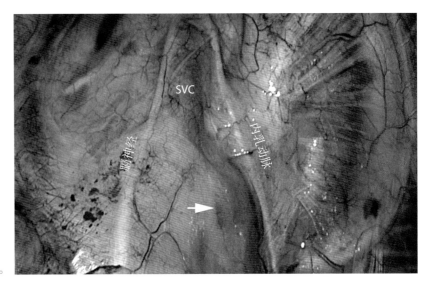

图5.19　3A站淋巴结（箭头所示）。

参考文献

[1] Boffa D, Kosinski A, Paul S, Mitchell J, Onaitis M (2012) Lymph node evaluation by open or video-assisted approaches in 11,500 anatomic lung cancer resections. Ann Thorac Surg 94:347–353.

[2] Cox M, Yang C, Speicher P, Anderson K, Fitch Z, Gu L et al (2017) The role of extent of surgical resection and lymph node assessment for clinical stage I pulmonary lepidic adenocarcinoma: an analysis of 1991 patients. J Thorac Oncol 12:689–696.

[3] D'Amico T, Niland J, Mamet R, Zornosa C, Dexter E, Onaitis M (2011) Efficacy of mediastinal lymph node dissection during lobectomy for lung cancer by thoracoscopy and thoracotomy. Ann Thorac Surg 92:226–232.

[4] Darling G, Allen M, Decker P, Ballman K, Malthaner R, Inculet R et al (2011) Randomized trial of mediastinal lymph node sampling versus complete lymphadenectomy during pulmonary resection in the patient with N0 or N1 (less than hilar) non-small cell carcinoma: results of the American College of Surgery Oncology Group Z0030 trial. J Thorac Cardiovasc Surg 141:662–670.

[5] Denlinger C, Fernandez F, Meyers B, Pratt W, Zoole J, Patterson G et al (2010) Lymph node evaluation in video-assisted thoracoscopic lobectomy versus lobectomy by thoracotomy. Ann Thorac Surg 89:1730–1736.

[6] Huang Q, Rui Wang R, Chang G, Pan C, Zhao H, Luo Q et al (2018) Appropriate lymphadenectomy significantly reduced recurrence after segmentectomy for patients with non-small cell lung cancer. J Thorac Dis 10:1919–1926.

[7] Licht P, Ladegaard L (2010) Flexible thoracoscopy may facilitate video-assisted thoracoscopic lobectomy. World J Surg 34:1470–1474.

[8] Moroga T, Yamashita S, Tokuishi K, Miyawaki M, Anami K, Yamamoto S et al (2011) Thoracoscopic segmentectomy with intraoperative evaluation of sentinel nodes for stage I non-small cell lung cancer. Ann Thorac Cardiovasc Surg 18:89–94.

[9] Nomori H, Ohba Y, Shibata H, Shiraishi K, Mori T, Shiraishi S (2010) Required area of lymph node sampling during segmentectomy for clinical stage IA non-small cell lung cancer. J Thorac Cardiovasc Surg 139:38–42.

[10] Palade E, Passlick B, Osei-Agyemang T, Günter J, Wiesemann S (2013) Video-assisted vs open mediastinal lymphadenectomy for stage I non-small-cell lung cancer: results of a prospective randomized trial. Eur J Cardiothorac Surg 44:244–249.

[11] Ramos R, Girard P, Masuet C, Validire P, Gossot D (2012) Mediastinal lymph node dissection in early-stage non-small cell lung carcinoma: totally thoracoscopic vs thoracotomy. Eur J Cardiothorac Surg 41:1342–1348.

[12] Riquet M, Rivera C, Pricopi C, Arame A, Mordant P, Foucault C et al (2015) Is the lymphatic drainage of lung cancer lobe-specific? A surgical appraisal. Eur J Cardiothorac Surg 47:543–549.

胸腔镜肺叶肺段切除术
图解与视频
Atlas of Endoscopic Major Pulmonary Resections
3rd Edition

II

肺叶切除术
Lobectomies

6

右肺上叶切除术

Right Upper Lobectomy

视频 6.1 ~ 视频 6.10

在常规的开放手术中，右肺上叶切除术通常经前入路操作，需要暴露肺动脉前干（TA）和上肺静脉（SPV）的上干[2]。但是前入路的解剖危险可因血管难以辨别而增加，尤其是一些超重患者更为困难。目前已有混淆PA主干和TA或钉合PA主干的报道[1]。

考虑到这一系列原因，我们倾向于通过完全后入路方式对支气管和血管进行分离[4]。这样可以提高解剖TA分支过程中的安全性，同时也有利于血管周围淋巴结的清扫[3, 5]。如果遇到一些特殊的解剖情况，如纤维化或淋巴结粘连的情形，可能需要将手术策略更改为经前入路来解剖SPV。必要时也可将两种方法结合起来。在大多数情况下，能够熟练掌握这两种操作就足够了。

右肺上叶切除术是十分具有挑战性的内镜手术。术中的问题来自多个方面，如手术术野较大、范围由前到后纵隔、由肺尖到膈肌等。此外，还可能面临以下困难：

- 斜裂经常是融合的，并与上肺静脉的后属支相交叉。
- 淋巴结通常位于上叶支气管周围，在分离过程中可能导致渗血或难以处理的出血。
- 上肺静脉与前干相互毗邻，故分离时须谨慎。
- 识别右肺上叶和中叶之间的叶间平面比较困难。
- 最后一旦切除了上叶，固定中叶与下叶的相对位置并非那么容易，由于缺乏全景视野，使得中叶的妥善固定变得很棘手，特别是在中叶非常游离的情况。

6.1 解剖学标志

- 支气管：后段动脉的分支朝右肺上叶支气管方面走行。后者起自右主支气管的侧面，分为3个独立的支气管（B1、B2和B3），或分为前支气管（B3）和尖后干（B1+2）或反之（B1和B2+3）（图6.1a）。淋巴结常见于段间分叉处及上叶支气管与中间干的分叉处。
- 动脉：上叶的血供主要来自两根血管，自肺

门发出的前干动脉（Asc.A2），以及由叶裂内发出、供应上叶后段的后升动脉（图6.16）。前干动脉由尖段（A1）和前支（A3）动脉构成，可分别切断或作为共干切断。Asc.A2起自肺动脉的后面，与中叶动脉相对，走行在肺裂之间。在大多数患者，该动脉常为单支，但也可为0~3支。后段升动脉有时会被走行于叶间裂的上肺静脉后支（V2t）遮蔽，此处常常可以发现一个或数个淋巴结。

- 静脉：SPV是肺门中最靠前的结构。在解剖离断上叶任意三段的静脉之前，必须确认中叶静脉的位置。右肺上叶静脉的离断，可以分支进行，但更常作为共干切断。上肺静脉通常有3个主要分支：①下干，即中叶静脉（V4+5）；②接受V2和V3静脉分支的中心静脉；③引流第1段的上干（图6.1c）。

6.2 解剖学变异和风险

- 上肺静脉的下干为中叶静脉（图6.1c）。当从前入路解剖静脉时，在切断上肺静脉（ULV）前必须明确辨别。但在肥胖患者或组织纤维化的患者中较难识别。经后入路的手术，通常无需辨别中叶静脉。
- 上肺静脉的上干可完全走行于斜裂中，并汇入来自下肺静脉的属支（图6.2）。在这种情况下，不能将上干静脉在肺裂中离断，而只能离断汇入的上叶分支静脉（图6.2b）。
- Asc.A2可能与A6有共同的起源。因此，在确定A2的起源并充分游离之前，不可轻易打开斜裂后部（图6.2c）。
- Asc.A2可能缺失，被纵隔型A2所取代（图6.2d）。
- 经常存在起源于A1的Rec.A2，其走行于B1的后方，在后入路解剖过程中易于识别（图6.2e、f、g）。
- 肺裂中可能存在与Asc.A2对称的Asc.A3，不应将其与中叶动脉混淆，因为这两条动脉的起源非常接近（图6.2g）。

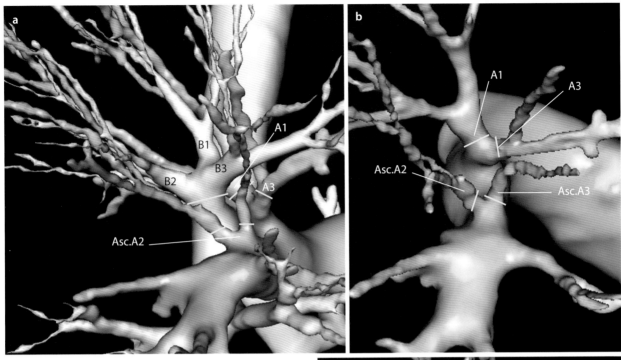

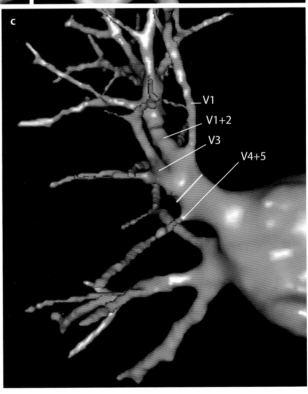

图6.1 解剖学标志。a. 支气管和动脉；b、c. 动脉和静脉（后面观）。

— 中叶的动脉可在高位发出，不应与Asc.A3甚至Asc.A2相混淆（图6.2h）。

6.3 操作技术

我们描述了一种完全后入路逐步切除肺叶的方式。

6.3.1 叶裂和后升支（Asc.A2）

用3 mm大小的器械牵拉上叶以暴露叶裂（视频6.1）。当叶裂发育不全或有炎症时，分离暴露会较为困难。打开叶裂可能会导致轻微肺撕裂及渗血。在中叶的根部解剖斜裂，需要联合使用双极电

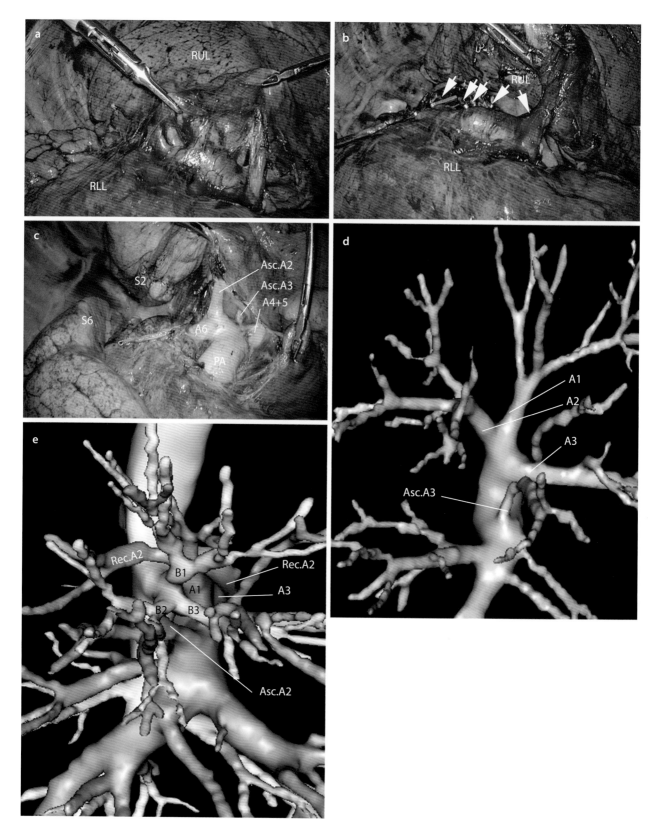

图 6.2   叶裂中粗大的上静脉主干及汇入其中的下叶静脉属支，a和b为离断上肺静脉分支前后的局部结构；c. A2和A6共同起源；d. Asc.A2缺失，但存在Asc.A3和Rec.A2；e. 三维重建。

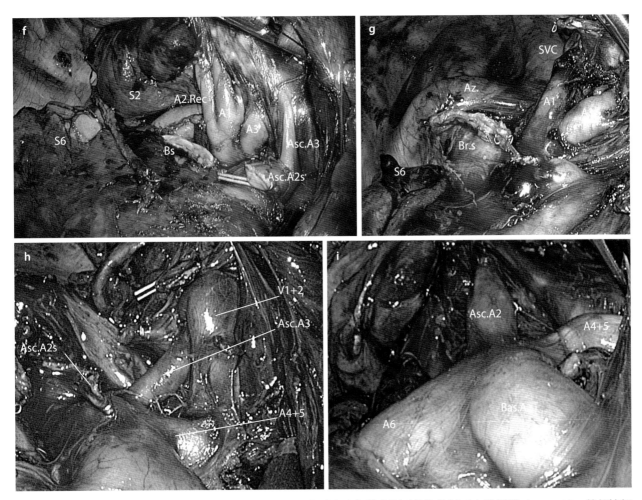

图 6.2（续）　f. 胸腔镜后入路视野；g. 无 Rec.A2 的患者，右肺上支气管离断后的胸腔镜后入路视野；h. Asc.A3，其起始部毗邻中叶动脉；i. 高位发出的中叶动脉，可能与 Asc.A2 混淆。

凝和钝性分离相结合的方法，直到解剖出动脉（视频 6.2）。当叶裂融合和/或增厚时，PA 若隐若现，此时须通过观察 PA 的搏动和/或寻找可提示动脉所在层次的区域淋巴结以确定动脉位置。

　　一旦打开肺裂并确定了 PA，第一支血管通常是小静脉（V2t），其走行至 Asc.A2 的后方（图6.3）。VSD 切断该分支便可暴露 Asc.A2。在某些先发现 V2 的情况下，可能需对其先进行离断。但是如果可以的话，我们更倾向在解剖时保留该静脉，以防止静脉淤血。

　　分离并夹闭单支或双支的 A2（图6.4），便可发现 Asc.A3，由此暴露上叶支气管的后部（图6.5a）。请注意，有时先打开叶裂的后部可能更容易，因为这有助于暴露 Asc.A2。这样至少可以清晰看到它的起始部。

　　然后对叶裂的后部进行解剖，通过向前牵拉上叶或下叶，直到完全暴露后纵隔，以便对叶裂后部进行解剖。上叶支气管下方的胸膜可以使用电凝或钝性分离，或者两种方法结合的方式打开。借助可调节角度的胸腔镜，直视下将解剖钳从肺门向外周解剖分离（图6.5b）。使用 60 mm 旋转切割吻合器打开叶裂（视频6.3）。

　　⊙　必须确保操作全程在直视下进行，以避免操作器械的头端损伤奇静脉或食管。

6.3.2　支气管

　　一旦叶裂后部被打开，切断后升支 A2，就可以向上牵拉上叶，从而暴露上叶支气管的间隙。清除支气管前、下、上表面的所有周围组织及周围的淋巴结（图6.6a），然后用钝头器械或剥离子轻轻

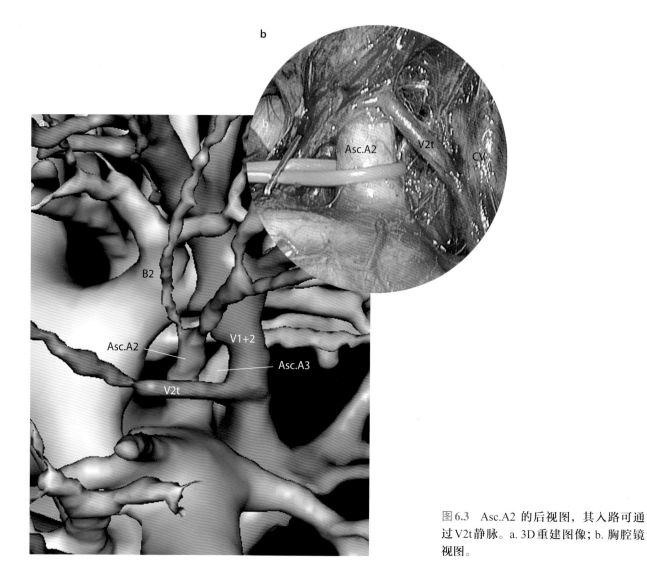

图6.3　Asc.A2 的后视图，其入路可通过V2t静脉。a. 3D重建图像；b. 胸腔镜视图。

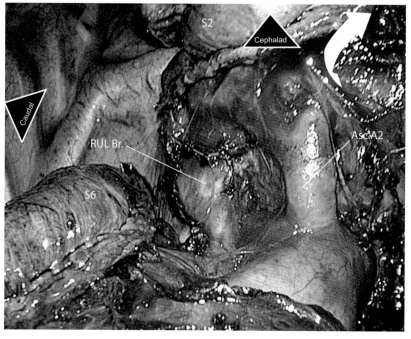

图6.4　在叶裂中分离升支A2。

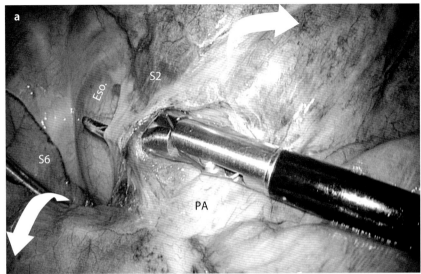

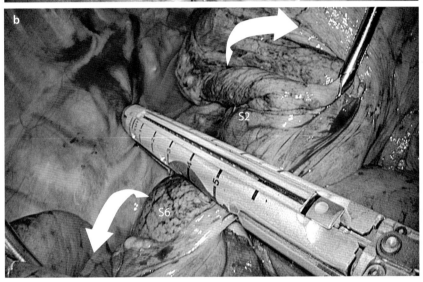

图 6.5 分离叶裂。a. 这一步操作时必须保证食管时刻处于操作视野范围内；b. 叶裂后部的分离。

分离至气管前面，保持器械始终与支气管平行，避免损伤前方的前干（视频 6.4）。如果空间不足，可在支气管周围使用悬吊带，将支气管向后牵拉，方便切割器顺利通过。

> ! 如果淋巴结有粘连和/或纤维化，支气管前壁可能与前干的分支粘连。如果在解剖过程中遇到任何阻力，建议切换到前入路路径解剖。

> ! 动脉分支，Rec.A2 经常向 B1 支气管后方延伸。在器械穿过支气管之前必须先确认并找到该动脉。

6.3.3 前干

切断上叶支气管后，可暴露前干的两支分支，

向前方游离寻找 A1 和 A3（视频 6.5）。清扫动脉周围的淋巴结，动脉可分别切断或作为共干切断（图 6.7）。

6.3.4 静脉

这个时候，上叶几乎是游离的，仅静脉仍待被离断。静脉的直径通常由于之前动脉的离断而缩小。使用夹子或切割闭合器离断 CV 和 V3（图 6.8，视频 6.6），V1 则在更靠前的位置。

6.3.5 分离水平裂

即使水平裂发生融合，中叶与 S3 之间通常也会有一条提示切割方向的细线。如有必要，可进行通气测试。

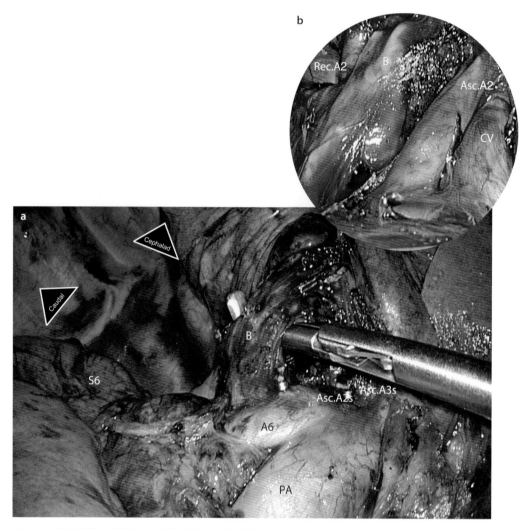

图 6.6　暴露上叶支气管。a.离断上叶支气管前的概览；b.分离叶裂后部的特写视图。

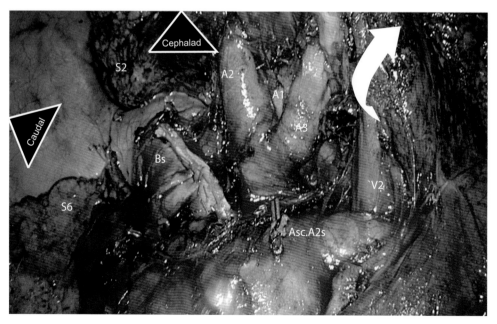

图 6.7　一旦 Asc.A2 与上叶支气管离断后，前干的分支就能被暴露。

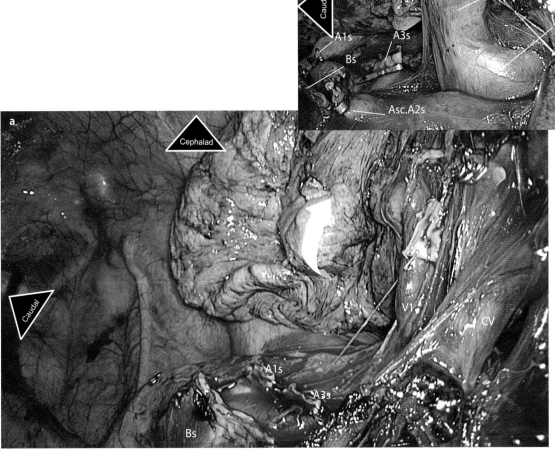

图 6.8　离断 CV 和 V1: CV 的整体视图和近景视图。

将上叶提起后，在水平裂处应用一长的可转弯钉舱同时确保其远离中叶静脉。后入路手术的优势之一是不需要辨别中叶静脉。夹闭肺组织后，使用切割闭合器进行切割（视频 6.7）。

⊙ 必须向上牵拉上叶，以便在切割水平裂期间能观察到整个肺叶的情况，否则存在意外重叠皱缩钉合肺实质的风险。

提示

如果从腹侧切口无法实现水平裂完全确切的切割，建议将切割闭合器从背侧的切口置入，这使得闭合器的操作方向更加便捷。

标本以常规方式取出（视频 6.8），取出标本后，必须游离下肺韧带和固定中叶。

6.3.6　肺韧带的分离

使用能量器械分离，同时轻柔牵拉下叶，向上解剖下肺韧带至下肺静脉（图 6.9）。

6.3.7　固定中叶

水平裂打开后，中叶须重新与下叶缝合固定，可通过手工缝合（视频 6.9）或使用不带切割功能的闭合器来实现（Endo-TA™）（视频 6.10，图 6.10）。

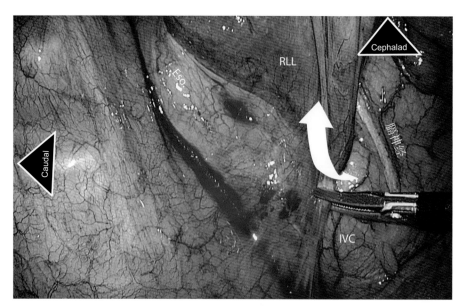

图 6.9   分离肺韧带。

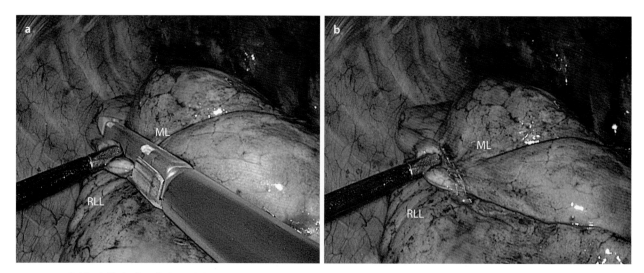

图 6.10   通过闭合将中叶固定在下叶上。a. TA 闭合器的应用；b. 闭合后效果。

参考文献

[1] Decaluwe H, Petersen R, Hansen H, Piwkowski C, Augustin F, Brunelli A et al (2015) Major intraoperative complications during video-assisted thoracoscopic anatomical lung resections: an intention-to-treat analysis. Eur J Cardiothorac Surg 48:588–598.

[2] Ke H, Liu Y, Zhou X, Xue Q (2017) Anterior fissureless uniport vs. posterior intra-fissure triple-port thoracoscopic right upper lobectomy: a propensity-matched study. J Thorac Dis 9:3866–3874.

[3] Oh D (2019) The posterior approach to robotic-assisted right upper lobectomy. J Thorac Dis 9:S1161–S11S2.

[4] Richards J, Dunning J, Oparka J, Carnochan F, Walker W (2012) Video-assisted thoracoscopic lobectomy: the Edinburgh posterior approach. Ann Cardiothorac Surg 1:61–69.

[5] Zhai H, Nie Q, Dong S, Yang X, Wu Y, Zhong W (2016) Right upper lobectomy performed as dividing posterior ascending artery-bronchus-pulmonary vessels is alternative to primary indolent scar carcinomas. J Thorac Dis 8:1340–1344.

7

右肺中叶和右肺中上叶切除术

Right Middle Lobectomy and Upper-Middle Bilobectomy

视频 7.1 ~ 视频 7.2

当支气管和血管的解剖结构比较标准时，中叶切除术相对容易。和其他肺叶切除术不同，由前向后的解剖顺序，极大地方便了支气管和动脉的处理。但是，如果存在解剖变异，则需要调整手术策略。掌握上叶和中叶切除术后，可进行上、中叶联合切除术，这将在本章的最后进行阐述。

7.1 解剖学标志

- 支气管：中叶支气管位于两个肺段动脉之

间，分为两个肺段支气管，在中叶切除术中不会经常暴露显现（图7.1a）。
- 动脉：有以下3种不同的模式。①约50%的患者发出一支起源于肺动脉前表面的大动脉（A4+5），与上叶的后升支（Asc.A2）相对（图7.1b）。②发出一支动脉早期即分为2个分支（图7.1c）。③发出分别起源于肺动脉的两支动脉：外侧段动脉（A4），起源于斜裂和水平裂汇合处的正下方，与上段动脉相对；内侧段动脉（A5），位置较深，被叶支

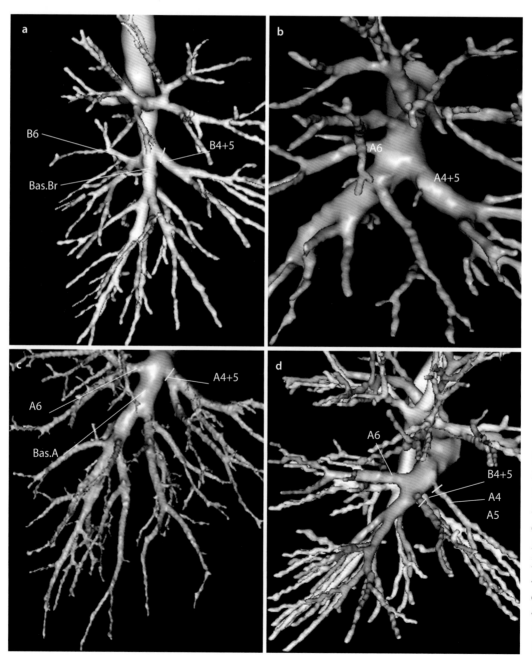

图7.1　解剖学标志。a. 中叶支气管（侧面观）；b. 中叶单支动脉的血供；c. 中叶单支动脉的血供，早期分叉为外侧段和内侧段动脉（侧面观）；d. 两条独立的动脉供应中叶的血供（外侧段和内侧段）（侧面观）。

气管所遮蔽（图7.1d）。

－静脉：中叶静脉是上肺静脉的下干，是最靠前的属支。它可以是单支或双支（V4+5）（图7.1e、f）。静脉的早期离断有助于处理支气管。

7.2　解剖学变异和风险

－当中叶动脉起始位置较高时，需要注意不要将其与Asc.A3混淆（图7.2a）。

⊙ 如果是两条各自起源的中叶静脉，则应注

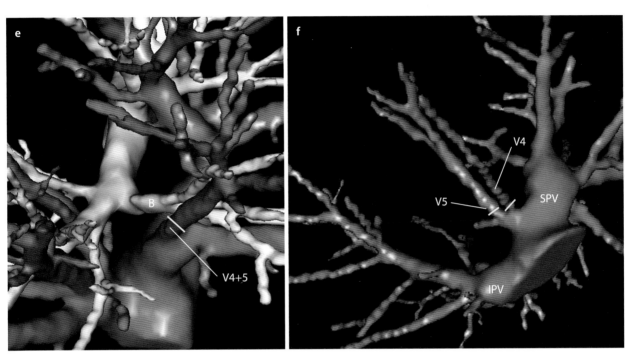

图7.1（续）　e.单静脉回流（后面观）；f.双静脉回流（后面观）。

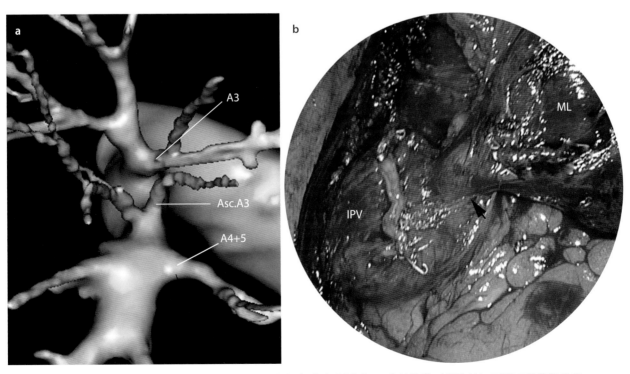

图7.2　解剖学变异和风险。a.上叶前段的Asc.A3不能与中叶动脉混淆；b.中叶静脉（箭头处）可从下肺静脉分出。

意不要将较上面的一支静脉与上叶静脉的分支混淆。

– 中叶静脉可汇入下肺静脉而非上肺静脉（图7.2b）。

其他静脉的解剖学变异在术中操作不会对上肺叶或下肺有误伤风险，因此可以不予关注。

7.3 操作技术

除非叶裂发育非常良好且动脉非常容易暴露，通常进行胸腔镜中叶切除术最方便的方法是从前向后解剖，逐一离断静脉、支气管和动脉。

7.3.1 叶裂和静脉

根据斜裂的长度，用单极电凝、双极电凝或切

割闭合器打开斜裂的前部（图7.3），然后向背侧牵拉中叶肺，直至可暴露膈神经。在上肺静脉水平、膈神经后方打开纵隔胸膜，双极电凝配合剥离子轻推，分离中叶静脉（视频7.1），找到上肺静脉的最下属支。中叶静脉用纱带提起，然后使用血管夹或切割器离断（图7.4）。在一些患者中会有两支独立的段静脉分支需要处理，而不是单支的中叶静脉。

⊙ 当存在两支中叶静脉时，可能会将靠上的一支中叶静脉与上叶静脉的最下分支混淆。如无法确认，该静脉应在后续的解剖操作阶段再予以离断。

7.3.2 支气管

切断中叶肺静脉，暴露中叶支气管。对中叶支

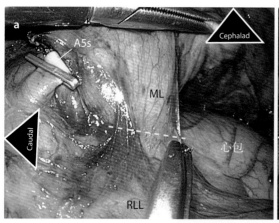
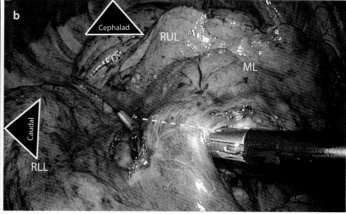

图7.3　a.上叶和中叶之间较薄的前部斜裂；b.较厚的前部斜裂（虚线）。

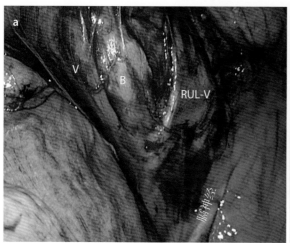
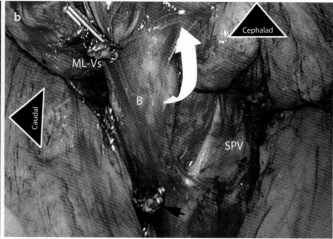

图7.4　解剖（a）并离断（b）中叶的静脉（箭头）。

气管进行钝性分离。所有淋巴结（第11组）均应清除。大多数情况下，支气管是单支的（图7.5a），很少有双支（图7.5b），然后在其起始处进行闭合离断。

7.3.3 内侧段动脉（A5）

切断中叶支气管为解剖A5提供空间，用血管夹或血管闭合器夹闭A5（图7.6）。

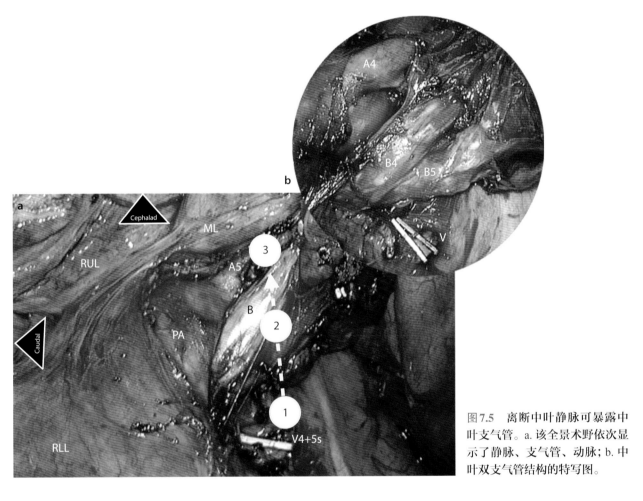

图7.5 离断中叶静脉可暴露中叶支气管。a. 该全景术野依次显示了静脉、支气管、动脉；b. 中叶双支气管结构的特写图。

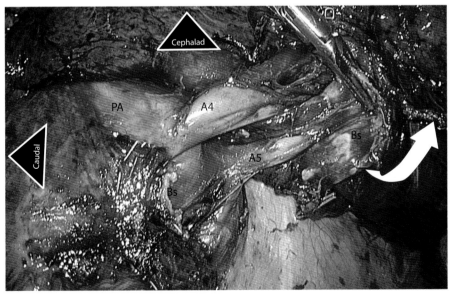

图7.6 两支中叶动脉的解剖结构。

7.3.4 叶裂和外侧段动脉（A4）

在水平裂和斜裂交界处探及下方的肺动脉（图7.7）。如果肺裂较厚或融合，这会比较困难。打开并进入肺动脉鞘，寻找向前发出的分支（即A4），该分支为外侧段动脉，可采用血管夹或血管闭合器将其离断。

7.3.5 水平裂

中叶此时处于游离的状态，在水平裂上放置切

提示

从前方置入切割闭合器处理水平裂可能存在困难，尤其是在肺裂发育不全的情况下。建议将切割闭合器从背侧切口置入。

割闭合器，肺通气以明确两个肺叶之间的分界线，然后用切割闭合器打开肺实质（视频7.2）。

用常规方式取出标本，一个小的标本袋以及略扩大切口就足以取出标本（图7.8）。

7.4 联合肺叶切除术（上叶和中叶）

水平裂受到累及时，须行中叶联合上叶切除术（图7.9）。联合肺叶切除术并不比单独的上叶或中叶切除术困难，两个肺叶都可以整体切除，更直接的方法是在打开叶裂前部后，自下而上进行解剖分离（图6.5）。一旦暴露了中叶的动脉，就继续向后解剖，打开叶裂后部（图6.5）。像上叶切除术那样，夹闭走向上叶的后升支动脉（图7.10）。最后，上叶和中叶仅由静脉相连，予以一并切断（图7.11）。

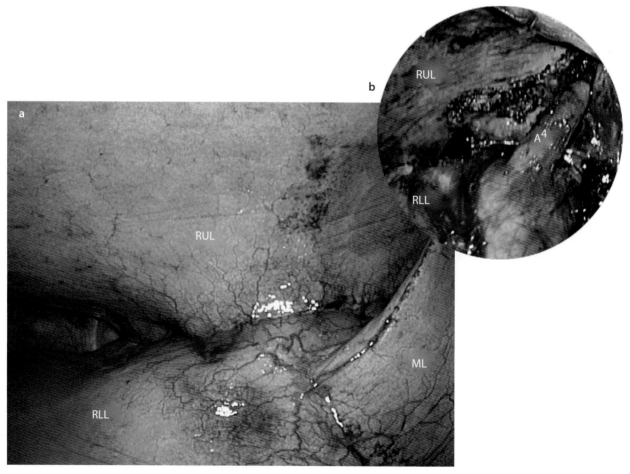

图7.7　a.打开斜裂和水平裂的汇合处；b.便于暴露外侧段动脉。

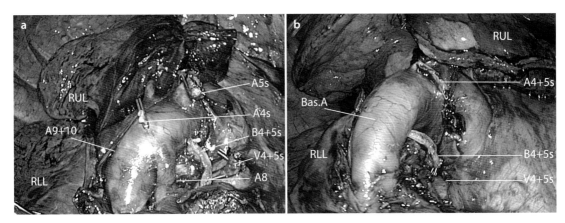

图7.8 取出标本后的术野全景。a. 有两支动脉的中叶切除术示意图（常规模式）；b. 单支动脉供血的中叶切除术示意图。

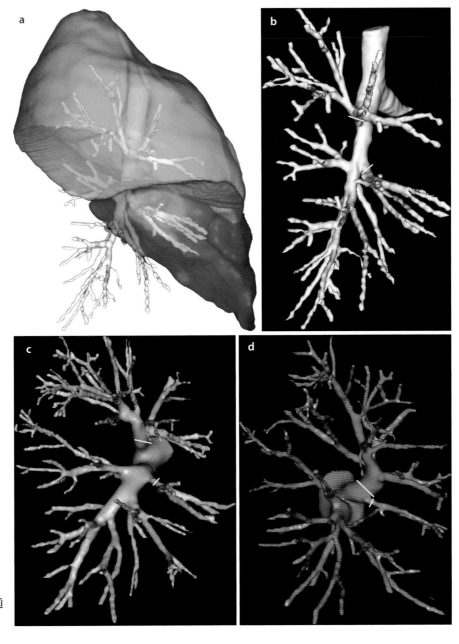

图7.9 上叶和中叶切除术。a. 普通视图；b. 支气管；c. 动脉；d. 静脉。

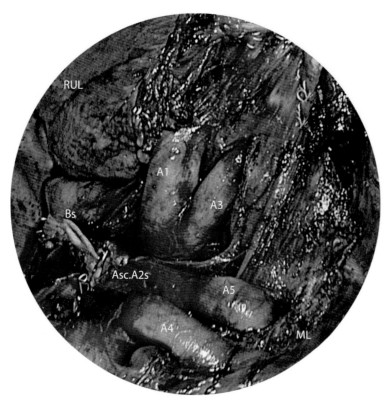

图7.10   中上叶切除术：暴露所有走向上叶和中叶的动脉。

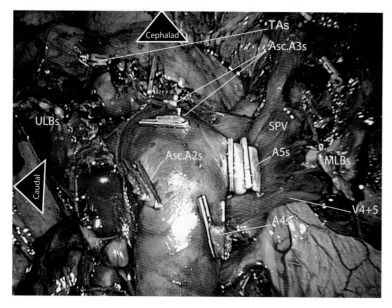

图7.11   中上肺切除术：最后离断上肺静脉干之前的术野。

8

右肺下叶切除术

Right Lower Lobectomy

视频 8.1 ~ 视频 8.4

右肺下叶切除术的困难主要取决于叶裂的完整性。如果肺裂发育良好，对动脉的分离和暴露相对容易，肺叶切除术可以直接进行。如果肺裂融合或增厚，动脉的解剖就变得复杂。在这些情况下，建议通过打开肺裂前部并从前开始解剖动脉。

8.1 解剖学标志

- 支气管：下叶支气管是中间支气管干的末端分出的结构。下叶支气管分成上段支气管和4个基底段支气管（图8.1）。上段支气管B6从中间支气管的背侧面发出，与中叶支气管

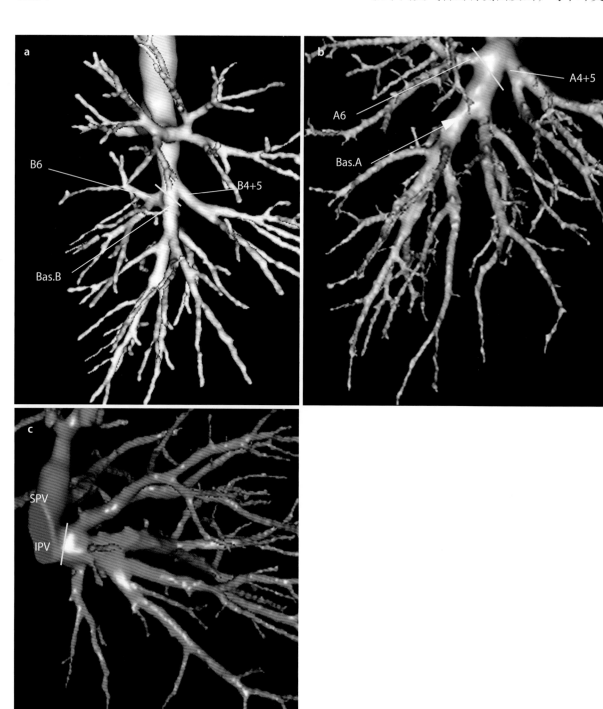

图8.1 解剖学标志。a. 下叶支气管（侧面观）；b. 下叶的动脉血供（侧面观）；c. 下肺静脉（背面观）。

相对。在清楚看到中叶支气管的起始处之后，方可对下叶支气管进行离断。

－ 动脉：在斜裂与水平裂的交汇处，可找到走向下叶的动脉。有两条主要的动脉：向基底段发出2~4支分支的基底干，以及单支或双支的上段支（A6）。基底干和上段支可以一并离断，但通常是分别离断的。

－ 静脉：通过游离下肺韧带找到下肺静脉。

8.2 解剖学变异和风险

解剖结构并不总是如上所示那样清晰。图8.2a显示的动脉为典型的X形。

－ 中叶支气管可起自中间干的下部或B8。在

清楚辨识中叶支气管的起源前，不应进行下叶支气管的离断。如有疑问，在激发切割闭合器前须进行鼓肺通气试验。

－ 动脉的起源和走行可有许多变异，因此需要对所有动脉分支进行充分的解剖。
  － 走向上叶的后段动脉（Asc.A2）可能起源于A6（图8.2b）。
  － 中叶动脉的起源非常接近A6（图8.2c）。
  － 通往中叶的A4动脉可从基底干（图8.2d）或A8发出（图8.2e）。

－ 在少数情况下，中叶静脉汇入下肺静脉而非上肺静脉（图8.2f）。引流第7和第8段的上基底静脉也可与中叶静脉形成共同干（图8.2g）。在确认中叶静脉前不应对下肺静脉进行离断。

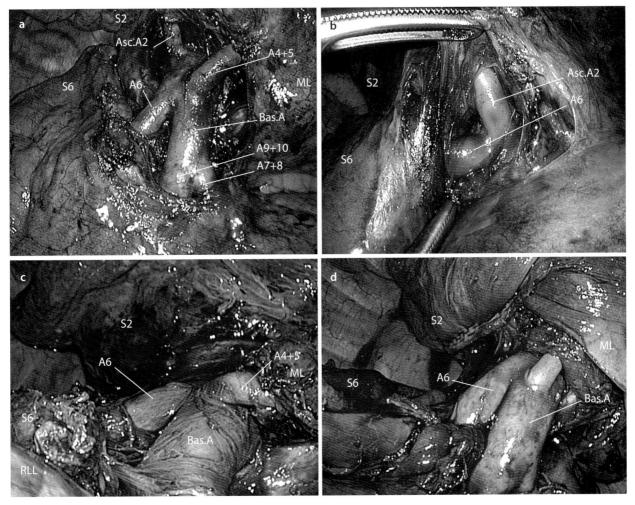

图8.2 右下叶动脉血管的解剖学变异。a.典型的X形模式的动脉血供；b. A6和A2有共同的起始部（在分离叶裂过程中Asc.A2有损伤风险）；c.中叶动脉起始部靠近A6（在分离叶裂过程中ML动脉有损伤风险）；d.较低的中叶动脉起始位置（在切断基底干动脉过程中ML动脉有损伤风险）。

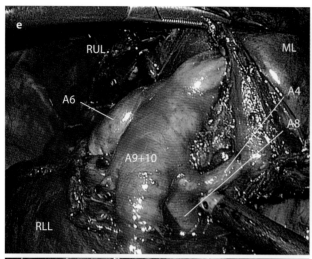

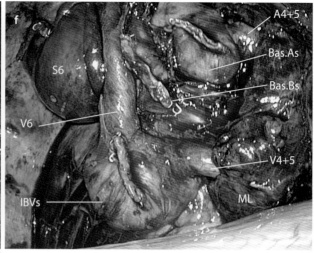

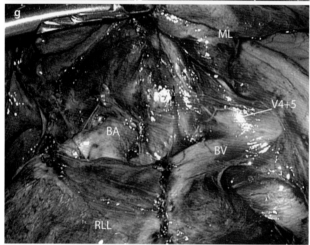

图8.2（续） e.较低的中叶动脉起始位置（在切断基底干动脉过程中ML动脉有损伤风险）；f.中叶静脉起自下肺静脉（当下肺静脉解剖不充分，中叶静脉有损伤风险）；g.基底段静脉（BV）和中叶静脉之间形成共干。

8.3 操作技术

8.3.1 叶裂和动脉

如有必要，上下叶进行适当牵拉以便打开肺裂。当叶裂发育不全或有炎症时，这一操作可能会耗时较长。打开肺裂可导致肺的撕裂和渗血。需要联合使用双极电凝和钝性分离，直至找到动脉（图8.3），如右肺上叶切除术所述完成叶裂后部的解剖（图6.5，视频8.1）。

<table>
<tr><td>提示</td></tr>
</table>

当叶裂的后部过长时，通过向前牵引下叶和上叶，从外周向肺门区域对叶裂进行切割。这样可更好地分辨清楚为了打开叶裂而需要打开的纵隔胸膜上的解剖位点（图6.5）。

⊙ 在识别上叶的Asc.A2之前不应离断叶裂后部，因为Asc.A2可能来自A6。

⊙ 在分离叶裂后部时，食管有可能被操作器械或切割闭合器头端损伤的风险。整个步骤必须保证食管清晰可见。

将下叶向下牵拉，打开中叶和下叶之间的斜裂前部，通常较薄，可通过双极电凝或超声刀分离。如果其中心部分太厚，可能需要使用切割闭合器。

打开并进入动脉鞘，在确认中叶的动脉分支和

<table>
<tr><td>提示</td></tr>
</table>

当叶裂后部融合时，最好先打开上叶前段和中叶之间的叶裂。这部分叶裂通常比后部短而薄，更容易打开。通过从前向后解剖分离，基底动脉便可暴露（图8.4，视频8.2）。

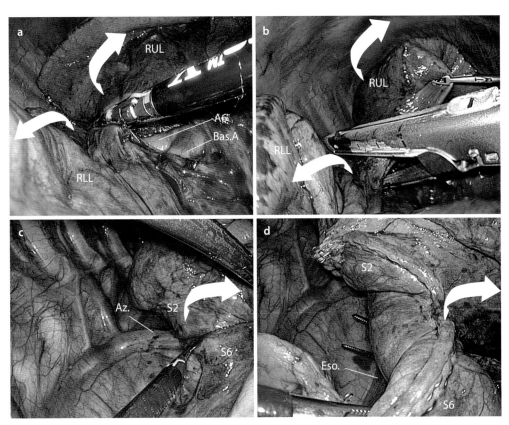

图8.3　离断叶裂后部的主要步骤。a. 一旦确认了 A6 的位置，就使用切割闭合器对叶裂进行离断；b. 当叶裂长且厚时，可以通过切割器离断并缩短其长度；c. 打开正对 A6 的纵隔胸膜；d. 使用分离钳通过解剖创造的隧道，其间始终注意观察食管。

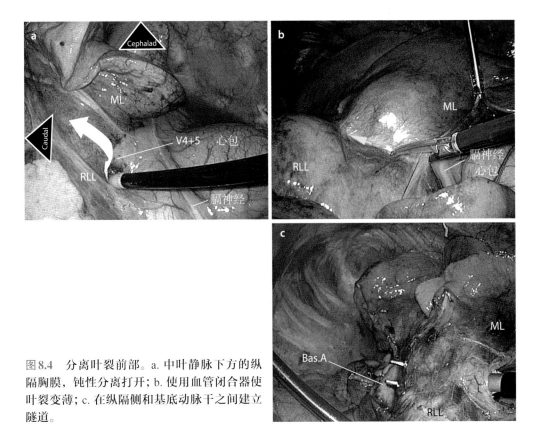

图8.4　分离叶裂前部。a. 中叶静脉下方的纵隔胸膜，钝性分离打开；b. 使用血管闭合器使叶裂变薄；c. 在纵隔侧和基底动脉干之间建立隧道。

到上叶的 A2 升动脉之前，不进行血管的离断。

　　某些情况下，下叶动脉主干可在其起始部离断，但 A6 和基底干通常分别离断，前者使用血管夹闭合，后者用切割闭合器（图 8.5，视频 8.3）。

8.4　下肺静脉

　　向上牵拉肺下叶以暴露下肺韧带，使用剪刀或电钩烧灼以分离下肺韧带（图 8.6a）。清除静脉周围的脂肪组织，套带后切割离断，即可暴露支气管（图 8.6b）。

　　ⓘ　有些患者的下肺韧带薄且短，电凝需谨慎使用，避免损伤下肺静脉。

　　ⓘ　V6 可以与下肺静脉的其他分支相连，在暴露静脉时可将其忽略，无须刻意显露。

8.5　支气管

　　一旦动静脉离断后，下叶支气管也能轻松暴露。清除支气管周围组织和淋巴结，确认中叶支气管的起始后切断下叶支气管（图 8.7）。

　　ⓘ　如果怀疑中叶支气管的起始处卡在切割闭合器的钳口内，则在激发前应进行通气试验（视频 8.4）。

　　最后以常规方式取出标本。

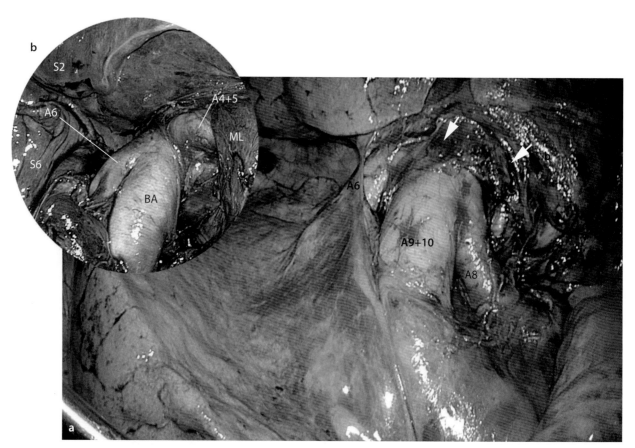

图 8.5　在离断前解剖基底动脉干和 A6。a. 全景视图，淋巴结可能阻挡中叶动脉的起源，应将其清除；b. 注意准确识别中叶动脉。

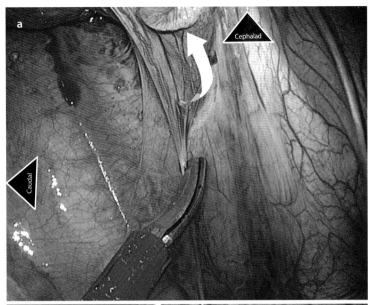

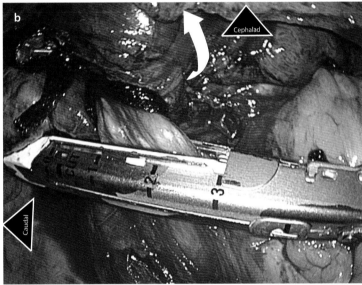

图8.6 下肺静脉的解剖。a. 游离下肺韧带；b.牵引和离断静脉。

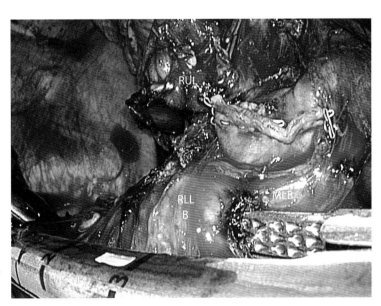

图8.7 切断下叶支气管，使其与中叶支气管齐平。

胸腔镜肺叶肺段切除术
图解与视频
Atlas of Endoscopic Major Pulmonary Resections
3rd Edition

9

左肺上叶切除术
Left Upper Lobectomy

视频 9.1 ~ 视频 9.6

左肺上叶切除术被认为是最危险的,因为需要控制短且脆弱的肺动脉纵隔分支。任何撕裂都会导致大出血,需要立即中转开胸。然而得益于胸腔镜将手术视野放大,从而使得解剖可以准确安全。大部分的游离是从后入路,包括前干[2, 3]。但该技术有适应的解剖条件,有时可能需要经前路解剖,如前干较短时。

> **提示**
>
> 对于任何左肺切除术,首先进行纵隔淋巴结清扫可简化手术。

9.1 解剖学标志

- 支气管:舌段支气管为1个前支气管,其他肺段有3个支气管。通常具有以下模式:1段和2段为共干(B1+2),前段为一个支气管(B3)(图9.1a)。
- 动脉:左上叶的动脉供应变化最大。分支数量范围为1~7个(大多数患者为3~4个)(图9.1b)。肺叶有两种不同的血供:前干(TA)和后升支。TA通常短而宽,使其切割变得危险。TA提供1~3段的血供,通常通过两个独立的分支(A1+2和A3)。后段动脉起源于叶裂,进入左上叶的后方。它们的数量为1~5,最常为2~3。
- 静脉:上肺静脉是最靠前的部分。最常见的模式包括3个主要分支:上分支为V1+2,中间分支为V3,下分支为V4+5(图9.1c)。

9.2 解剖学变异和风险

- 在15%~20%的患者中,前干为舌叶和S3段提供了深而隐蔽的分支,也称为纵隔型舌段动脉或支气管周围动脉(图9.2)。当舌段动脉较细或不存在时,可怀疑存在纵隔型舌段动脉(图9.2)。这两条动脉的直径正常,且可同时存在(图9.2b)。

- 舌叶可接受前基底动脉的分支(图9.3)[1]。
- 舌叶可引流至下肺静脉(图9.4)。
- 在极少数情况下,左肺静脉可能是单支的。这种变异必须通过术前CT重建视图观察到,并在离断前进行验证(图9.5)。

9.3 操作技术

根据游离的难易程度和解剖因素,如前干的长度、纤维化程度或淋巴结粘连情况,通过两种不同的顺序进行肺叶切除术。

- 第一种顺序(解剖条件良好):
  - 打开叶裂和游离后升动脉。
  - 从后方游离和切断前干,如果其长度足够,可安全继续手术。
  - 从前方游离和切断上肺静脉。
  - 游离支气管,使用钉仓将其切断。
- 第二种顺序(解剖条件不佳):
  - 打开叶裂和游离后升动脉。
  - 如果切断存在风险,仅从后方游离前干。
  - 从前方游离和切断上肺静脉。
  - 此时需提起上叶,观察其与前干和支气管相连情况。根据其长度和具体情况,切断前段动脉或支气管。

9.3.1 叶裂和舌段动脉

如果肺萎陷良好,在没有牵拉的情况下打开叶裂,否则需牵拉两叶以暴露叶裂。若不存在叶裂融合时,可直接看到肺动脉鞘膜(图9.6,视频9.1)。若为后者,使用隧道技术打开叶裂(图3.17)。游离舌段动脉时,动脉起始处经常会遇到粘连的淋巴结(图9.7),游离并将其取出(视频9.2)。根据舌段动脉的直径,夹闭或钉仓离断舌段动脉(其主干或两个节段性分支)。

叶裂的外周部分被分开后,两条肺静脉之间纵隔胸膜的反折便清晰显示。用超声刀打开胸膜继续朝肺动脉方向分离,这样即可打开叶裂的前部(图9.8和视频9.3)。

完成叶裂前部的分离,有助于打开鞘膜,从而

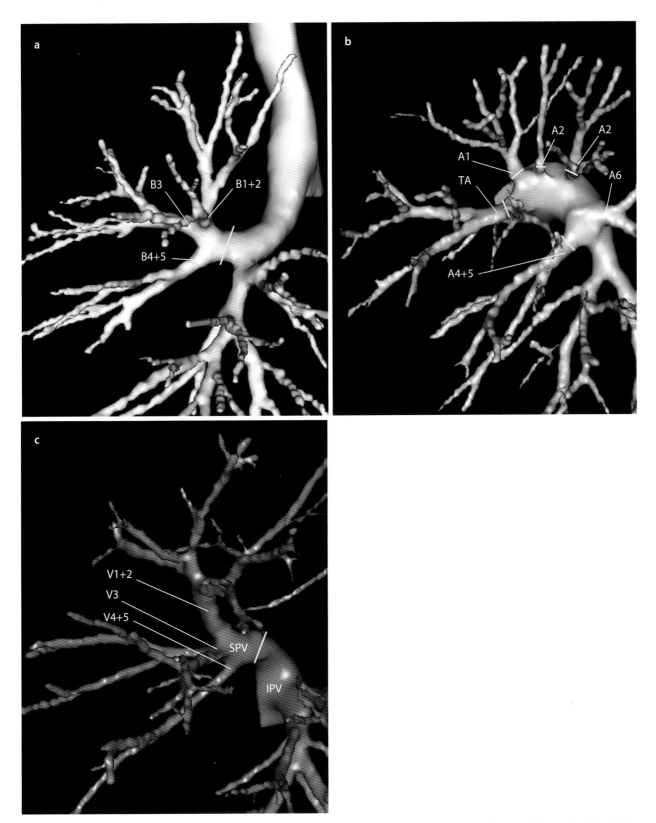

图9.1　解剖学标志。a. 支气管（侧视图）；b. 肺动脉的常见模式（侧视图），有3条后动脉和前干，前干分叉为两个主要分支（A1+2和A3动脉）；c. 肺静脉（前视图）。

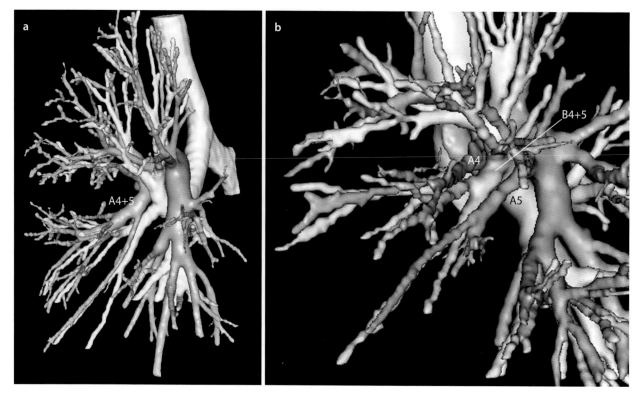

图9.2   纵隔型舌段动脉。a. 舌段动脉共干（A4+5）；b. 舌段动脉单独发出（A4+A5）。

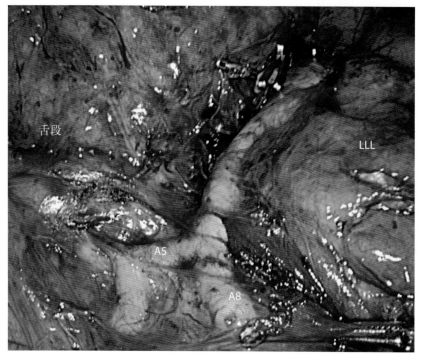

图9.3   舌段动脉发自A8。

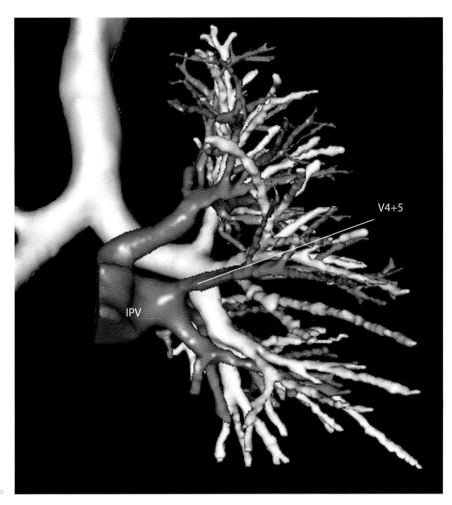

图 9.4 舌叶静脉引流至下肺静脉。

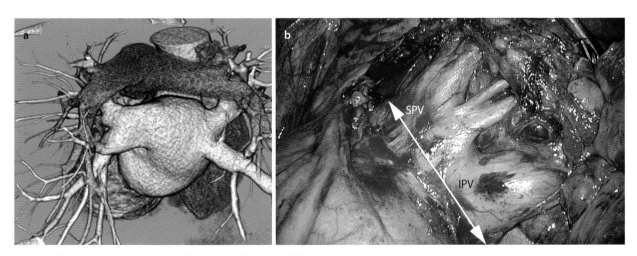

图 9.5 肺静脉共干。a. CT 重建图像；b. 胸腔镜视图（箭头）。

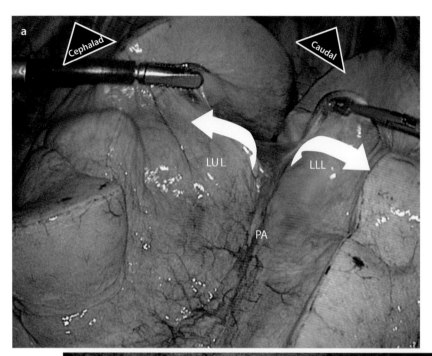

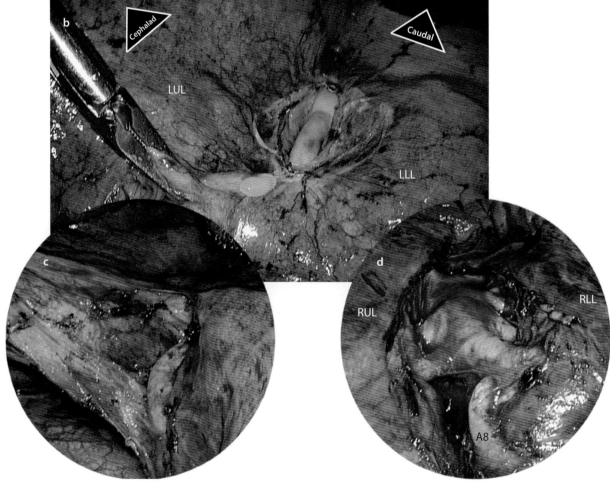

图9.6　打开叶裂。a. 分化完全的叶间裂，并可见肺动脉；b. 分化不完全的叶间裂（融合的叶间裂）。请注意，此时不可能知道动脉是用于舌叶还是基底段；c、d. A8，表现为前裂中的上行路径，此时若打开叶裂不充分，易造成动脉误断。

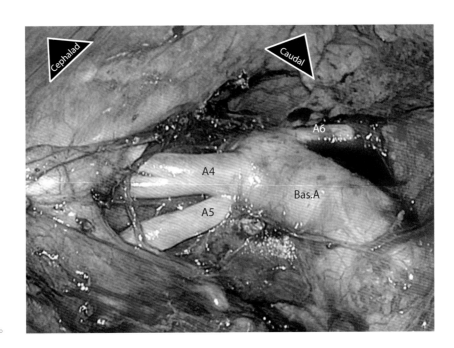

图9.7 舌段动脉及其起始部淋巴结。

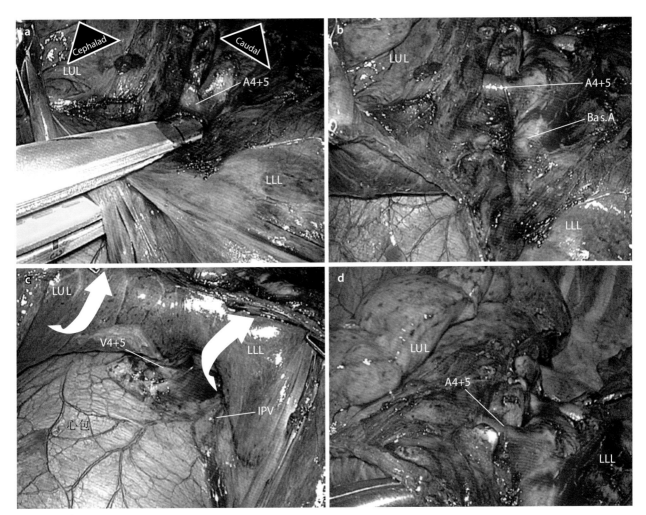

图9.8 通过在舌段动脉前侧和前纵隔胸膜之间创建通道完成叶裂前部的分离。a.当叶裂较长时，切割其外周部分使其变薄，必须提前确认舌段动脉；b.叶裂前部的长度缩短；c.两叶可向后牵拉，以便暴露肺静脉；d.可通过直角钳，同时检查舌段动脉是否保留。

暴露肺动脉。

然后从肺动脉后侧插入直角钳至后纵隔，打开叶裂后部。此时需要向前牵拉肺叶，以暴露纵隔胸膜。通过斜位观察或变换镜头位置，将有利于此操作（图9.9）。根据叶裂后部的厚度，选择使用切割闭合器进行切割。

9.3.2 后升支

一旦舌段动脉被离断，向前牵拉上叶，避免过度牵拉而损伤血管。向头侧进行解剖，依次切断所遇到的后升支动脉（图9.10）。牵拉有助于暴露第1段动脉（A2），该步骤通常很容易。可用血管夹或血管闭合器，或两者组合应用（视频9.4）。

ⓘ 部分患者的动脉较为脆弱，夹闭其起始部

可使其撕裂。因此建议留有足够的残端（白色箭头）。注意血管夹和双极电凝的联合使用（图9.11）。

ⓘ 后升支解剖时可能存在风险：当解剖很简单时，到达主-肺动脉窗会更快，此时常有喉神经损伤的风险。

9.3.3 前干

随着后段动脉逐渐被离断，打开上叶从后方显露接近前干。

在此阶段，有3个选择：
- 若前干足够长，可从后方安全地游离和暴露（图9.12a），然后进行钉仓切断。
- 若前干太短，游离风险较大（图9.12b）。此

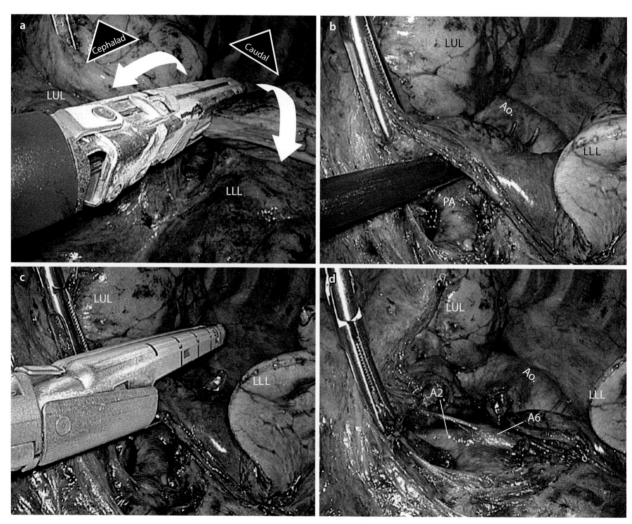

图9.9 分离叶裂后部。a. 两叶向前牵拉，切割叶裂外周部分；b. 一旦叶裂被缩短，用直角钳创建通道；c. 切割叶裂内部；d. 暴露动脉。

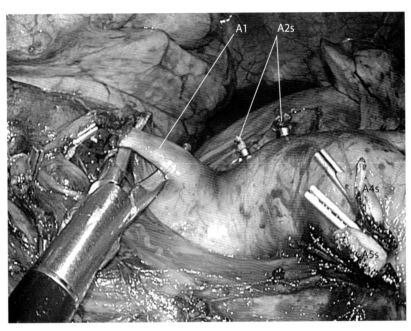

图9.10　游离暴露后升支。

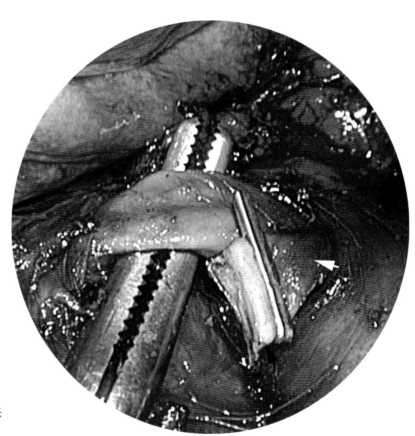

图9.11　离断后升支：联合使用血管夹
和双极电凝（黑色箭头）。

时，联合前路和后路游离更安全。由于胸腔
镜手术视野广，可通过不同的视野从上方和
前方解剖前段的上侧和外侧，轻柔钝性地分
离游离前干的起始部。

— 游离前干过于危险时，可先游离静脉，最后

切断前干。

9.3.4　上肺静脉

向后牵拉上叶，纵隔胸膜打开至膈神经后侧，
向下至上肺静脉。联合双极电凝和剥离子轻柔地游

离静脉，然后向前牵拉以通过钉仓（图9.13，视频
9.5）。

　　ⓘ 离断前，务必检查是否为肺静脉共干。

9.3.5 上叶支气管

分离静脉和前干后，使用束带或长钳向上牵

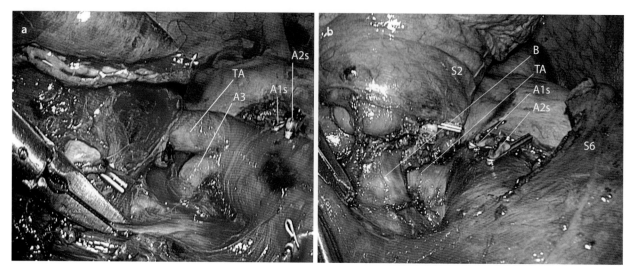

图9.12　两种不同长度前干的示例。a. 前干较长，允许从背侧离断；b. 前干较短，切割和吻合存在风险。

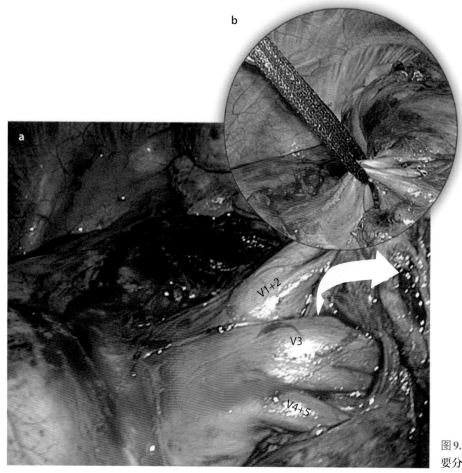

图9.13　上肺静脉，通常有3个主要分支，可以单独结扎或一并离断。

拉上叶,从而暴露叶支气管。清扫淋巴结、周围组织和支气管动脉,然后于支气管分叉水平进行离断(视频9.6)。

以常规方式取出样本。

肺叶切除术已完成。图9.12显示了两种不同的情况,取决于是否存在纵隔型舌段动脉(图9.15)。

提示

替代技术:由于静脉和后升动脉已离断,只有肺叶与支气管和前干相连。将肺叶轻轻抬起,以暴露前干和支气管,分别游离和切断,操作顺序取决于手术的便利和安全(图9.14)。

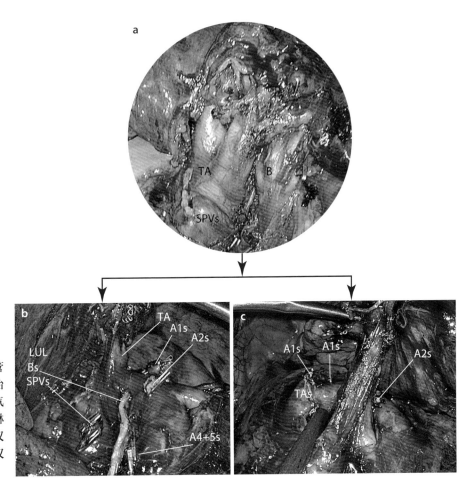

图9.14 示例:除前干和支气管外,其他组织均离断。a.向上抬起上叶,从而暴露前干和支气管。请注意,已清除叶支气管淋巴结和周围组织;b.肺叶最终仅与叶支气管相连;c.肺叶最终仅与前干相连。

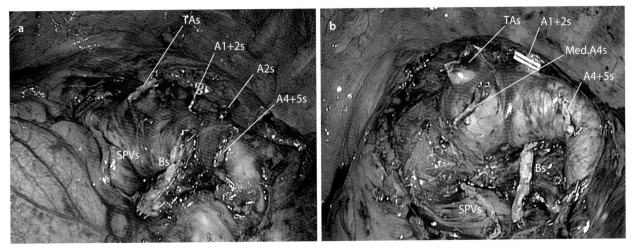

图9.15 取出标本后的最终外观。a.常规外观;b.离断纵隔型舌段动脉后外观。

9.3.6 肺韧带

轻柔地牵引下叶，使用超声刀分离下肺韧带直

至下肺静脉（图9.16）。

然后以常规方式取出样本。

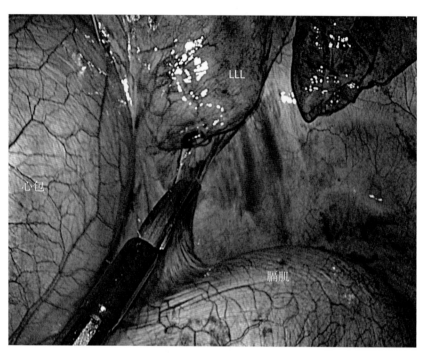

图9.16   分离下肺韧带。

参考文献

[1] Mizukami Y, Ueda N, Adachi H (2018) Intraoperative diagnosis with abnormal branching of the left A8 pulmonary artery from the left main pulmonary artery. Surg Case Rep 4:68.

[2] Xu H, Zhang L (2019) A safe method for managing the pulmonary arteries during video-assisted thoracoscopic left upper lobectomy.

Asian J Surg 42:892–893.

[3] Zhang M, Sihoe AD, Du M (2016) A "reverse direction" technique of single-port left upper pulmonary resection. J Thorac Dis 8:2252–2255.

10

左肺下叶切除术
Left Lower Lobectomy

视频 10.1 ~ 视频 10.5

左肺下叶切除术通常是最简单的胸腔镜肺叶切除术。然而当叶裂融合时，该手术也会变得复杂繁琐。此外当进行肺癌根治术时，第7站淋巴结的清扫可能因为静脉和支气管的残端，导致隆突下清扫会有困难（图5.8）。在肺叶切除术前最好先进行隆突下淋巴结清扫。

10.1 解剖学标志

- 支气管：下叶支气管是左主支气管分支上叶

气管后的延续。它位于肺动脉分支下方，一旦切断动脉，就很容易暴露（图10.1a）。
- 动脉：必须游离基底干和背段动脉（A6）。A6为单根或两根，它来自肺动脉的后面。舌段动脉（A4+5）可起源于基底干，在离断前必须明确识别（图10.1b）。
- 静脉：通过游离肺韧带，从下方到达下肺静脉（IPV）（图10.1c）。

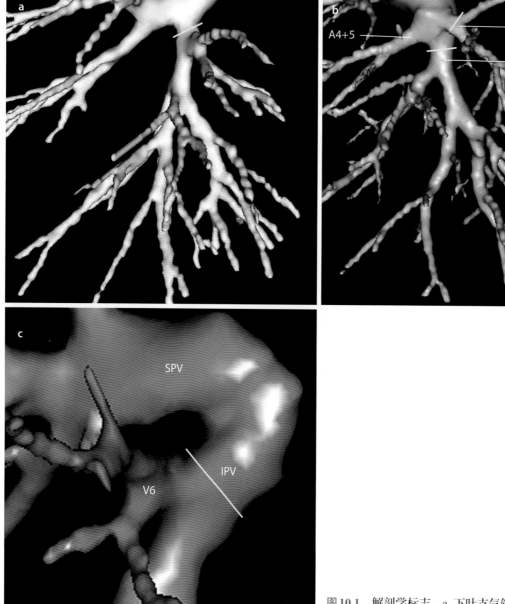

图10.1   解剖学标志。a. 下叶支气管（侧视图）；b. 动脉（侧视图）；c. 下肺静脉（后视图）。

10.2 解剖学变异和风险

- 尽管经典的动脉X形图案在肺裂中相当常见（图10.2a），动脉分布仍存在一些变异。最常见的是舌段动脉（A4+5），从基底动脉干发出。在肺裂分离过程中可能损伤或切断（图10.2b）。

- 约10%的患者可见肺静脉共干，若未能识别这种变异，将导致肺叶切除术转为全肺切除术。须通过术前CT检查确认是否存在静脉共干（图10.2c，d）。

- 体型瘦小的患者下肺韧带可能非常松弛，因此在游离过程中比预期更快地到达下肺静脉，可能存在静脉损伤的风险。

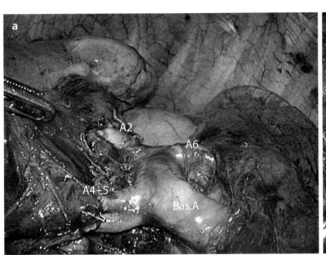

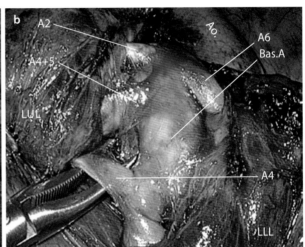

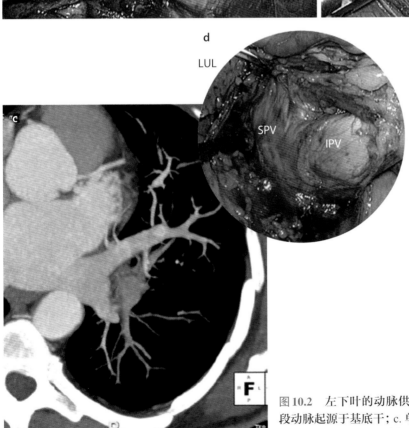

图10.2 左下叶的动脉供血。a. 叶裂中动脉的典型X形表现；b. 舌段动脉起源于基底干；c. 单支左肺静脉示例（CT重建图像）；d. 单支左肺静脉示例（胸腔镜视图）。

10.3 操作技术

10.3.1 叶裂和动脉

如果肺叶完全萎陷，可不用牵拉即可打开叶裂。否则，两肺叶均应适当牵拉以暴露叶裂的中间部分。如果叶裂部分融合，部分肺动脉可见，部分完全隐藏（图10.3）。如果叶裂完全融合，必须使用隧道技术打开（参考图3.17）。

在未确定舌段动脉的起源之前，不得分离叶裂

提示

若叶裂较长且融合时，建议首先分离叶裂的前部。注意不要损伤舌段动脉，以便游离和暴露动脉。

的肺门部分。

一旦叶裂的外周部分被分开，就容易暴露两肺静脉之间的纵隔胸膜反折（图10.4）。用电刀打开胸膜，然后朝肺动脉方向游离，即可打开叶裂

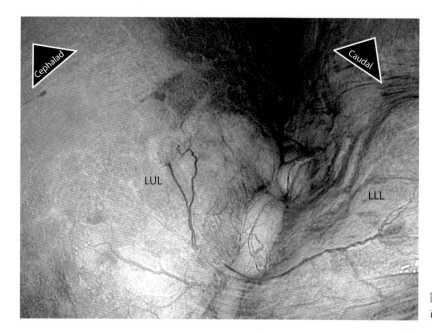

图10.3　打开叶裂。分化完全的叶裂，可见肺动脉。

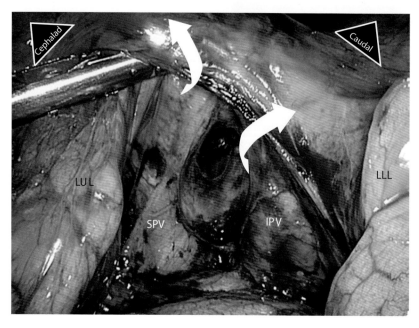

图10.4　打开肺静脉之间的隧道。

前部。

如果空间太窄而无法置入钉仓，可以适当牵拉叶裂（图10.5）。

分离开叶裂前部后，有助于打开鞘膜，从而暴露肺动脉（图10.6）。

然后从肺动脉后侧插入直角钳至后纵隔，打开叶裂后部，此时需要向前牵拉肺叶以暴露纵隔胸膜（图10.7），然后使用钉仓打开叶裂后部（视频10.1）。当叶裂较短和/或较薄时，可使用电凝直接打开（视频10.2）。

A6和基底干单独或一并离断取决于每例患者的解剖学特征（视频10.3）。

10.3.2 静脉

牵拉下叶使用超声刀打开下肺韧带，直至下肺静脉（图10.8，视频10.4）。

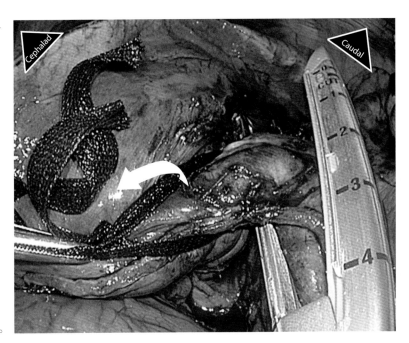

图10.5　用束带牵拉叶裂前部。

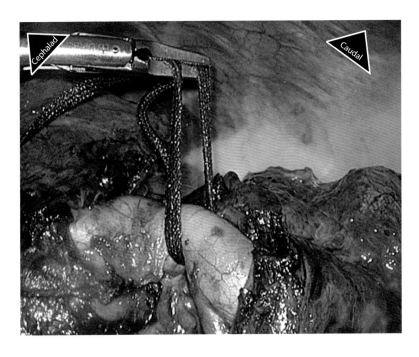

图10.6　游离和暴露肺动脉。

游离并离断静脉：在一些超重患者，该操作较为繁琐（图10.9），可用束带牵拉静脉有助于离断，但要小心不可忽略V6。

⚕ 在分离下肺静脉之前，必须检查左肺静脉是否共干。

⚕ 舌段静脉可引流至下肺静脉（图10.9b）。

10.3.3 支气管

离断下肺静脉后下叶支气管就清晰可见，游离并离断，避免损伤上叶支气管（视频10.5）。如有疑虑，可通过通气试验验证（图10.10）。

以常规方式取出标本（图10.11）。

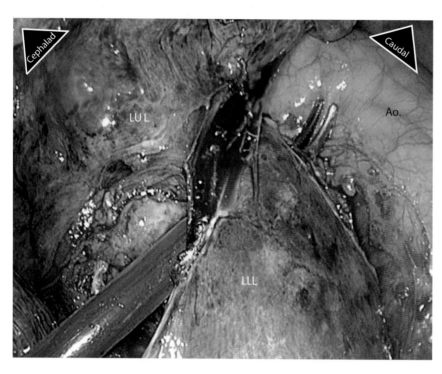

图10.7　完成叶裂后部分离。

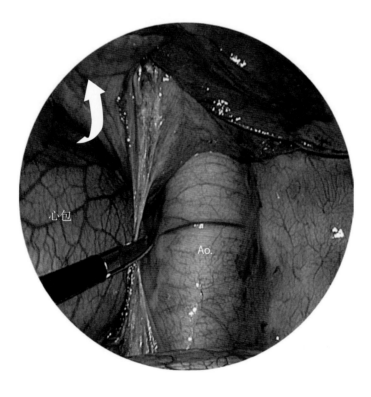

图10.8　分离肺韧带。

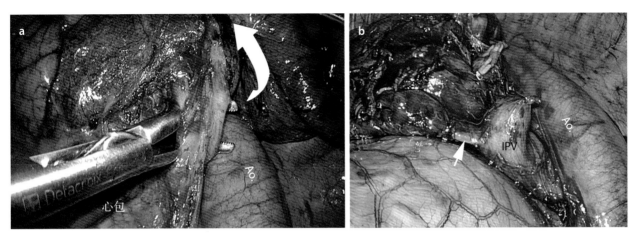

图 10.9　下肺静脉。a. 正常解剖；b. 解剖学变异，舌段静脉（箭头）汇入下肺静脉。

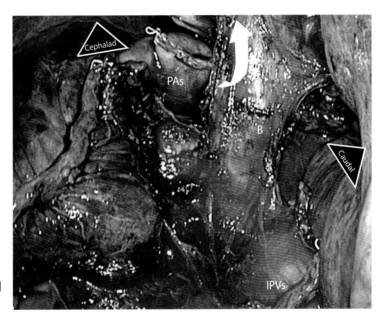

图 10.10　游离下肺支气管，切断下肺静脉有利于游离支气管。

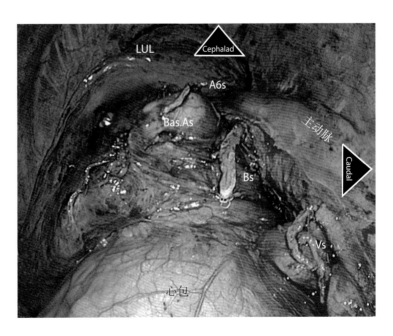

图 10.11　取标本后，上叶通气前的最终外观。

胸腔镜肺叶肺段切除术
图解与视频
Atlas of Endoscopic Major Pulmonary Resections
3rd Edition

III

肺段切除术
Segmentectomies

胸腔镜肺叶肺段切除术

图解与视频

Atlas of Endoscopic Major Pulmonary Resections

3rd Edition

11

胸腔镜解剖性亚肺叶切除术治疗肺癌：概述

Thoracoscopic Anatomic Sublobar Resections for Lung Cancer: General Considerations

近年来，早期肺癌的外科治疗发生了根本性的变化。这种变化与老龄化、体质变弱及肿瘤早期筛查的普及有关，该变化与早期筛查明显改善生存的研究结果一致[8]。在无症状的Ⅰ期肺癌患者中，实施肺叶切除术越来越少，其围手术期病死率为1%~2%，且伴有较高的并发症发生率[24]。这就是为什么手术与替代治疗方案相比较的原因，尽管从肿瘤学的角度来看替代方案的效果较差，但其并发症发生率低得多[9]。因此，有必要开展保留肺实质的手术，从而保证更好的肺功能和生活质量，并且满足规范的肿瘤切除标准，如国际肺癌研究协会（IASLC）提出的标准[23]。其中一个标准是完全切除肿瘤，显微镜下证实切缘阴性。基于肺癌的历史性研究[11]，目前肺叶切除术被认为是最符合这些标准的术式，其切除范围与肿瘤有足够的距离[33]。一些队列研究显示，肺叶切除术后的生存率优于解剖性亚肺叶切除术（ASLR）。因此，基于美国监测流行病学和最终结果（SEER）数据库，Whitson等分析了14 473例接受肺叶切除术或ASLR（不包括非典型切除术）治疗Ⅰ期NSCLC患者的生存情况，结果证实，即使对于小于2 cm的肿瘤，肺叶切除术也有显著的生存获益[33]。近年来，临床选择ASLR的比例显著上升，如我们的团队就超过30%。产生该现象的原因包括：高龄患者伴有更多的合并症；大量患者因首次肺癌曾接受肺叶切除术[11]；偶然发现的早期肺癌和磨玻璃样阴影（GGO）增加。此外，当证明非手术治疗有效且并发症率极低时，有必要降低肺大部分切除的术后并发症发生率。目前肺大部分切除的病死率和并发症发生率仍然很高[24]。外科医生面临的困境是为患者提供最佳的康复机会，同时保证尽可能低的并发症发生率和病死率。最近的几项研究充分证明，ASLR的并发症发生率显著低于肺叶切除术[15, 28]，尤其是通过胸腔镜手术[6, 10, 32]。

有两项正在进行的比较肺叶切除术和ASLR的随机对照研究[4, 21]，在结果公布之前，肺叶切除术仍然是治疗NSCLC的标准术式（无论肿瘤的大小[33]），近来许多研究报道，ASLR联合淋巴结清扫术取得满意的初步生存结果，同时与肺叶切除术相比，其术后并发症发生率显著降低[13, 19, 35]。因此在特定的患者中，需要保留更多肺实质，即选择更有限的切除和胸腔镜手术。目前ASLR虽应用范围有限，主要用于相对容易处理的肺段（如舌段切除术、基底段切除术或S6肺段切除术）。其他被认为存在技术困难的肺段切除术，以及患者的肿瘤较小且心肺功能位于临界值，通常选择肺叶切除或非典型切除。尽管如此，有学者质疑有限地非解剖性切除肿瘤的有效性和局部复发率[18]，尽管最近一些研究显示，在特定患者（尤其是N0期患者）中的二者生存期相当，应优先保留肺组织[3]。解剖性肺段切除技术得以发展的两个重要因素：其一相比肺叶切除，其并发症发生率较低；其二胸腔镜技术的快速发展。

11.1 亚肺叶切除术的并发症发生率

肺叶切除术的并发症发生率，可能被低估。在NCDB数据库的119 000例患者中[24]，术后30天病死率约为2.6%，该结果被最近的一项研究证实，在高体量医疗中心病死率仅为1%，而在体量小的医疗中心则高达3%[14]。相反，ASLR的并发症发生率显著较低（15%~25%[32]）。笔者团队证实，如果使用胸腔镜入路而不是开放入路，其并发症发生率方面的益处尤其明显[32]。另外，开胸手术、男性和FEV1<60%是预测肺段切除术后并发症的独立风险因素。胸腔镜手术最明显的益处是显著降低术后肺部并发症发生率[6]。

胸腔镜ASLR术后较低的并发症发生率是否可以证明该技术用于原发性肺癌的合理性？回答这个问题的最佳标准是生存分析。

11.2 生存期

比较肺叶切除术和ASLR的生存研究都是回顾性的，并且存在分歧。基于SEER数据库的研究分析了14 473例Ⅰ期NSCLC患者，肺叶切除术的5年生存率略优于肺段切除术，但是小于2 cm的肿瘤[33]。因此，该研究支持肺叶切除术。但近期Kodama等报道，在312例cT1aN0期NSCLC手术患者中，5年生存率无显著性差异[17]。同样，在其他研究中比较了分别接受肺段切除术和肺叶切除术治疗的Ⅰ期NSCLC患者（100例*vs.*1 049例），3年生存率相同[15]。最后，在一项纳入347例Ⅰa期NSCLC手术患者的研究中，Altorki等报道了两种术式等效[2]。我们的研究得到类似的结论（图11.1），然而仍有许多未知之处。

首先，ASLR对肺癌治疗的具体描述不详细。因此，如果分析没有纳入术中肺段间淋巴结清扫，ASLR组可能会受到潜在N1而导致的pTNM分期低估的干扰。同样地，术中切缘在一些系列研究报道中也并不系统，这导致肺段切除术中并未因可疑阳性切缘或被病理证实的切缘阳性而进行扩大切除[30]。此外，从肿瘤学角度来看，我们对所有肺段切除术的等同性知之甚少。例如，保留舌段的左肺上叶切除术与左肺上叶切除术具有相同的生存获益，这一点似乎是可以接受的[22, 29]，因为对应于解剖学的逻辑，该术式等同于右肺上叶切除术。然而，并非所有的肺段切除术都是等效的。根据Nishio等的研究，右肺上叶的肺段切除术和基底段

切除术的复发风险显著高于肺叶切除术[22]。

总之，我们必须等待两项正在日本[21]和美国[4]进行的前瞻性研究的结果。在缺乏一致研究结论的前提下，可能有必要考虑肺叶切除术的生存获益（如果存在）较低。这种获益必须与术后并发症增高风险相权衡，尤其是在老年患者或伴有严重合并症的患者中。胸腔镜下ASLR的其他问题还可能影响手术的肿瘤学效果。

11.3 定位问题

在许多接受肺段切除术的患者中，肿瘤往往较小，有时既不可见也不能触及（GGO），并且术前尚未获得明确诊断。因此，在决定进行肺段切除术之前，目标定位对于获得术中诊断非常重要。

靶结节的定位问题并非ASLR特有，可在任何胸腔镜术中存在。即使目标正确定位在3D模型上，由于肺萎陷也可导致定位错误，尤其是在基底段[25]。我们也经历了这种问题，我们曾在3例患者中找不到结节[12]。因此，无论使用何种技术，精

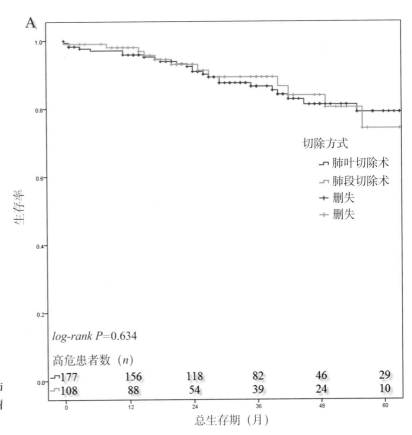

图11.1 按病理淋巴结分期分层，比较肺叶切除术与肺段切除术在治疗≤2 cm肿瘤的总生存期[20]。

准定位技术都是最重要的。我们倾向于通过 ENB 进行结节标记（图 11.2），具体描述可参考 2.3.2。

　　穿刺活检可获得病理诊断（图 11.3a、b），有效率超过 90%。该技术避免了肺楔形切除，这在很大程度上改变了对被切除肺段的研究。对于活检失败的病例，仍可使用切割吻合器进行楔形切除。但我们更倾向于使用电凝刀进行有限的切除（图 11.3c），如果最终确认结节是良性的，也可缝合肺切口。

11.4　切缘问题

　　与肺叶切除术相比，ASLR 的局部复发风险增加，因为切缘更接近肿瘤。Schuchert 等[26]研究表明，肺段切除术在生存获益方面等同于肺叶切除术，但当肿瘤的边缘/直径 <1 时，局部复发的风险增加；当该比值 >1 时，复发率显著降低（25.0% vs. 6.2%；P=0.001 4）。该研究显示，切缘小于 2 cm 的患者，ASLR 术后局部复发率为 7.7%。根据我们的经验，术中检查若发现切缘不足，需要切除其他肺段，甚至是肺叶切除。通过冰冻分析切缘至关重要，因为肉眼检查是不够的。因此，根据对肺段切除的肉眼观察，认为其远离病变的外科医生有时会意外发现病灶侵犯切缘。术前 3D 建模有助于根据病变的大小和位置规划肺段切除术。在用于术前规划的 Visible Patient™ 软件上，我们增加了根据

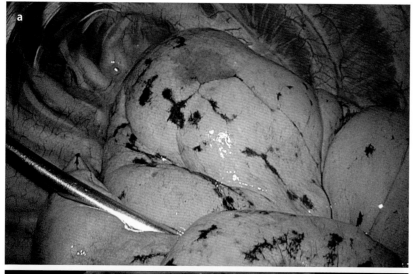

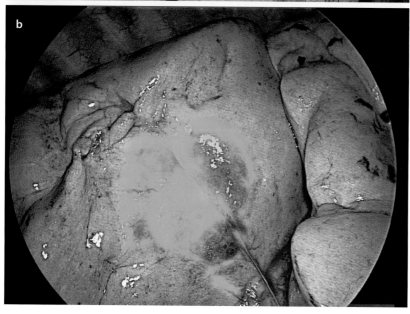

图 11.2　通过 ENB 进行定位。a. 使用亚甲蓝；b. 使用 ICG。

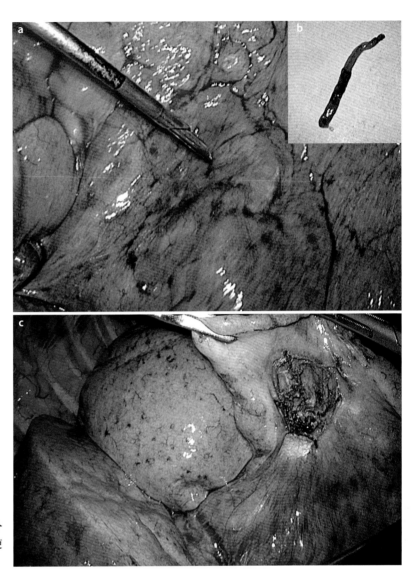

图 11.3　胸腔镜下芯针活检 GGO 送冷冻分析。a. 胸腔镜视图；b. 样本；c. 胸腔镜下使用双极电凝切除 GGO，并送冰冻分析。

待切除病变尺寸创建虚拟安全边界的功能，并可视化这些标记是否涉及待切除肺段的解剖学界限[16, 27]（图 11.4）。为了确保不会妨碍术中重新划分切缘，我们用两根缝线标记提示需要检查切割线部分（图 11.5）。

11.5　肺段间淋巴结清扫

根据我们的经验，分期从 cN0 期上调到 pN1 或 pN2 的比例为 6%，该发生率远低于肺叶切除术，Boffa 等报道的发生率为 11.6%[5]，但前提是肿瘤为临床Ⅰa 期。相关研究都强调了胸腔镜肺段切除术中肺段间淋巴结清扫的重要性，Wolf 等报道在早期 NSCLC 中，除肺段切除联合淋巴结清扫外，肺叶切除比肺段切除具有更好的总生存期和无复发生存期[34]。早前我们仅对肉眼观察可疑的肺段间淋巴结进行送检，然而正如在一些患者中观察到的，比较小的和几乎没有可疑外观的肺段间淋巴结也可发生转移。所以，现在的共识是：无论淋巴结的肉眼外观如何，全部要求进行冷冻检查（图 11.6）[34]。若肺段间淋巴结阳性，则需实施肺叶切除术。

总之，正在开展的比较肺叶切除术和 ASLR 的随机试验[4, 21]研究结果公布前，我们必须考虑肺叶切除术仍然是治疗 NSCLC 的金标准，即使是早期肺癌。然而，我们的研究和最近发表的结果使我们做出以下评论：

－有合并症和/或老年患者，肺叶切除术后显著但小幅的生存期延长，似乎不能证明肺叶切

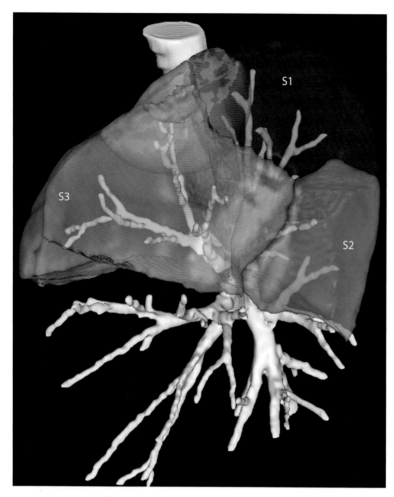

图 11.4　第 3 段结节的虚拟安全边界（黄色球体），提示切除范围应扩大至第 1 段或第 1b 段。

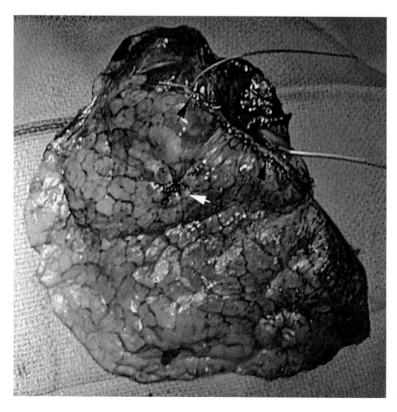

图 11.5　基底段切除术治疗 cT1a 腺癌（白色箭头）。待测切割缘用两根线标记（黑色箭头）。

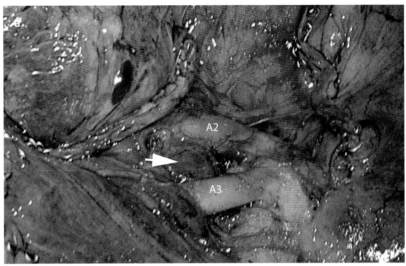

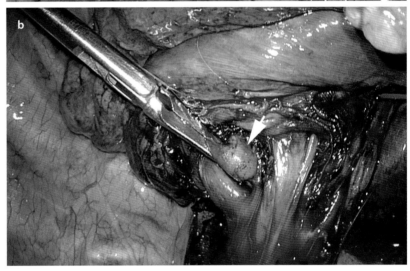

图11.6 冷冻切片检查的肺段间淋巴结示例。a. S2肺段切除术中，动脉之间的淋巴结；b. 基底段切除术中下肺静脉分支之间的淋巴结。

除术术后并发症风险过高的合理性[31]。

– 当通过胸腔镜进行手术时，ASLR的呼吸功能获益最佳[32]。

– 某些ASLR系列手术的局部复发和较差生存率可部分解释为手术缺乏严谨性，如肺段间淋巴结未清扫或术中未分析切除的淋巴结和切缘[7]。

– 胸腔镜手术的缺点是仅在肺段切除标本上获得一定的诊断率（6.6%），很大程度上归因于病变的尺寸较小和/或位置较深。但是必须努力术前通过CT辅助下的活检或通过径向支气管超声（微型探头）或通过支气管磁导航获得准确的组织学诊断。

– 在技术方面，使胸腔镜ASLR能够成为符合肿瘤学标准的安全干预措施的进步空间相当大[20, 36]。

参考文献

[1] Abid W, Seguin-Givelet A, Brian E, Grigoroiu M, Girard P, Girard N, Gossot D (2021) Iterative pulmonary resection for a second primary lung cancer: analysis of morbidity and survival. Eur J Cardiothorac Surg 59:1287–1294.

[2] Altorki N, Yip R, Hanaoka T, Bauer T, Aye R, Kohman L et al (2014) Sublobar resection is equivalent to lobectomy for clinical stage 1A lung cancer in solid nodules. J Thorac Cardiovasc Surg 147:754–762.

[3] Altorki N, Kamel M, Narula N, Ghaly G, Nasar A, Rahouma M et al (2016) Anatomical segmentectomy and wedge resections are associated with comparable outcomes for patients with small cT1N0 non-small cell lung cancer. J Thorac Oncol 11:1984–1992.

[4] Balsberg J, Pass H, Donington J (2010) Sublobar resection: a movement from the Lung cancer Study Group. J Thorac Oncol 10:1588–1593.

[5] Boffa D, Kosinski A, Paul S, Mitchell J, Onaitis M (2012) Lymph node evaluation by open or video-assisted approaches in 11,500 anatomic lung cancer resections. Ann Thorac Surg 94:347–353.

[6] Boffa DJ, Dhamija A, Kosinski AS, Kim AW, Detterbeck FC, Mitchell JD et al (2014) Fewer complications result from a video-assisted approach to anatomic resection of clinical stage I lung cancer. J Thorac Cardiovasc Surg 148:637–643.

[7] Cao C, Chandrakumar D, Gupta S, Yan T, Tian D (2015) Could less be more?-a systematic review and meta-analysis of sublobar resections versus lobectomy for non-small cell lung cancer according to patient selection. Lung Cancer 89:121–132.

[8] de Koning H, van der Aalst C, de Jong P, Scholten E, Nackaerts K, Heuvelmans M et al (2020) Reduced lung-cancer mortality with volume CT screening in a randomized trial. N Engl J Med 382:503–513.

[9] de Ruiter J, Heineman D, Daniels J, van Diessen J, Damhuis R, Hartemink K (2020) The role of surgery for stage I non-small cell lung cancer in octo-genarians in the era of stereotactic body radiotherapy in the Netherlands. Lung Cancer 144:64–70.

[10] Ghaly G, Kamel M, Nasar A, Paul S, Lee PC, Port JL et al (2016) Video-assisted thoracoscopic surgery is a safe and effective alternative to thoracotomy for anatomical segmentectomy in patients with clinical stage I non-small cell lung cancer. Ann Thorac Surg 101:465–472.

[11] Ginsberg L, Rubinstein L (1995) Randomized trial of lobectomy versus limited resection for T1N0 non-small cell lung cancer. Lung cancer study group. Ann Thorac Surg 60:615–622.

[12] Gossot D, Lutz JA, Grigoroiu M, Brian E, Seguin-Givelet A (2017) Unplanned procedures during thoracoscopic segmentectomies. Ann Thorac Surg 104:1710–1717.

[13] Gulack B, Yang C, Speicher P, Yerokun B, Tong B, Onaitis M et al (2016) A risk score to assist selecting lobectomy versus sublobar resection for early stage non-small cell lung cancer. Ann Thorac Surg 102:1814–1820.

[14] Harrison S, Sun T, Kamel M, Cleary C, Stiles B, Altorki N et al (2019) Do individual surgeon volumes affect outcomes in thoracic surgery? Eur J Cardiothorac Surg 56:770–777.

[15] Hwang Y, Kang C, Kim H, Jeon J, Park I, Kim Y (2015) Comparison of thoracoscopic segmentectomy and thoracoscopic lobectomy on the patients with non-small cell lung cancer: a propensity score matching study. Eur J Cardiothorac Surg 48:273–278.

[16] Iwano S, Yokoi K, Taniguchi T, Kawaguchi K, Fukui T, Naganawa S (2013) Planning of segmentectomy using three-dimensional computed tomography angiography with a virtual safety margin: technique and initial experience. Lung Cancer 81:410–415.

[17] Kodama K, Higashiyama M, Okami J, Tokunaga T, Imamura F, Nakayama T et al (2016) Oncologic outcomes of segmentectomy versus lobectomy for clinical T1a N0 M0 non-small cell lung cancer. Ann Thorac Surg 101:504–511.

[18] Koike T, Yoshiya K, Tsuchida M, Toyabe S (2013) Risk factor analysis of locoregional recurrence after sublobar resection in patients with clinical stage IA nonsmall cell lung cancer. J Thorac Cardiovasc Surg 146:372–378.

[19] Lex J, Naibu B (2016) In patients with resectable non-small-cell lung cancer, is video-assisted thoracoscopic segmentectomy an appropriate alternative to video-assisted thoracoscopic lobectomy? Interact Cardiovasc Thorac Surg 23:826–831.

[20] Lutz J, Seguin-Givelet A, Grigoroiu M, Brian E, Girard P, Gossot D (2019) Oncological results of full thoracoscopic major pulmonary resections for clinical stage I non-small-cell lung cancer. Eur J Cardiothorac Surg 55:263–270.

[21] Nakamura K, Saji H, Nakajima R, Okada M, Asamura H, Shibata T et al (2010) A phase III randomized trial of lobectomy versus limited resection for small-sized peripheral non-small cell lung cancer (JCOG0802/WJOG4607L). Jpn J Clin Oncol 40:271–274.

[22] Nishio W, Yoshimura M, Maniwa Y, Kitamura Y, Tane K, Takenaka D et al (2016) Re-assessment of intentional extended segmentectomy for clinical T1aN0 non-small cell lung cancer. Ann Thorac Surg 102:1702–1710.

[23] Rami-Porta R, Wittekind C, Goldstraw P (2005) Complete resection in lung cancer surgery: proposed definition. Lung Cancer 49:25–33.

[24] Rosen J, Hancock J, Kim A, Detterbeck F, Boffa D (2014a) Predictors of mortality after surgical management of lung cancer in the National Cancer Database. Ann Thorac Surg 98:1953–1960.

[25] Sato M, Yamada T, Menju T, Aoyama A, Sato T, Chen F et al (2015) Virtual-assisted lung mapping: outcome of 100 consecutive cases in a single institute. Eur J Cardiothorac Surg 47:e131–e139.

[26] Schuchert M, Pettiford B, Keeley S, D'Amato T, Kilic A, Close J et al (2007) Anatomic segmentectomy in the treatment of stage I non-small cell lung cancer. Ann Thorac Surg 84:926–933.

[27] Seguin-Givelet A, Grigoroiu M, Brian E, Gossot D (2018) Planning and marking for thoracoscopic anatomical segmentectomies. J Thorac Dis 10:S1187–S1S94.

[28] Smith C, Kale M, Mhango G, Neugut A, Hershman D, Mandeli J et al (2014) Comparative outcomes of elderly stage I lung cancer patients treated with segmentectomy via video-assisted thoracoscopic surgery versus open resection. J Thorac Oncol 9:383–389.

[29] Soukiasian H, Hon GE, McKenna RJ (2012) Video-assisted thoracoscopic trisegmentectomy and left upper lobectomy provide equivalent survivals for stage IA and IB lung cancer. J Thorac Cardiovasc Surg 144: S23–S26.

[30] Subramanian M, McMurry T, Meyers B, Puri V, Kozower B (2018) Long-term results for clinical stage IA lung cancer-comparing lobectomy and sublobar resection. Ann Thorac Surg 106:375–381.

[31] Swanson S (2010) Video-assisted thoracic surgery segmentectomy: the future of surgery for lung cancer? Ann Thorac Surg 89:S2096–S20S7.

[32] Traibi A, Grigoroiu M, Boulitrop C, Urena A, Masuet-Aumatell C, Brian E et al (2013) Predictive factors for complications of anatomical pulmonary segmentectomies. Interact Cardiovasc Thorac Surg 17:838–844.

[33] Whitson BA, Groth SS, Andrade RS, Maddaus MA, Habermann EB, D'Cunha J (2011) Survival after lobectomy versus segmentectomy for stage I non-small cell lung cancer: a population-based analysis. Ann Thorac Surg 92:1943–1950.

[34] Wolf A, Richards W, Jaklitsch M, Gill R, Chirieac L, Colson Y et al (2011) Lobectomy versus sublobar resection for small (2 cm or less) non–small cell lung cancers. Ann Thorac Surg 92:1819–1823.

[35] Yang C, D'Amico T (2012) Thoracoscopic segmentectomy for lung cancer. Ann Thorac Surg 94:668–681.

[36] Yang Q, Xie B, Hu M, Sun X, Huang X, Guo M (2016) Thoracoscopic anatomic pulmonary segmentectomy: a 3-dimensional guided imaging system for lung operations. Interact Cardiovasc Thorac Surg 23:183–189.

12

胸腔镜肺段切除术
识别和划分肺段间平面

Identification and Division of the Intersegmental Plane
During Thoracoscopic Segmentectomies

视频 12.1 ~ 视频 12.4

本章重点介绍肺段切除术，包括处理这些手术复杂步骤的各种方法[27]：如何确认、切除肺段间平面？[1, 5, 27]。

12.1 确定肺段间平面

12.1.1 膨胀-萎陷法

用于描绘肺段间平面的最传统和常见方法包括在靶肺段支气管被夹闭后膨胀全肺，待切除的肺段萎陷，因此就根据膨胀-萎陷的界线进行切割了（图12.1，视频12.1）。

该方法有效但通常不精确，因为连接肺泡的Kohn孔和桥接细支气管的Lambert管的侧支通气可导致相邻肺段的部分通气，这导致在确定真正的分界线时有些误差（图12.2）。此外膨胀的剩余肺脏限制了操作空间。

12.1.2 选择性膨胀待切除肺段

- Tsubota等[30]报道了一种与传统膨胀-萎陷法相反的技术，该技术保持靶肺段膨胀，而被保存的肺段萎陷。该操作是将夹钳或吻合器置入靶支气管，但无须闭合（图12.3）。对整个肺进行通气，靶支气管的夹钳或吻合器闭合后则排气，最后只有靶肺段保持膨胀，然后激发钉仓。该方法比前一种方法略精确，但在切除较大肺段时仍有肺段持续膨胀的缺陷，如切除基底段或左肺上叶固有段。

已经描述过的其他选择性肺段膨胀-萎陷方法：

- 有报道提出术中使用纤支镜下选择性通气[14,24]，该方法难以在侧卧位患者中使用。

- 有学者提出通过针头直接注入肺段支气管[10]。用钳夹暂时夹闭近段支气管，然后用蝴蝶针穿刺支气管的远端，注入空气以便选择性地膨胀待切除的肺段。我们一直在使用这种方法，但使用的是头端有球囊的胆管造影导管，可预期阻塞肺段支气管（视频12.2）。主要并发症是由于空气意外注入与支气管相邻的血管导致空气栓塞[25]。该技术的另一个缺点是很难确定针是在肺段支气管而非亚段性支气管，可导致待切除肺段通气不完全。此外该方法还可导致相邻肺段空气扩散，我们发现其也不准确。

- Oizumi等报道了"滑结支气管结扎"方法[22]。肺灌注后，在胸腔外用改良的Roeder结扎

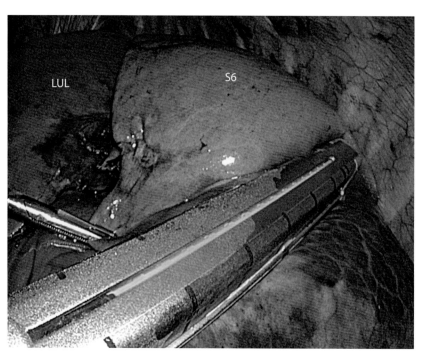

图12.1 通过膨胀-萎陷法描述左侧S6段和基底段之间的ISP。

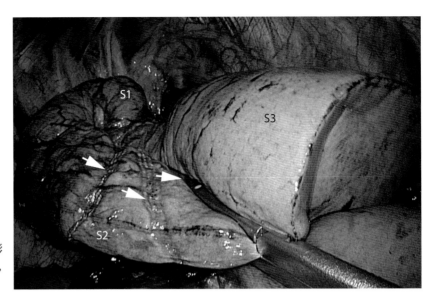

图12.2　右侧S1+2段切除术中使用膨胀－萎陷法。通过3次尝试（箭头），找到足够的界限。

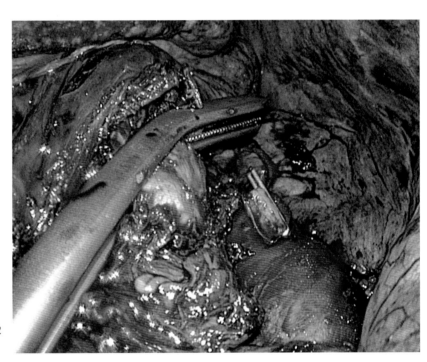

图12.3　反向膨胀－萎陷法。左侧S1+2肺段切除术中临时夹闭肺段支气管。

扎肺段支气管，以区分膨胀的肺段与周围肺的分界线，该方法也存在一些缺点，如由于肺过度充气导致手术视野有限，从而导致肺段间平面标记不精确，尤其是肺气肿患者[4]。

12.1.3　支气管内注射染料

Sekine等开发了一种新型标记肺段间界限的方法，通过将ICG注入相关支气管内使靶肺段染色，然后结扎段间静脉[28]。Oh等[19]先后证实了通过在肺段支气管注射ICG识别肺段间界限的有效性。

Zhang等[32]介绍了一种技术，在断了靶肺段的血管后，通过静脉注射针将0.1%亚甲蓝（20 mL）注射到靶肺段的支气管中，然后切除靶肺段支气管，也可术前在支气管内注射染料[27]。我们早期曾尝试过该技术，但因边界定位不准确而放弃（图12.4）。

12.1.4　全身性注射ICG

该方法仅基于肺的血流差异，无需膨肺。在切断靶肺段的血管和支气管后静脉注射ICG，然后使用近红外成像（IRI）观察，除待切除肺段外，所有结构均染荧光（图12.5，视频12.3）。

其原理如下：吲哚菁与血浆蛋白结合，用发射近红外光（805 nm）的激光刺激后，ICG/蛋白单元发射绿色荧光（830 nm），可被近红外探头捕获[17]。

这是临床通常使用的方法，成功率为93%~100%[3, 7, 8, 11, 12, 26, 29]。重度COPD患者ICG显像可能不清晰，这与患者的远端血管形成不良有关[8]（图12.6）。

据我们所知，未有不良反应报道，但因ICG经肝脏代谢，应避免在肝功能不全患者中使用该方法[7]。

目前一些公司提供的IR系统，其激光器的灵敏度和效能各不相同，因此ICG的注射剂量各不相同。一旦ICG对肺实质染色，因染色通常在3分钟内消失，必须迅速标记分界线。例如，随着染料快速消失，用烧灼点标记分界线。此外，对于一些非常敏感的IR系统，绿色荧光在相邻的肺段中弥散，使得分界线不太清晰。

IRI的优势在于可完美指示肺段间分界线（图12.7），但其实际范围可能与预测范围不同，如图12.7所示（图12.8）。

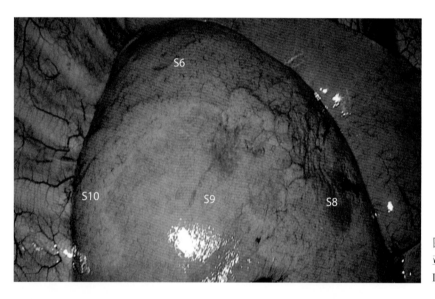

图12.4　通过电磁导航支气管内注射亚甲蓝描绘右侧S9+10肺段切除术中ISP。注意界限不清晰。

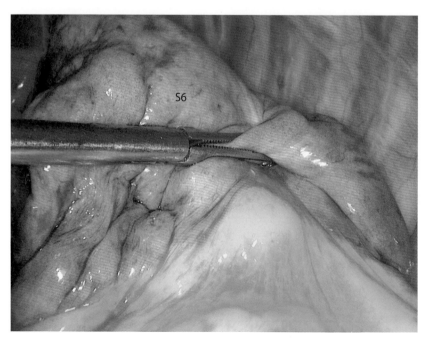

图12.5　近红外成像下全身注射ICG描绘左侧S6和基底段之间的ISP。

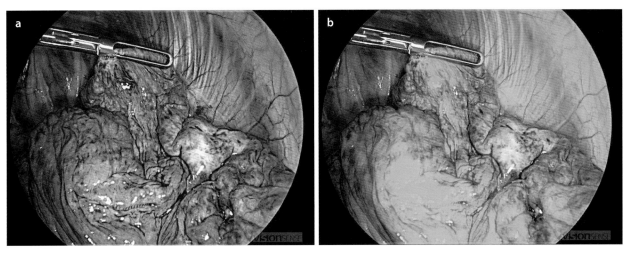

图 12.6　重度 COPD 患者 ICG 显像失败。a. 胸腔镜视图；b. ICG 全身注射后的近红外成像。注意 ICG 的苍白和分布不精确。

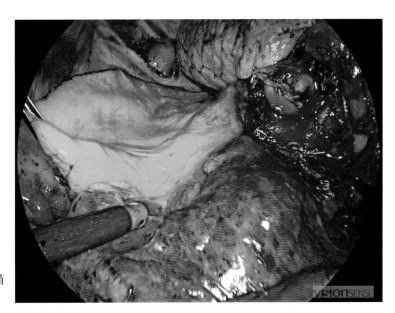

图 12.7　右侧基底段切除术中全身注射 ICG 描绘 ISP。

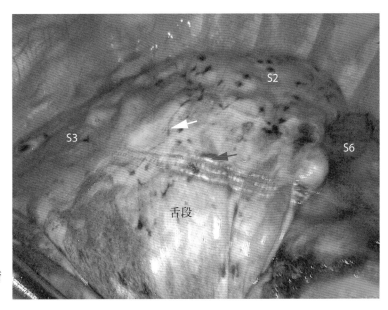

图 12.8　舌段切除术中外科医生预测（红色箭头）和 ICG 注射后显示（白色箭头）的 ISP。

12.2 肺段间平面划分

12.2.1 概述

一旦确认分界线，就要切割肺段间平面。常规的切割方法是沿肺段间静脉切除[3, 7-9, 11, 12, 17, 26, 29, 32]。使用电凝（最近使用切割缝合器）进行切割后，保留的肺组织表面可使用或不使用纤维蛋白密封剂或补片覆盖加固。该技术被认为可保留肺实质，但存在出血和漏气风险。胸腔镜技术的快速发展推动了吻合器的应用，使得手术操作更容易。然而吻合器仍有缺陷，可能损失部分肺组织伴肺复张受限[2]（图12.9）。

我们报道了一项研究，分析了163例胸腔镜解剖性亚肺叶切除术[23]。患者在出院时进行了胸部X线检查，其中7%观察到肺未完全复张。在1个月随访时，发现有3%的肺尖和4%的持续性漏气（PAL），胸管最长留置时间为13天。所有PAL均不需要胸膜固定术或再次手术。

12.2.2 漏气

尽管吻合器可能存在一些缺陷，但是造成的漏气较少。在我们的研究中，尽管漏气率为4%，但均不需要胸膜固定术或再次手术。Lin等[13]对吻合器和非吻合器肺段切除术进行了比较，结果显示，吻合器组PAL发生率为3.9%，而非吻合器组为26.7%；胸管平均留置时间为2.6天，而非吻合器组为7.5天。Miyasaka等比较了电凝和吻合器用于切割肺段间平面[15]，电凝组有8%发生PAL，这4例患者中的3例接受了化学性胸膜固定术，其中1例因漏气而再次手术；吻合器组中未发生这些并发症（P=0.005）。

在一项102例胸腔镜肺段切除术的研究中[1]，单纯使用电凝而不使用吻合器切割肺段间平面，残余肺的表面应用纤维蛋白封闭剂以防止漏气，有4例患者（3.9%）观察到PAL，3例（2.9%）发生迟发性支气管胸膜瘘，需要置管引流。在我们的研究中，无PAL患者需要胸膜固定术或再次手术。Ohtsuka等[20]比较了两组肺段间平面使用单独电凝和电凝联合吻合器的患者，单纯电凝组的PAL发生率高于电凝联合吻合器组（14% vs. 4%，P=0.025）。因此，如Miyasaka等[16]报道，通过电凝分割肺段间平面可能导致更长时间的漏气。此外，对于采用电凝分割肺段间平面还面临一个问题，即处理各种密封剂和/或补片加固肺平面问题的研究较少。

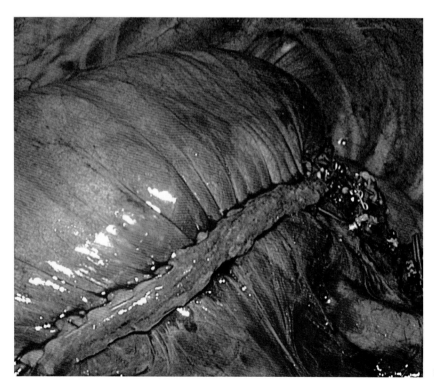

图12.9　保留舌段的左肺上叶切除术中吻合对剩余肺段的影响。注意沿着缝钉的折叠。

12.2.3 肺复张

Asakura等[2]基于离体猪模型比较了之前不同方法离断肺段间平面后肺扩张的情况，作者指出，与单用剪刀或薄实质部分采用剪刀和厚实质采用吻合器联合的方法相比，由于脏层胸膜被卡在缝钉中引起肺不张，从而吻合器会影响残余肺的扩张。其他外科医生建议通过电凝切割肺段间平面，因为它可使残余肺段完全扩张[18, 21]。当进行上肺叶的肺段切除术时，不完全肺复张的发生率较高。有学者认为，小的支气管胸膜瘘可能产生低流量漏气，从而形成气腔，通常随着肺逐渐扩张而重吸收。下叶肺段切除后，这些支气管胸膜瘘可能立即被周围肺组织覆盖，而上叶肺段切除后，残余的肺表面仍暴露。

其他与吻合相关的问题·吻合肺段间平面尽管在安全性方面具有优势，但仍不是理想的方法。肺段间平面的吻合并不容易，尤其对于狭窄或较小胸腔的患者。

夹闭较厚肺组织可能很繁琐，因为钉仓开口有限，并且可能干扰切割[6, 23]，导致出血而需要手工缝合。随着更大的吻合器和Tri-staple™技术的出现，已大大弥补了这一缺陷。成本是另一个问题，

Watanabe等[31]的研究指出，吻合成本高于其他方法，因为需使用许多钉仓。

另一问题是不保留和/或压迫到肺段间静脉，Asakura等[2]研究表示，这可能会损害保留的肺段气体交换。据我们所知，这尚未得到证实。Nakano等[18]在胸腔镜肺段切除术数月后，可疑观察到的残端实变（即部分肺不张），在其报道的70例病例中有10%出现，这可能与段间平面的错误判定有关。尚不清楚该并发症是由于段间平面识别技术还是吻合方法所致。

最后，吻合肺段间平面可能存在一些缺点（包括成本、某些患者处理较为困难、保留肺段的薄壁组织折叠），但是临床的严重并发症非常低，很少发生长期漏气和不完全肺复张，均未因此导致胸腔引流或再次手术，吻合器的安全性还是在可接受范围。

12.2.4 技术细节

吻合器的直径使其在某些胸腔内很难操作，甚至存在风险。因此最好先使用细长分离钳模拟吻合器的方向（视频12.3），也可以压缩肺实质以方便吻合器的使用（图12.10）。吻合的潜在并发症及其

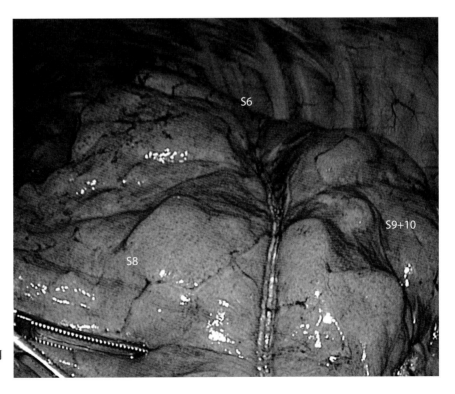

图12.10　应用吻合器前使用的专用夹钳。注意肺组织的标记和挤压。

预防已在第4章中讨论。

　　肺段间平面的切割过程中，需要注意以下细节：

－ 根据肺组织的厚度正确选择钉仓厚度。

－ 注意血管上使用的夹子可能与钉仓混淆。

－ 回拉支气管残端，使其远离缝合线（视频12.4）。

－ 保留肺段静脉，以保证残余肺段的引流（图12.11）。肺下叶复杂肺段切除的段间平面吻合时，建议使用小尺寸的钉仓逐步吻合，比为了加载最大量的肺组织而直接使用60 mm的钉仓吻合更安全且更精确。

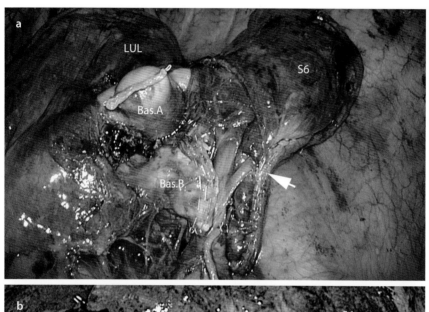

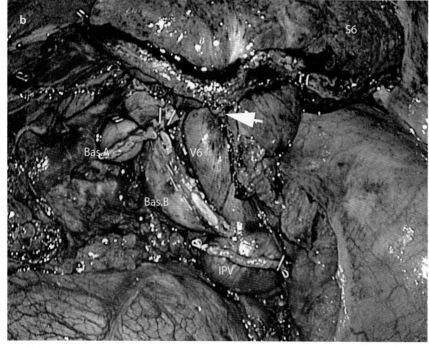

图 12.11　基底段切除术中，吻合肺段平面后背段静脉的外观。a. 保留肺段静脉（箭头）；b. 可疑挤压静脉（箭头）。

参考文献

[1] Andolfi M, Potenza R, Seguin-Givelet A, Gossot D (2020) Identification of the intersegmental plane during thoracoscopic segmentectomy: state of the art. Interact Cardiovasc Thorac Surg 30:329–336.

[2] Asakura K, Izumi Y, Kohno M, Ohtsuka T, Okui M, Hashimoto K et al (2011) Effect of cutting technique at the intersegmental plane during segmentectomy on expansion of the preserved segment: comparison between staplers and scissors in ex vivo pig lung. Eur

J Cardiothorac Surg 40:e34–e38.

[3] Bédat B, Triponez F, Sadowski SM, Ellenberger C, Licker M, Karenovics W (2018) Impact of near-infrared angiography on the quality of anatomical resection during video-assisted thoracic surgery segmentectomy. J Thorac Dis 10(Suppl 10):S1229–S1234.

[4] Endoh M, Oizumi H, Kato H, Suzuki J, Watarai H, Hamada A, Suzuki K, Nakahashi K, Sadahiro M (2018) Determination of the intersegmental plane using the slip-knot method. J Thorac Dis 10(Suppl 10):S1222–S1228.

[5] Gossot D, Seguin-Givelet A (2017) The intersegmental plane: an emerging concern for the thoracoscopic surgeon. Video-Assist Thorac Surg 2:34.

[6] Gossot D, Merlusca G, Tudor A, Boudaya M, Radu C, Magdeleinat P (2009) Pitfalls related to the use of endostaplers during video-assisted thoracic surgery. Surg Endosc 23:189–192.

[7] Guigard S, Triponez F, Bédat B, Vidal-Fortuny J, Licker M, Karenovics W (2017) Usefulness of near-infrared angiography for identifying the intersegmental plane and vascular supply during video-assisted thoracoscopic segmentectomy. Interact Cardiovasc Thorac Surg 25:703–709.

[8] Iizuka S, Kuroda H, Yoshimura K, Dejima H, Seto K, Naomi A, Mizuno T, Sakakura N, Sakao Y (2016) Predictors of indocyanine green visualization during fluorescence imaging for segmental plane formation in thoracoscopic anatomical segmentectomy. J Thorac Dis 8:985–991.

[9] Iwata H, Shirashi K, Mizuno Y, Matsui M, Takemura H (2013) Surgical technique of lung segmental resection with two intersegmental planes. Interact Cardiovasc Thorac Surg 16:423–425.

[10] Kamiyoshihara M, Kakegawa S, Morishita Y (2007) Convenient and improved method to distinguish the intersegmental plane in pulmonary segmentectomy using a butterfly needle. Ann Thorac Surg 83:1913–1914.

[11] Kasai Y, Tarumi S, Chang SS, Misaki N, Gotoh M, Go T, Yokomise H (2013) Clinical trial of new methods for identifying lung intersegmental borders using infrared thoracoscopy with indocyanine green: comparative analysis of 2- and 1-wavelength methods. Eur J Cardiothorac Surg 44:1103–1107.

[12] Kuroda H, Yoshida T, Arimura T, Mizuno T, Sakakura N, Sakao Y (2018) Novel development of Spectra-A using indocyanine green for segmental boundary visibility in thoracoscopic segmentectomy. J Surg Res 227:228–233.

[13] Lin C, Chang C, Liu Y, Chen Y, Lai W, Tseng Y et al (2020) Stapled video-assisted thoracoscopic segmentectomy preserves as much lung volume as nonstapled video-assisted thoracoscopic segmentectomy. Asian J Surg 9:S1015–S9584.

[14] Matsuoka H, Nishio W, Sakamoto T, Harada H, Yoshimura M, Tsubota N (2003) Selective segmental jet injection to distinguish the intersegmetnal plane using jet ventilation. Jpn J Thorac Cardiovasc Surg 51:400–401.

[15] Miyasaka Y, Oh S, Takahashi N, Takamochi K, Suzuki K (2011a) Postoperative complications and respiratory function following segmen-tectomy of the lung - comparison of the methods of making an intersegmental plane. Interact Cardiovasc Thorac Surg 12:426–429.

[16] Miyasaka Y, Oh S, Takahashi N, Takamochi K, Suzuki K (2011b) Postoperative complications and respiratory function following segmentectomy of the lung - comparison of the methods of

making an intersegmental plane. Interact Cardiovasc Thorac Surg 12:426–429.

[17] Mun M, Okumura S, Nakao M, Matsuura Y, Nakagawa K (2017) Indocyanine green fluorescence-navigated thoracoscopic anatomical segmentectomy. J Visc Surg 3:80.

[18] Nakano T, Endo S, Mitsuda S, Endo T, Tezuka Y, Kanai Y et al (2011) Stump consolidation after video-assisted thoracoscopic segmentectomy. Kyobu Geka 64:792–795.

[19] Oh S, Suzuki K, Miyasaka Y, Matsunaga T, Takamochi K (2013) New technique for lung segmentectomy using Indocyanine Green injection. Ann Thorac Surg 95:2188–2190.

[20] Ohtsuka T, Goto T, Anraku M, Kohno M, Izumi Y, Horinouchi H et al (2012a) Dissection of lung parenchyma using electrocautery is a safe and acceptable method for anatomical sublobar resection. J Cardiothorac Surg 7:42–46.

[21] Ohtsuka T, Goto T, Anraku M, Kohno M, Izumi Y, Horinouchi H et al (2012b) Dissection of lung parenchyma using electrocautery is a safe and acceptable method for anatomical sublobar resection. J Cardiothorac Surg 7:42–46.

[22] Oizumi H, Kato H, Endoh M, Inoue T, Watarai H, Sadahiro M (2014) Slip knot bronchial ligation method for thoracoscopic lung segmentectomy. Ann Thorac Surg 97:1456–1458.

[23] Ojanguren A, Gossot D, Seguin-Givelet A (2016) Division of the intersegmental plane during thoracoscopic segmentectomy: is stapling an issue? J Thorac Dis 8:2158–2164.

[24] Okada M, Mimura T, Ikegaki J, Katoh H, Itoh H, Tsubota N (2007) A novel video-assisted anatomic segmentectomy technique: selective segmental inflation via bronchofiberoptic jet followed by cautery cutting. J Thorac Cardiovasc Surg 133:753–758.

[25] Otsuka T, Nakamura Y, Harada A, Sato M (2011) Extremely rare but potential complication of diffuse brain edema due to air embolism during lung segmentectomy with selected segmental inflation technique by syringe needle during video-assisted thoracoscopic surgery. J Thorac Cardiovasc Surg 142:e151–e152.

[26] Pischik VG, Kovalenko A (2018) The role of indocyanine green fluorescence for intersegmental plane identification during video-assisted thoracoscopic surgery segmentectomies. J Thorac Dis 10(Suppl 31):S3704–S3711.

[27] Seguin-Givelet A, Grigoroiu M, Brian E, Gossot D (2018) Planning and marking for thoracoscopic anatomical segmentectomies. J Thorac Dis 10:S1187–S1S94.

[28] Sekine Y, Ko E, Oishi H, Miwa M (2012) A simple and effective technique for identification of intersegmental planes by infrared thoracoscopy after transbronchial injection of indocyanine green. J Thorac Cardiovasc Surg 143:1330–1335.

[29] Tarumi S, Misaki N, Kasai Y, Chang SS, Go T, Yokomise H (2014) Clinical trial of video-assisted thoracoscopic segmentectomy using infrared thoracoscopy with indocyanine green. Eur J Cardiothorac Surg 46:112–115.

[30] Tsubota N (2000) An improved method for distinguishing the intersegmental plane of the lung. Surg Today 30:963–964.

[31] Watanabe A, Ohori S, Nakashima S, Mawatari T, Inoue N, Kurimoto Y et al (2009) Feasability of video-assisted thoracoscopic surgery segmentectomy for selected peripheral lung carcinomas. Eur J Cardiothorac Surg 35:775–780.

[32] Zhang Z, Liao Y, Ai B, Liu C (2015) Methylene blue staining: a new technique for identifying intersegmental planes in anatomic segmentectomy. Ann Thorac Surg 99:238–242.

胸腔镜肺叶肺段切除术
图解与视频
Atlas of Endoscopic Major Pulmonary Resections
3rd Edition

13

右侧S1+2肺段切除术

Right S1+2 Segmentectomy

视频 13.1 ~ 视频 13.4

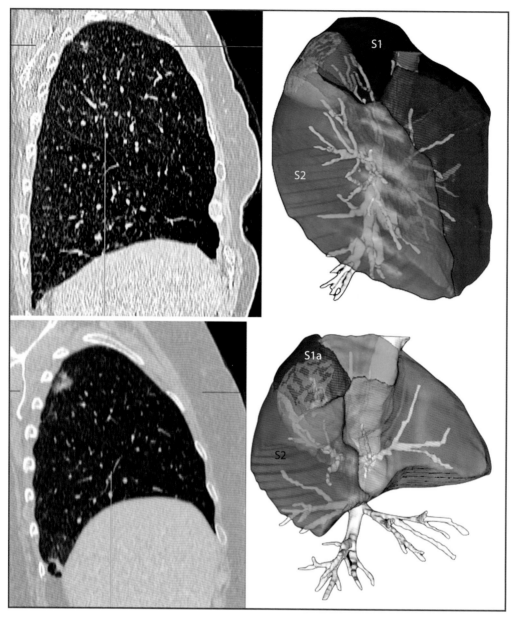

- 腺癌 cT1aN0M0（绿色结节）跨越 S1 和 S2。
  - CT 扫描和 3D 重建设计虚拟安全边界（黄色球体），表明应切除 S1+2 段。
  - 手术方案：胸腔镜 S1+2 肺段切除术加淋巴结清扫术。
  - 最终诊断：pT1aN0M0 腺癌。
- 既往因 NSCLC 和肺功能受限行左肺下叶切除治疗患者的新生结节（绿色结节）。
  - CT 扫描和 3D 重建提示，切除范围仅限于 S2+1a 段的虚拟安全边界（黄色球体）。
  - 术中针吸活检确诊为 NSCLC。
  - 手术方案：胸腔镜 S2+1a 肺段切除术加淋巴结清扫术。
  - 最终诊断：pT1bN0M0 腺癌。

右侧肺段切除术，肿瘤或结节的位置经常位于S2或S2和S1之间的边界上，因此通常选择S2和S1+2肺段切除术。

与右肺上叶切除术相比，保留S3段有两个优势：①保留部分肺功能；②剩下的S3段是一个较大的节段，可占据胸膜腔并预防右肺上叶切除术后可能遇到的复张问题[1,3]。

根据支气管和肺动脉分支模式，切除范围也可限于S2+1a[2]。

13.1　解剖学标志

- 支气管：进入肺实质后，上叶支气管分为三段支气管：尖段（B1）、后段（B2）和前段（B3）。B1和B2可单独起源或共干（B1+2）（图13.1a）。
- 动脉：必须分开至尖段和后段的动脉，它们起源于肺动脉前干或叶裂的肺动脉（后升支）。前干有两个分支：尖段（A1）和前支（A3）。后段由Asc.A2供应，Asc.A2起源于叶裂内的肺动脉后方，与中叶动脉相对。上行至S2，位于叶支气管的后方。在大多数患者中，只有1条动脉，而部分患者没有或有2支动脉（图13.1b）。

许多患者（高达70%）的A1分出一个分支供应S2，被命名为A2反支（Rec.A2），通常沿支气管走行。

- 静脉：多数情况下，上叶静脉有两支段静脉属支。
  - V1为最上支，见于上叶肺门，是最前面和最上面的血管。
  - V2+3是中央静脉，在实质和叶裂内走行。V2接受后面的较大属支，V3接受小属支（图13.1c）。

13.2　解剖学变异和风险

- 当有两个Asc.A2时，最前面的一个不能误认为供应前段的前支（Asc.A3）。

- Rec.A2的存在可能是B1或B2解剖过程中的一个潜在风险。
- 约10%的患者中，Asc.A2后升支动脉起源于下叶的上肺动脉或与A6联合形成共干。
- 引流S2的小静脉（V2t）经常穿过后升支A2的后面，在分离该动脉之前必须切断静脉（图13.1d）。
- 像文中描述的，后入路时如果B1和B2是独立的，并且两个段支气管均较短，则B2可能被误认为B1+2共干（一旦B2吻合切断，B1就会出现）。

13.3　操作技术

13.3.1　叶裂和后升支

行右肺上叶切除时，从支气管开始离断操作会比较方便，按照右肺上叶切除术的描述打开斜裂的后部（图6.5，图13.2），然而只有离断Asc.A2时，才能暴露上叶支气管。

通过向前拉伸上叶或下叶，完全暴露后纵隔。使用电钩或钝性分离或两者联合使用，打开上叶支气管下方的纵隔胸膜，然后胸腔镜可视下用分离钳分离穿过Asc.A2（从肺动脉后部）；然后使用腔镜吻合器闭合切断。在解剖Asc.A2之前，有时须游离V2t（图13.3），因静脉会妨碍该动脉的分离暴露（图13.4），尽可能将其推开而不是夹闭，防止上叶静脉充血（实际上很少发生）。

当在叶裂中发现两条后升动脉时，可以是双Asc.A2或Asc.A2（后方）伴Asc.A3（前方）。如果这两条动脉的分布不清楚，则仅离断后面那根动脉。通过解剖，第二后升支动脉也将变得清晰（图13.5）。

13.3.2　肺段支气管

一旦后升支动脉被离断，右上支气管的表面就被充分暴露，使用双极电凝游离覆盖其上方的组织。沿着上叶支气管向前上充分游离，直至B3暴露清楚。

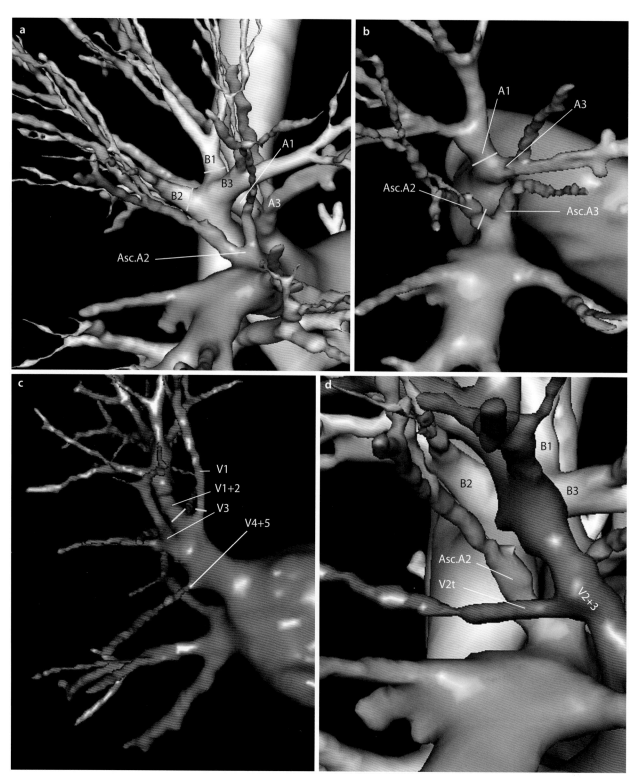

图 13.1   解剖学标志。a. 肺段支气管和动脉（后视图）；b. 尖后段供血（后视图）；c. 静脉引流（前视图）；d. V2t（引流 S2 的静脉），横跨 Asc.A2 的后部（从上方观察）。

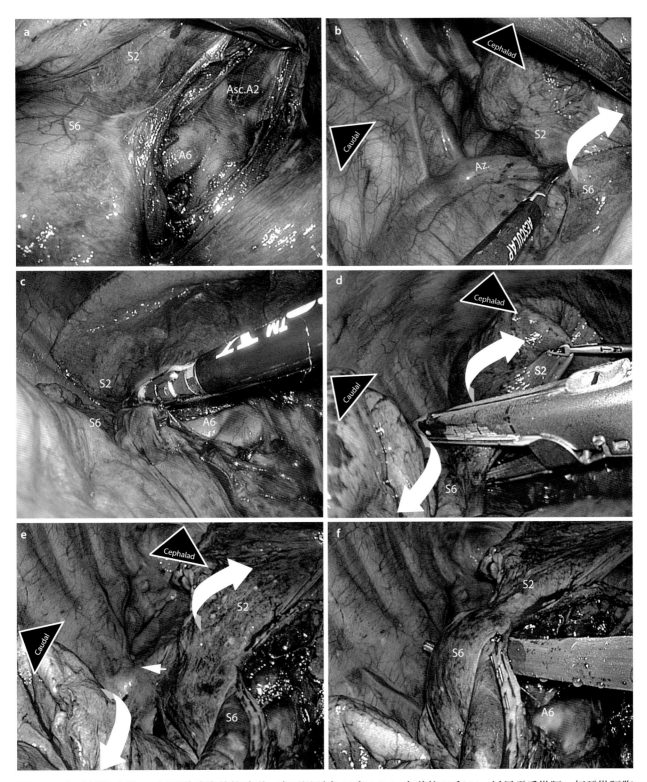

图13.2　分开斜裂后部。a. 打开肺动脉前的叶裂，直至识别出A2和A6；b. 向前拉S2和S6，以暴露后纵隔，打开纵隔胸膜；c. 用血管分离钳分离血管；d. 发育不全的叶裂较长时，可以使用吻合器；e. 隧道方向比较清晰（箭头）；f. 隧道中穿过钝头分离钳，准备置入吻合器。

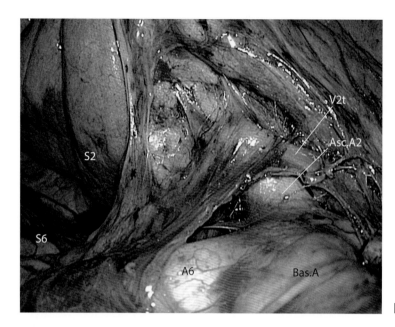

图 13.3　V2t 穿过 Asc.A2 的后部。

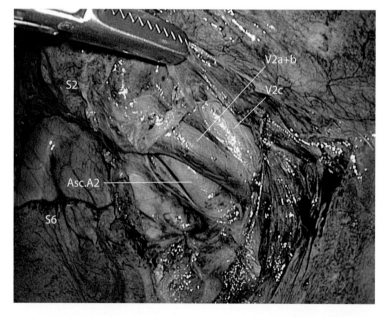

图 13.4　V2+3 穿过 Asc.A2 动脉的后部。

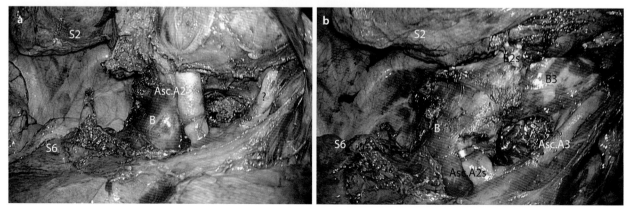

图 13.5　斜裂内存在两条后升支动脉。a. 最前面的动脉（用"？"表示），可以是第二个 Asc.A2 或 Asc.A3；b. 随着显露的深入，很明显该动脉是 S3 的。

肺段支气管的分离是通过上叶的轻柔牵拉和钝性分离来实现的，在胸腔镜下最好迅速控制小支气管周围动脉的渗血或轻微出血，避免视野模糊。最后暴露段支气管的三个分叉：前段支气管（最低分支）、后段支气管和尖段支气管（可单独分出或共干）（图13.6）。

13.3.3 动脉

该操作向前牵拉暴露尖－后段的根部，进一步暴露了A1，A1是前干的最上分支（图13.7a），将其闭合切断。

ⓘ A1一定不能被误认为是A1-A3共干，这就显示了暴露所有动脉的必要性。

提示

在某些情况下（如纤维化、粘连淋巴结等），暴露肺段支气管比较困难，特别是在没有3D术前建模的帮助下。最先暴露的段支气管是否为B1+2或仅B2尚不清楚时，安全的操作是首先吻合切断该支气管，继续游离，检查B1的位置是否在更深并靠前的位置，如图13.6b所示。

在约70%的患者中发现Rec.A2沿着B1走行（图13.7b）。

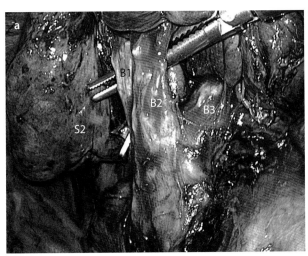
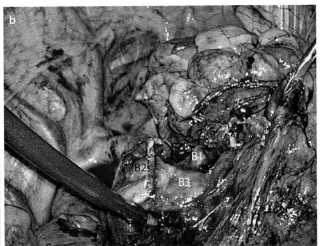

图13.6　暴露右肺上叶段支气管。a. B1+2段支气管共干；b. 独立的段支气管。

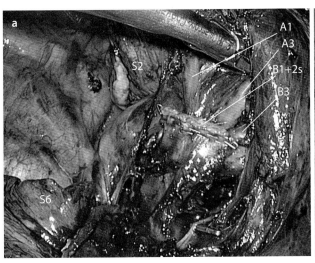
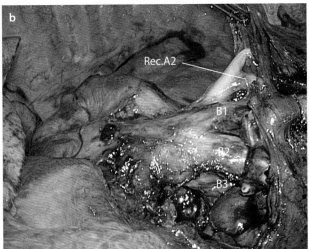

图13.7　游离并暴露肺段动脉。a. A1在B1断端前方；b. A2反支。

13.3.4 静脉

游离并暴露静脉分两步进行：

分离并夹闭中央静脉后支（V2）（图13.8a）。

靠近V1时肺叶会向后回缩，在膈神经后打开纵隔胸膜。V1为上肺静脉的最上支（图13.8b），其暴露通过双极电凝和分离钳的钝性分离来实现。

⚠️ 不得夹闭或闭合中央静脉，直至V3静脉汇

入其中。它们的分离暴露是在这些静脉的上端进行。

13.3.5 游离肺段

全身注射ICG后用电刀描绘段间平面（图13.9，视频13.1）。在固定肺段间平面后，必须检查支气管残端是否被夹在吻合器夹口内。必须将其解剖并尽量向远端游离（视频13.2）。因肺叶

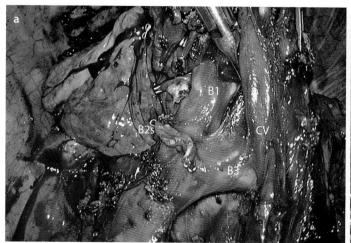
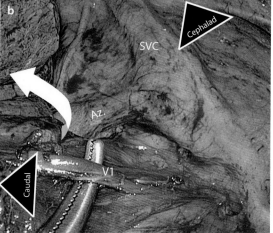

图13.8　分离暴露段静脉。a. 暴露叶裂中的中心静脉后支（V2）；b. 暴露纵隔内的V1。

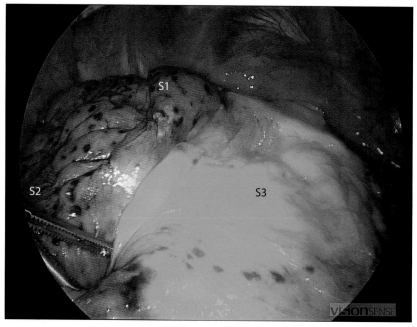

图13.9　荧光成像所见的段间平面。

可以被提起，在分界线上施加一定的压力，使用4.8 mm钉仓的60 mm吻合器切割肺实质（视频13.3）。第一个缝合钉缝合时向前切割，第二个缝合钉缝合时需更靠前，确保完整切除S1的前亚段（S1b）（图13.10，视频13.4）。以常规方式取回标本（图13.11）。

> ⓘ 在放置内镜吻合器时，必须检查是否有止血夹或缝合钉在缝合钉口内。远端支气管

断端（白色箭头）必须远离缝合钉的钳口（图13.12）。

13.3.6 变异的解剖技术：S2+1a

解剖结构良好时，即支气管和亚段动脉分离且能够清楚识别时，切除范围仅限于S1a亚段，如Nomori和Okada所述[2]。如图13.12所示，B1a和B1b可单独分离暴露（图13.13）。

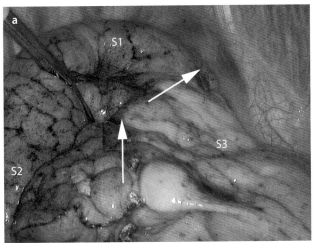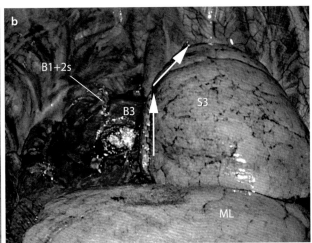

图13.10 吻合方向。a. 注射ICG后外观；b. S1+2段取出后，白色箭头指示钉缝合方向。

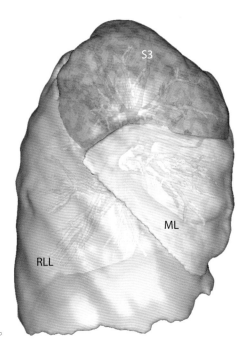

图13.11 右侧S1+2肺段切除术后3个月的3D重建。

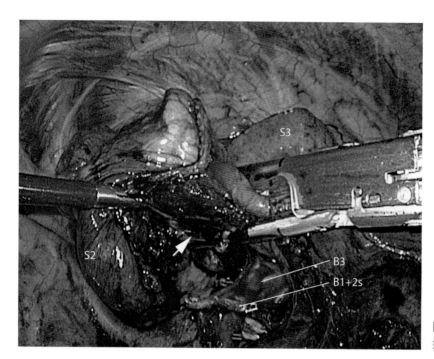

图13.12　白色箭头表示支气管断端必须远离切割缝合线。

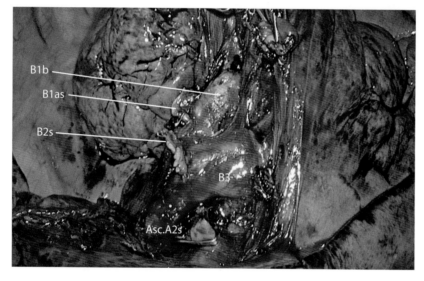

图13.13　S2+1a肺段切除术中B1a的游离和暴露。

参考文献

[1] Handa Y, Tsutani Y, Mimae T, Miyata Y, Okada M (2020) Complex segmentectomy in the treatment of stage IA non-small-cell lung cancer. Eur J Cardiothor Surg 57:114–121.

[2] Nomori H, Okada M (2012) Illustrated anatomical segmentectomy for lung cancer. Springer-Verlag, Tokyo.

[3] Tane S, Nishio W, Fujibayashi Y, Nishikubo M, Nishioka Y, Ogawa H et al (2020) Thoracoscopic left S1+2 segmentectomy as a good resolution for preserving pulmonary function. Interact Cardiovasc Thorac Surg 31:331–338.

14

右侧S2肺段切除术

Right S2 Segmentectomy

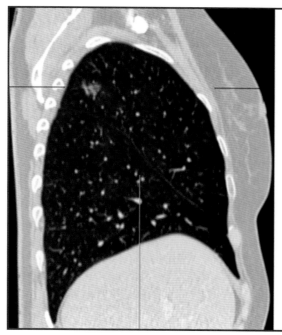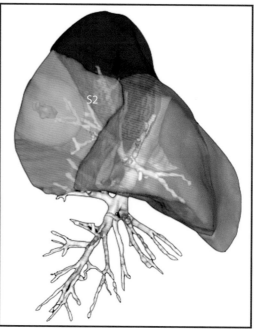

- 右肺 S2 段 cT1aN0 腺癌（绿色）。
  · CT扫描和3D重建设计虚拟安全范围（浅黄色），表明S2肺段切除术

是合适的。
· 最终诊断：pT1aN0 微浸润肺腺癌。

右侧S2肺段切除术尤其适用于肺段S2中的GGO，尤其是位于叶裂附近的GGO[1, 3]。通常比S1+2肺段切除术更简单，但在某些患者中对B2段支气管的识别可能存在问题。

14.1 解剖学标志

- 支气管：当其进入肺实质后，上叶支气管分为3个肺段支气管：尖段支气管（B1）、后段支气管（B2）和前段支气管（B3）。B1和B2可以单独起源，也可以共干（B1+2）（图14.1a）。
- 动脉：后段由Asc.A2供应，源自肺动脉后侧的叶裂中，与中叶动脉相对（图14.1b）。它上升至S2，位于肺叶支气管的后下方。在大多数患者中，仅有一条动脉，而在某些患者中没有（12%）或有两条动脉。
- 静脉：S2由中心静脉的所有分支引流，即V2t、V2a+b和V2c，所以应仅保留中央静脉最下属支V3a（图14.1c）。

14.2 解剖学变异和风险

- Asc.A2可能缺失：当肺裂融合时，有效的术前规划可避免在叶裂中无用的操作。
- 当存在两个Asc.A2时，不得将最前面的一个误认为是供应前段的前支（A3）。
- 在约10%的患者中，Asc.A2动脉起源于下叶的动脉或与A6形成共干（图14.2a）。
- 许多患者A1的一个分支供应S2，并命名为Rec.A2，通常沿支气管走行，这可能是B2解剖过程中的风险（图14.2b）。
- 引流S2的小静脉（V2t）经常穿到后升支A2的后面，在分离该动脉前必须离断（图14.2c）。
- 罕见情况下，S2也可通过连接到SPV的支气管后静脉引流（图14.2d、e）[2]。
- 在后入路术中，如果B1和B2相互独立，并且两个支气管均较短，则B2可能被误认为B1+2。

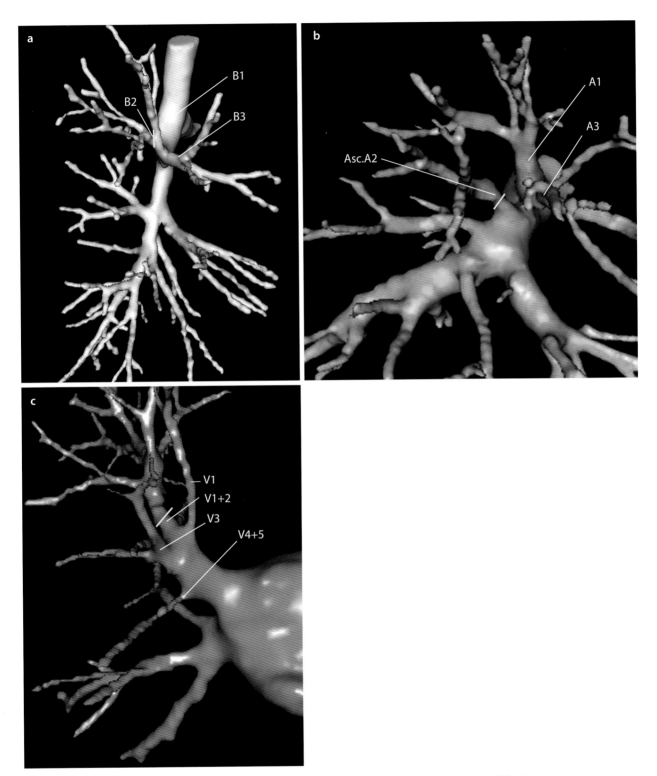

图 14.1 解剖学标志。a. 肺段支气管（后视图）；b. 后段的动脉血供（后视图）；c. 静脉引流（前视图）。

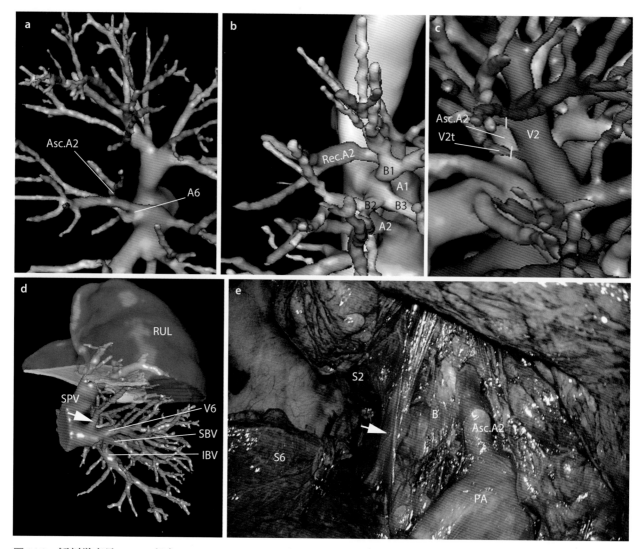

图 14.2　解剖学变异。a. A2 起自 A6；b. Rec.A2；c. V2t 穿过 A2，支气管后静脉引流 S2 段；d. 3D 重建；e. 胸腔镜视图。

14.3 操作技术

14.3.1 叶裂和后升支

　　按照 S1+2 肺段切除术的描述打开斜裂的后部（参考 15.3.2），可通过向前拉伸上叶或下叶，直至后纵隔充分暴露出来。使用电刀锐性或钝性分离，打开上叶支气管下方的纵隔胸膜。在可视下将解剖钳从肺门（肺动脉后方）穿过后纵隔（图 14.3），然后使用 60 mm 内镜吻合器闭合切断，这将有助于暴露 Asc.A2，随后 Asc.A2 在双极闭合后

切断（图 14.4）。在解剖 Asc.A2 之前，通常必须解剖游离 V2t 静脉（图 14.2c）。叶裂内可见两条升动脉时，这可能是两根 Asc.A2 或 Asc.A2 的后部和 Asc.A3 的前侧。如果这两根动脉的分布不清楚，则只游离靠后的动脉。

14.3.2 肺段支气管

　　一旦后升支动脉被离断，右上支气管的前表面即完全暴露。使用双极电凝游离覆盖其上的表面组织，上叶支气管必须尽量向前向上游离直至 B3 完全可见。

通过牵拉肺上叶和钝性分离继续解剖肺段支气管，最好用剥离子，同时立即控制支气管周围小动脉的渗出或出血。最后暴露三分叉：前叶肺段支气管为最低支；后段和尖段支气管，可单独或作为共干分出（图14.5）。

⊙ B2不得与B1+2混淆。如果不确定，三个段支气管必须在切割吻合前明确暴露。

14.3.3 动脉

除与B1伴行的Rec.A2外，仅需控制后Asc.A2（图14.5）。

14.3.4 静脉

分离中央静脉的后支（V2），夹闭其最后支（V2a）。因前支（V2b）可以引流S1，必须保留。

14.3.5 游离肺段

全身注射ICG后，双极电凝描绘段间平面。在吻合肺段间平面前，必须检查支气管断端是否被夹在吻合器内，必须将其切断并用力回收以保证足够远离。提起肺叶，在段间平面上放置好钉仓，闭合吻合器（图14.6）。以常规方式取出标本（图14.7）。

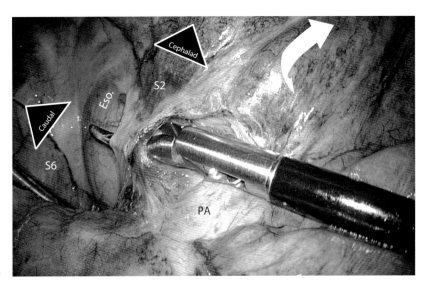

图14.3　打开S2和S6之间的肺裂部分。

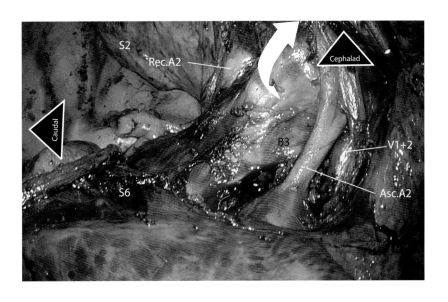

图14.4　Asc.A2和Rec.A2。

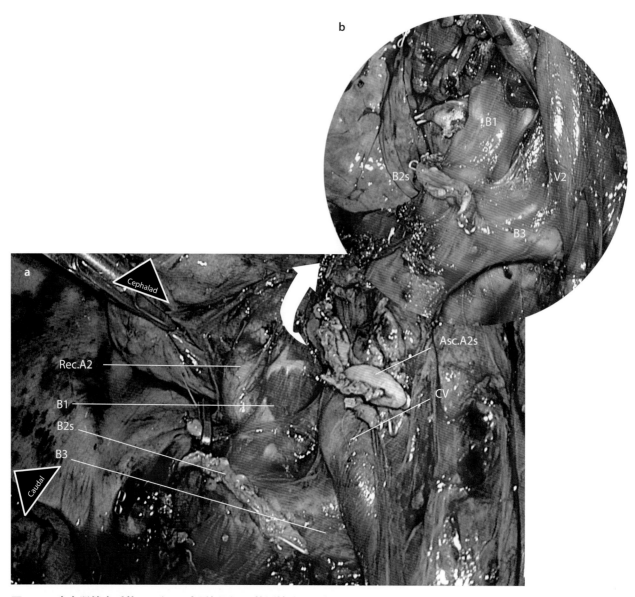

图14.5   吻合器缝合后的B2干。a. 全景视图；b. 特写镜头。

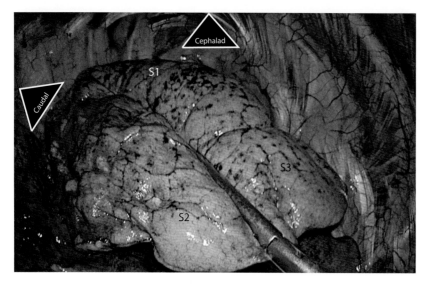

图14.6   S2和S3间放置钉仓。

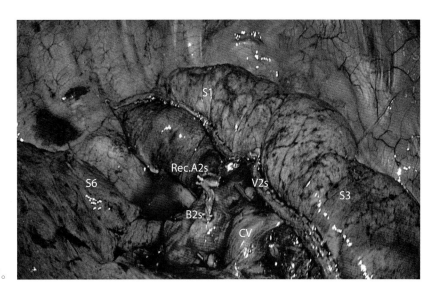

图 14.7　通气前的视图。

参考文献

[1] Handa Y, Tsutani Y, Mimae T, Miyata Y, Okada M (2020) Complex segmentectomy in the treatment of stage IA non-small-cell lung cancer. Eur J Cardiothorac Surg 57:114–121.

[2] Polaczek M, Szaro P, Jakubowska L, Zych J, Religioni J, Orlowski T (2020) Pulmonary veins variations with potential impact in thoracic surgery: a computed-tomography-based atlas. J Thorac Dis 12:383–393.

[3] Yazawa T, Igai H, Matsuura N, Ohsawa F, Furusawa S, Kamiyoshihara M (2020) Dorsal (S2) segmentectomy of right upper lobe via a uniportal approach using near infrared imaging and indocyanine green administration. Multimed Man Cardiothorac Surg Nov 3:202.

胸腔镜肺叶肺段切除术
图解与视频
Atlas of Endoscopic Major Pulmonary Resections
3rd Edition

15

右侧S1肺段切除术

Right S1 Segmentectomy

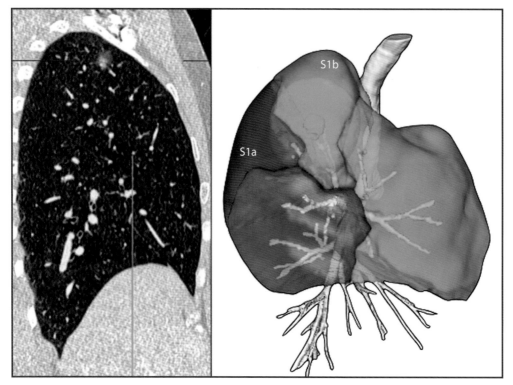

－ 肺功能受限患者出现中心致密的毛玻璃样不透明影（绿色结节）。
· CT 扫描和 3D 重建设计虚拟安全边界（黄球体），可限于 S1 段。

· 术中针吸活检确诊为 NSCLC。
· 手术方案：胸腔镜 S1 肺段切除术加淋巴结清扫术。
· 最终诊断：pT1aN0M0 腺癌。

S1 肺段切除术是一项具有挑战性的手术，原因有二：①肺段支气管的多种解剖变异；②切割 S1 肺段平面困难。

15.1 解剖学标志

－ 支气管：B1 为上叶支气管的上支。可与 B2（B1+2）形成共干，也可独立存在。在这种情况下，它可能在远端起源于 B2，尤其是通过后入路。
－ 动脉：A1 为前动脉干的最上支。在大多数情况下，与 Rec.A2 形成共干（图 15.1b）。
－ 静脉：V1 是上肺静脉的最上属支，通常是独立的（图 15.1c），分为 V1a 和 V1b。

15.2 解剖学变异和风险

最常见的支气管变异是亚段分支独立上升，B1a 从 B2 段的根部发出，B1b 从 B1+3 共干发出（图 15.2a）。

如果没有术前模拟，几乎不可能检测到这种解剖变异。为了不使 B1b 和 A1b 留在原位，有必要进行术前模拟。

提示

术前检查发现还可以进行 S2+1a 肺段切除术，而不是 S2+1 肺段切除术，因目标恰好位于 S1 和 S2 之间的边界（图 15.2b）。

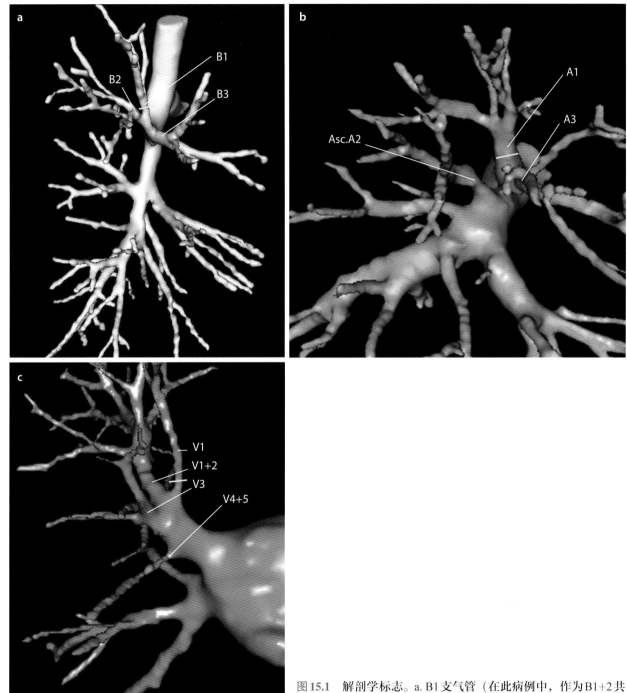

图 15.1 解剖学标志。a. B1支气管（在此病例中，作为B1+2共干的分支）；b. A1动脉；c. V1，上肺静脉的最上支。

15.3 操作技术

15.3.1 叶裂

在S1+2或S2肺段切除术时，在横裂和斜裂的交界处打开叶裂。

须保留V2t静脉，特别是直径较大的静脉。A2

动脉也要特别注意，可能阻碍支气管的暴露。在这种情况下，可以用束带向前牵拉（图15.3）。

15.3.2 B1支气管

支气管入路方式与S2或S1+2肺段切除术相同。B3支气管通常容易在前侧方识别。上叶支气管分叉后，可以是B1+2共干，也可以是单独的B2

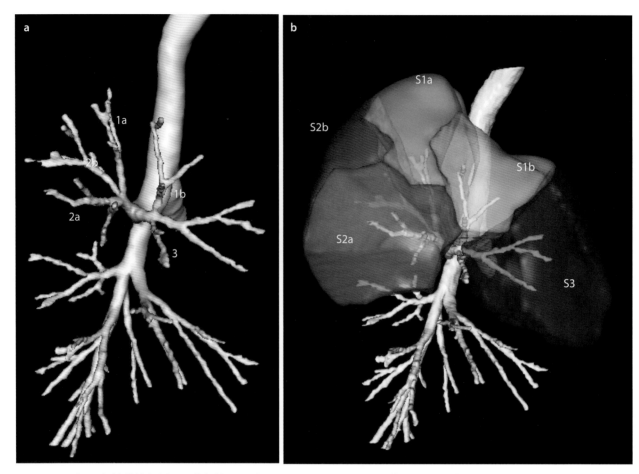

图15.2   1a和1b段的单独起源。a. 支气管B1a源于B2，B1b源于B3；b. 两个S1亚段建模。

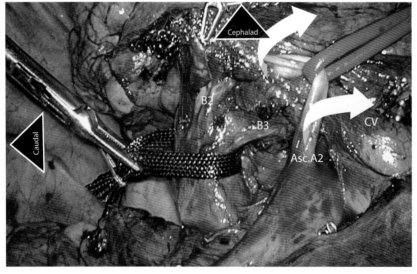

图15.3   Asc.A2向前牵拉暴露上肺段支气管。

(图15.4)。如果支气管异常细小则要怀疑。在这种情况下，必须向前牵拉支气管并向头侧方向游离并暴露B1。解剖并闭合支气管时可能需要向后牵拉Asc.A2（图15.5）。

15.3.3 A1动脉

A1或Rec.A2-A1共干，位于支气管前方（图15.6）。而后一种情况，仅钳夹A1分支。

15.3.4 V1静脉

如右肺上叶切除术所述，从背部解剖V1更方

便；也可将上叶向后翻转，暴露上肺静脉及其最上的分支，即V1（图15.7）。

15.3.5 肺段间平面

一旦支气管和动脉离断后，在其残端正上方就有一个通道，以便插入吻合器的头端，根据ICG确定的边界，这个通道是朝上方的（图15.8）。用一个长的钉仓闭合切断，以常规方式取出标本。

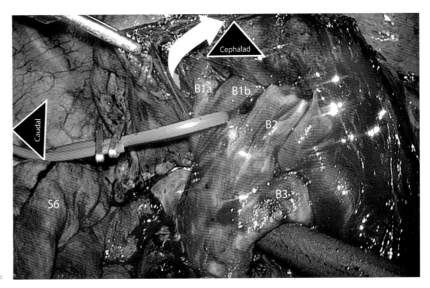

图15.4 B1支气管用束带固定便于吻合。

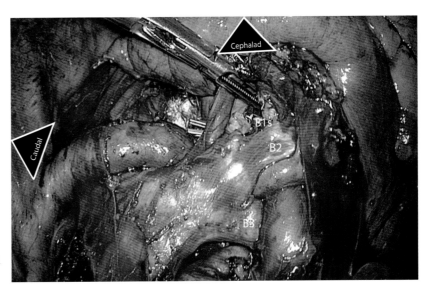

图15.5 B1已闭合，注意保留和牵拉Rec.A2。

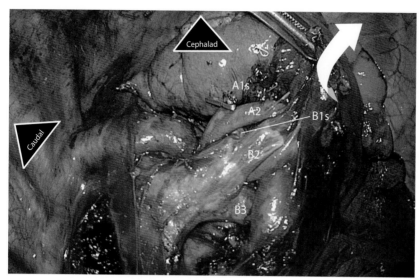

图15.6　闭合A1。

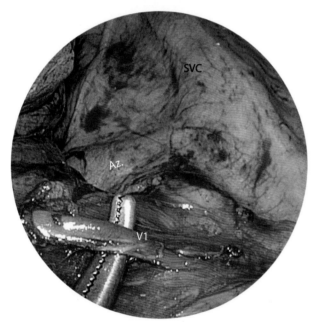

图15.7　V1的前入路。

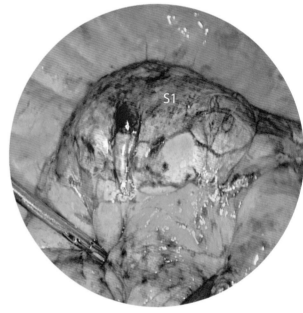

图15.8　荧光胸腔镜成像确定S1边界。

16

右侧S3肺段切除术
Right S3 Segmentectomy

视频16.1 ~ 视频16.4

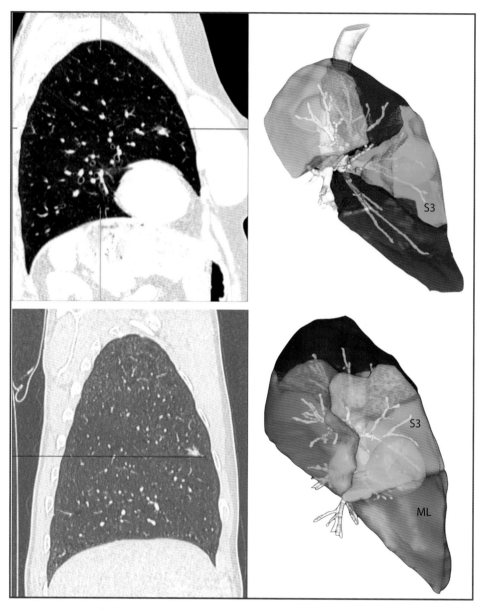

- cT1aN0 腺癌，右 S3 段。
  - CT 扫描和 3D 重建虚拟安全边界，表明应切除 S3 段。

- 侵入中叶的相同病变示例，进行了 S3 联合 S4+5 肺段切除手术。

由于动脉位置较深，因此 S3 段切除是有困难[3]。在 S3 与中叶之间建立一个隧道可使手术大大简化[1, 2]。

如果目标靠近横裂处，可扩大切除范围至 S4 甚至中叶。

16.1 解剖学标志

- 支气管：B3 为上叶支气管前支，它与尖后支

气管干（B1+2），或 B1 和 B2 无关，通过其前侧方向的走行容易被识别，而 B1 和 B2 向头侧方向走行（图 16.1a）。

- 动脉：A3 是前动脉干最下的分支（图 16.1b）。有一半病例 A3a 和 A3b 均来自上干，其他病例中 A3a 由中间干分出，可通过其向前的走行方向识别；而 A3b 来自上干。这种走行也可相反：A3a 由上动脉干分出，A3b 由中间动脉干分出。

– 静脉：有两种静脉走行：①直径大的V3，即中央静脉的最下属支；②1或2条直径小的上升静脉从中央静脉分出，由于它们直接来自S3，因此容易识别（图16.1c）。

16.2 解剖学变异和风险

– B3可能与B1（图16.2a）甚至B2（图16.2b）共同发出。

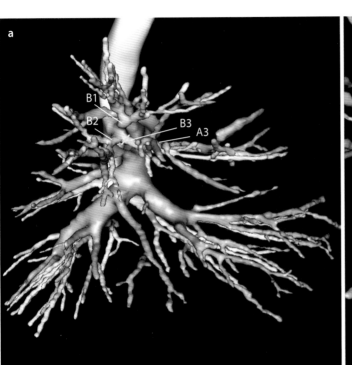

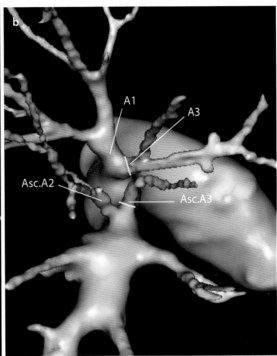

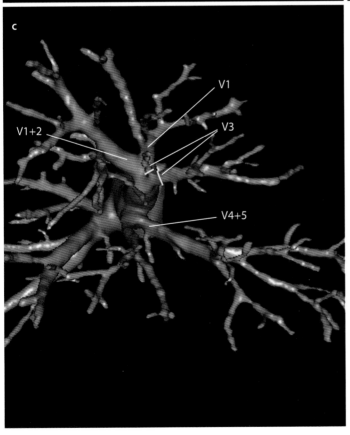

图16.1 解剖学标志。a.支气管：B3支气管和单根A3起源于纵隔；b.动脉：常见动脉分布，S3有2条动脉：A3主干起源于前干，A3升支起源于中间干；c.静脉：静脉模式下，大的V3属支和小的V3升支。

– A3动脉可以从中叶动脉分出（图16.2c）。

– 淋巴结常见于B3起始处，即使是良性病变，为了暴露B3根部，也需要清扫这些淋巴结。

16.3 操作技术

16.3.1 叶裂

S3与中叶之间横裂的前部通常融合，甚至不

存在。首次打开这部分的横裂是分离血管的关键。当不完整时，可以通过参考以下步骤建立隧道技术打开横裂（视频16.1）。

像尖后段切除一样，先在横裂和斜裂的交界处打开，一旦识别出Asc.A2和Asc.A3（如果存在），就向上抬起中叶边缘，用分离钳和/或剥离子钝性分离解剖，注意避开血管（图16.3a），主要是向前方解剖（图16.3b）。然后将上叶向后牵拉，以便暴露上叶静脉（图16.3c）。以常规方式暴露静脉，便

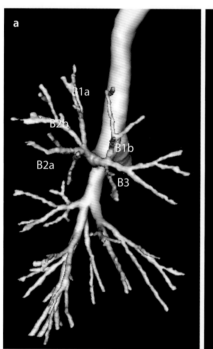

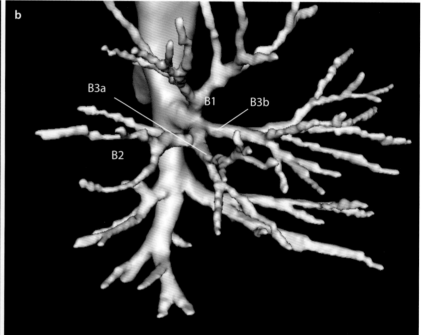

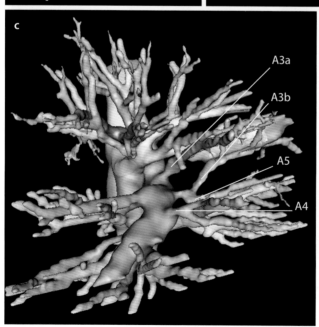

图16.2 解剖学变异：B3支气管的异常分布。a. B3-B1b共干；b. B3a-B2共干；c. A3b起自中叶动脉。

于清楚地暴露中叶静脉和 V3。类似地，用分离钳和/或剥离子向后建立隧道，使其与之前打开的叶裂开口交汇。然后将 60 mm 吻合器置入隧道进行切割（图 16.3d），这样中叶和 S3 就分离开了，方便后续游离血管（图 16.3e）。

16.3.2 V3 静脉

中央静脉向前-后方向走行，两个最前的属支引流 S3，将其夹住（图 16.4）。

现阶段有两种选择：

– 肺段动静脉及 B3 清晰可见，在叶裂未充分暴露情况下即可控制。

– 暴露不足（如因肺段支气管较短），这种情况下，如上叶切除术中打开斜裂的后部（参考图 6.5）。目的是使 Asc.A2 的中心静脉回缩，暴露支气管和动脉的起源。

16.3.3 A3 升支

如果存在，则 A3 升支是第一个处理的，夹闭并切断，从而暴露肺段支气管（图 16.5）。

16.3.4 B3 支气管

B3 的起始处通常有淋巴结（图 16.6a），将其切除并取出（图 16.6b）。如果患者因恶性肿瘤进行

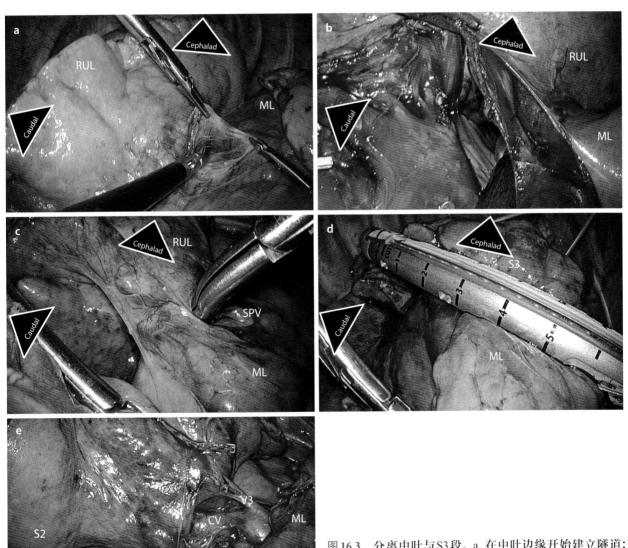

图 16.3　分离中叶与 S3 段。a. 在中叶边缘开始建立隧道；b. 如果肺组织短而薄，容易到达前纵隔；c. 从前纵隔钝性分离；d. 若肺组织长且厚，则通过钉合分离；e. 静脉因此就暴露出来了。

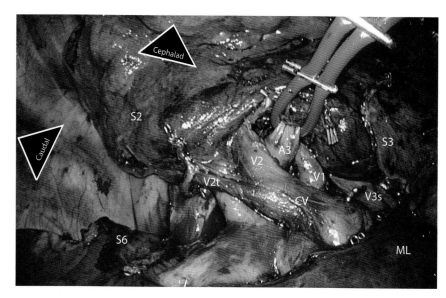

图16.4　分离暴露叶裂中的V3。

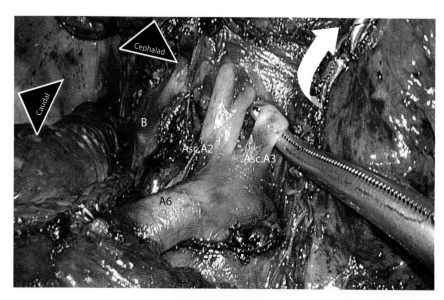

图16.5　分离并暴露A3升支。

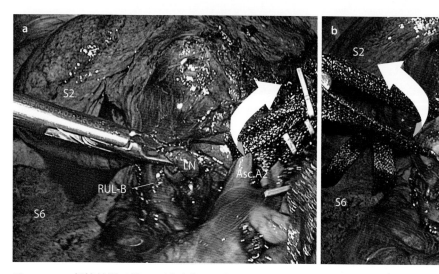

图16.6　B3起始处淋巴结。a. 清除前；b. 清除后。

手术，则将淋巴结送去进行冷冻切片。如果为阳性，扩大手术切除范围，直接做肺叶切除术。

B3的解剖或多或少有些难度，在某些情况下，如果支气管足够长，则可直接解剖暴露（图16.7a）。在其他情况下，为了使肺段支气管周围有足够的空间，需要牵拉周围组织，如A2甚至上叶支气管（图16.7b）。

B3经解剖分离后直接闭合。在一些患者中，即使解剖充分后，支气管周围空间也有限，使用可弯曲的闭合器也无法通过，此时可用手术刀片切断B3，手工缝合其残端（图16.8，视频16.2）。

16.3.5 A3动脉

一旦B3被闭合切断，可向上牵拉其远端残端，从而暴露A3（图16.9）。

由于手术开始时已经打开了横裂，S3已充分游离，可以直接打开并游离肺实质。

16.3.6 肺段间平面

肺段间平面是全身注射ICG后勾画出来的（图16.10，视频16.3）。在肺实质中应用一个长缝合钉，沿着垂直的方向，然后稍微向前，检查支气管残端是否远离，以及是否卡在吻合器钳口内，然后切割肺实质。

以常规方式取出标本。

肺再通气（视频16.4）。注意：当斜裂后部充分游离，S2可完全移动时，建议将S2锚固到S6上，避免扭转（图16.11）。

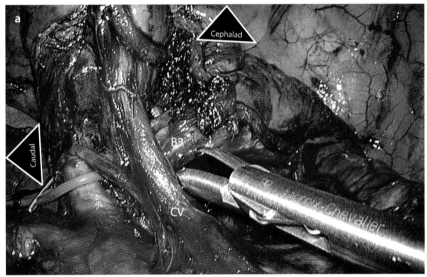

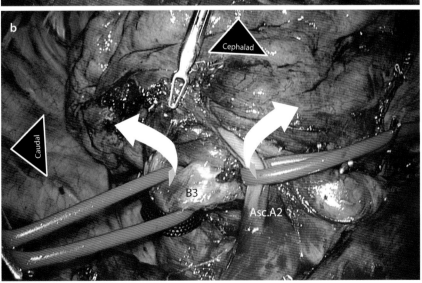

图16.7　B3的解剖。a. 若支气管足够长，可以直接解剖；b. 若支气管短时，需要牵拉邻近结构。

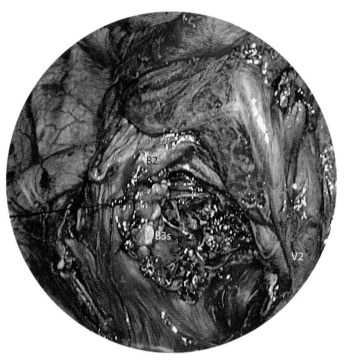

图16.8　手工缝合B3断端。

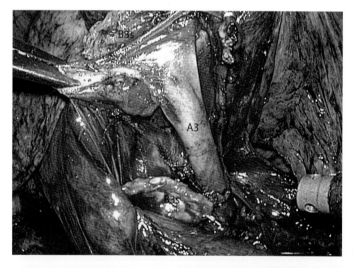

图16.9　闭合切断B3后暴露A3。

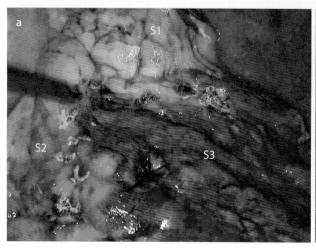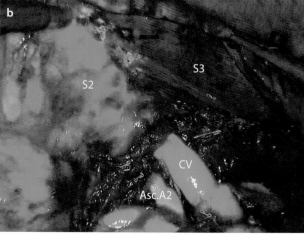

图16.10　通过全身注射ICG描绘肺段间平面。a. 前视图；b. 底视图。

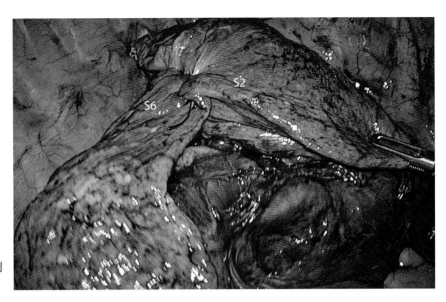

图 16.11 锚定 S2 至 S6，以防止剩余的 S1 和 S2 扭转。

参考文献

[1] Igai H, Matsuura N, Kamiyoshihara M (2020) Uniportal anterior segmentectomy (S3) of the left upper lobe. Multimed Man Cardiothorac Surg 2020: Aug 6.

[2] Nakada T, Akibaa T, Inagakia T, Morikawa T (2014) Thoracoscopic anatomical subsegmentectomy of the right S2b+S3 using a 3D printing model with rapid prototyping. Interact Cardiovasc Thorac Surg 1919:696–698.

[3] Nomori H, Okada M (2012) Illustrated anatomical segmentectomy for lung cancer. Springer-Verlag, Tokyo.

胸腔镜肺叶肺段切除术

图解与视频

Atlas of Endoscopic Major Pulmonary Resections

3rd Edition

17

右侧S6肺段切除术

Right S6 Segmentectomy

视频 **17.1**

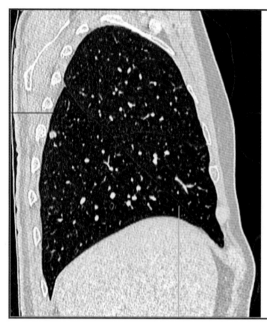
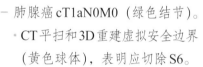
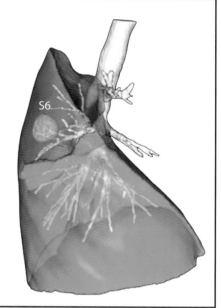

- 肺腺癌 cT1aN0M0（绿色结节）。
  - CT平扫和3D重建虚拟安全边界（黄色球体），表明应切除S6。

- 手术方案：胸腔镜右肺 S6 肺段切除加淋巴结清扫术。
- 最终诊断：pT1aN0 腺癌。

通常认为右侧S6肺段切除术是容易的，但是动脉和静脉的变异可能会增加操作难度。

当病变位于S6段的下部，需要S6段联合S10肺段切除术。常见的位于B6支气管起始处的肿瘤可能需要袖状切除[1, 2]。

17.1 解剖学标志

- 支气管：右侧S6段支气管起自右肺中叶支气管的对侧或稍高的位置，位于S6段动脉的后方（图17.1a）。大多数患者的右肺S6段支气管为单支，但也有两支的罕见情况。
- 动脉：S6段由A6动脉供养，其起自与基底段动脉干相同水平的叶裂内。通常为单支，但也可能为两支或三支（图17.1b、c）。
- 静脉：S6段静脉是下肺静脉最高和较小的肺段分支（V6）（图17.1d）。

17.2 解剖学变异和风险

- 在少数患者的肺段间裂将右侧S6与基底段分开（图17.2a）。
- 一些患者S6的肺段动脉起自肺上叶的升动脉（Asc.A2）或基底动脉干。A6动脉和Asc.A2动脉可能合为一条单干（图17.2b）。闭合切断斜裂的后部前先辨别A6动脉，这对避免损伤Asc.A2动脉很重要。
- A6动脉和中叶动脉的起始部可能会很接近（图17.2c）。

17.3 操作技术

17.3.1 叶裂和动脉

这一步类似于右肺下叶切除术中的分离叶裂。肺动脉有时可见，也可因为叶裂融合而隐藏。

如右肺下叶切除术一样打开叶裂的后部（参考8.3.1）。找到肺动脉后，解剖钳从动脉的表面朝后纵隔方向分离（图17.3），需要向前牵拉肺叶以暴露后纵隔胸膜。在中间段支气管水平打开胸膜，胸腔镜或可旋转的镜头可辅助完成该操作，最后闭合切断叶裂后部。

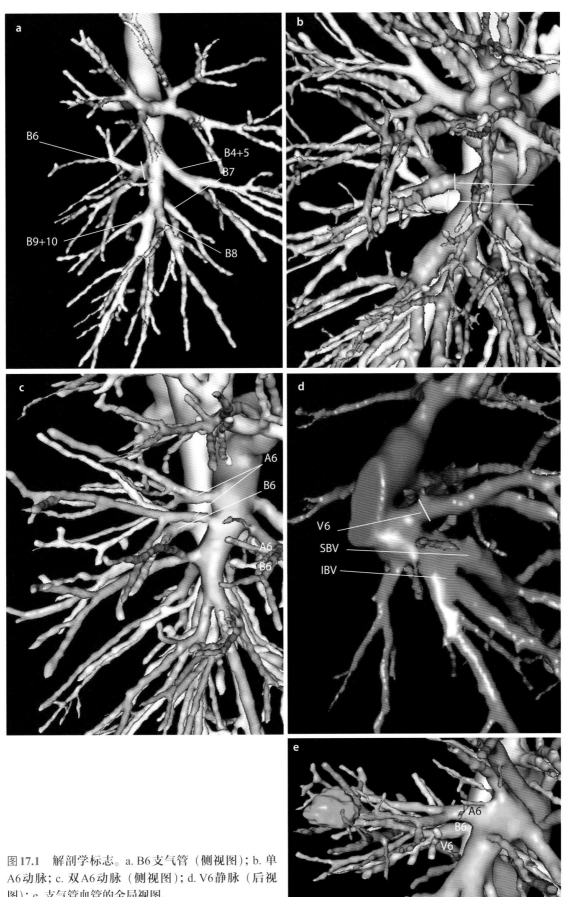

图17.1 解剖学标志。a. B6支气管（侧视图）；b. 单A6动脉；c. 双A6动脉（侧视图）；d. V6静脉（后视图）；e. 支气管血管的全局视图。

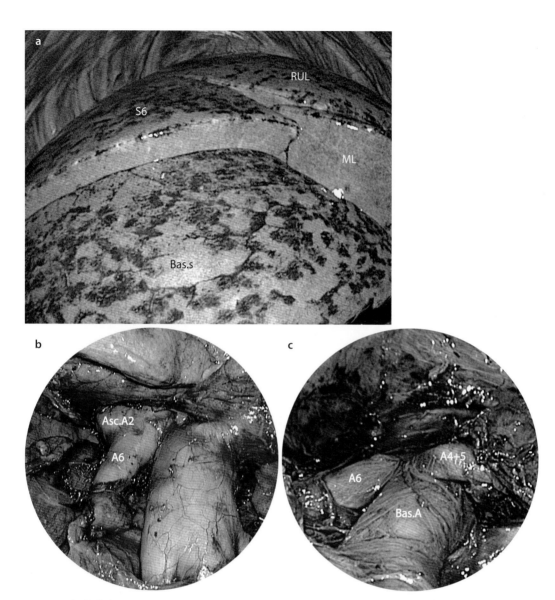

图 17.2　解剖学变异。a. 一条段间裂将 S6 与基底段隔开；b. A6 与 Asc.A2 共同起源；c. A6 与中叶动脉的起始于相同水平。

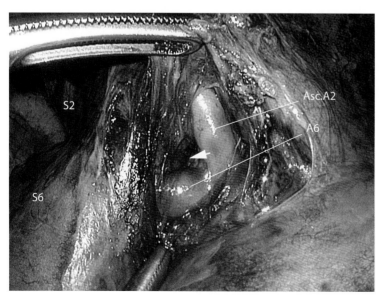

图 17.3　在 A6 和 Asc.A2 之间建立隧道（箭头所示）。

在肺裂中分离暴露肺动脉时，没必要暴露整个动脉干，但至少应该暴露通往上叶的后升支及基底段动脉干的起始段，确保没有其他分支。A6动脉走行在B6支气管前方，通常是单根的（图17.4）。根据其直径，可对其进行切割或夹闭。A6与基底段动脉之间的所有淋巴结都应被清扫并送冰冻检查（图17.4b）。

⊙ A6必须要游离足够的长度以保证其没有供应上叶的分支。

17.3.2 支气管

A6动脉离断后，接下来可以清除V6支气管周围组织，游离闭合切断V6（图17.5）。有些支气管也可以手工缝合，如位于B6起始处的类癌（视频17.1）。

17.3.3 静脉

牵拉肺下叶，使用电钩锐性分离，将下肺韧带打开至下肺静脉（图17.6）。

清扫下肺静脉周围组织，直至暴露最上方的分支，通常位于支气管的下方（图17.7a），可夹闭或使用双极电凝离断。下肺静脉分支内的所有淋巴结都应清扫并送冰冻检查（图17.7b）。

17.3.4 分割肺段

全身注射ICG后勾画肺段间平面（图17.8）。

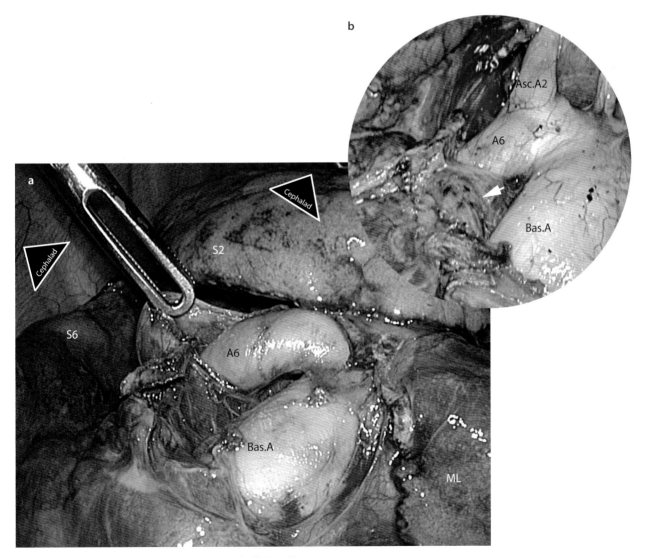

图17.4 A6的解剖。a. 正常情况；b. A6起始部的淋巴结。

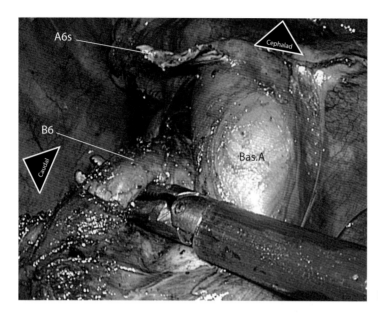

图 17.5　切断 A6 后，B6 的解剖。

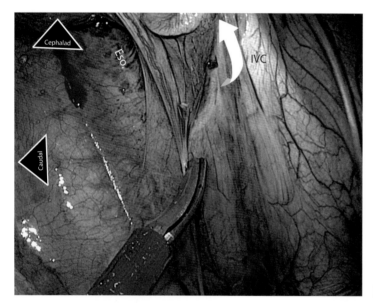

图 17.6　游离下肺韧带。

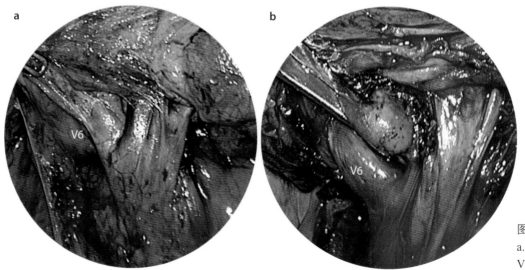

图 17.7　V6 的解剖。
a. 正常情况；b. 位于 V6 起始部的淋巴结。

切断静脉后，有助于向上牵拉S6肺段，在肺实质上应该用长缝合钉，确保支气管残端远离吻合钳口。也可通过膨胀萎陷识别肺段间平面，使用夹钳压迫肺实质便于上缝合钉，常规方式取出标本（图17.9）。

17.3.5　S6肺段袖状切除

S6肺段切除术联合支气管手工缝合或袖状切除的适应证并不罕见，因为该肺段可能在肺叶切除术后数年内再发同类肿瘤或NSCLC[1]。

此类案例的说明可参考图17.10和视频17.1。

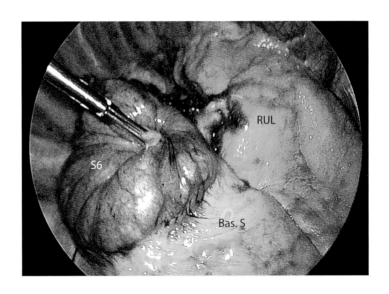

图17.8　通过全身注射ICG来勾画肺段间平面。

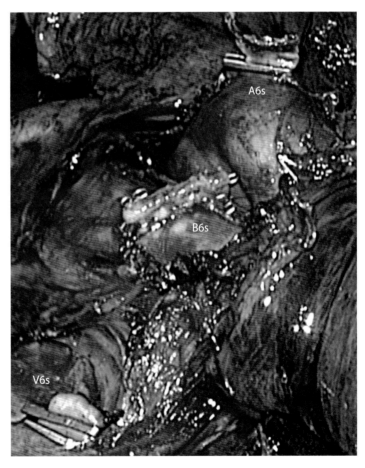

图17.9　标本取出后的最终视图。

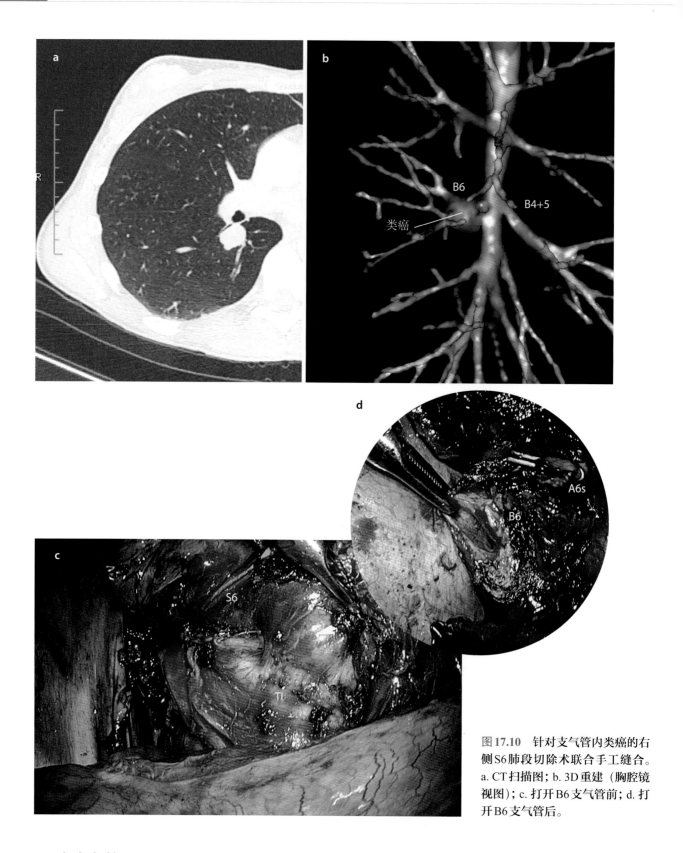

图17.10 针对支气管内类癌的右侧S6肺段切除术联合手工缝合。a. CT扫描图；b. 3D重建（胸腔镜视图）；c. 打开B6支气管前；d. 打开B6支气管后。

参考文献

[1] Nagashima T, Inui K, Kanno K, Ito H, Nakayama H (2018) Thoracoscopic right S6 sleeve segmentectomy for squamous-cell carcinoma arising from the B6 central bronchus. J Thorac Dis 10:1077–1080.

[2] Nomori H, Okada M (2012) Illustrated anatomical Segmentectomy for lung cancer. Springer-Verlag, Tokyo.

18

右侧S7–10（基底段）
肺段切除术

Right S7–10 (Basilar) Segmentectomy

视频 18.1~ 视频 18.2

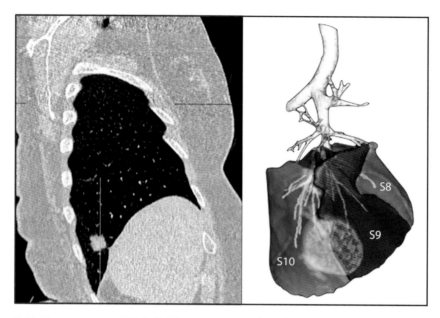

- 肺腺癌cT1bN0M0（绿色结节）。
  · CT扫描和3D重建虚拟安全边界（黄色球体），显示应切除S9+10。但考虑到结节的大

小，切除整个基底段更合适。
  · 手术方案：胸腔镜右肺基底段切除术加淋巴结清扫术。
  · 最终诊断：腺癌pT1bN0。

右肺除了下叶上段（S6），下叶基底段包括四部分：下叶内基底段（S7）、下叶前基底段（S8）、下叶外基底段（S9）和下叶后基底段（S10）。右下肺基底段切除的主要步骤与右肺下叶切除术类似[1-4]。要注意保留S6段的肺组织，尤其是S6的静脉（V6）。

18.1 解剖学标志

- 支气管：基底段支气管干通常走行于B6起点外1~2 cm的叶裂内（图18.1a）。
- 动脉：基底段的供应动脉是分出A6动脉后肺动脉的终支（图18.1b），它走行于肺段支气管的前方，常分为两支。在大多数情况下（90%），其中一分支为A9+10，另一分支为A8+7（60%）。A7有时也能独立自基底段动脉干直接发出（24%）或A7动脉缺失（16%）。
- 静脉：基底段静脉通常分成两条静脉干：S9+10肺静脉血回流至下基底静脉（IBV），S8肺静脉血回流至上基底静脉（SBV），这种基底段静脉解剖类型占大多数（84%），但少数情况是三支静脉互相分开（14%）。在离

断这两条基底静脉干之前，必须确认V6的位置（图18.1c）。在许多情况下，这两条基底段静脉干接受来自相邻肺段静脉的回流。

18.2 解剖学变异和风险

肺动脉分支的解剖变异比较普遍。基底段动脉的数目从单一的基底动脉干到2~4个基底段动脉分支都有可能，即每个肺段一个单独肺动脉分支（图18.2a）。

有时，中叶动脉的发出位置较靠下方，可自基底段动脉干发出（图18.2b）。如果基底段动脉术中解剖不充分，则存在误离断中叶动脉的风险。

中叶静脉可汇入下肺静脉（图18.2c）。相反地，基底段静脉也可以汇入中叶肺静脉（图18.2d）。

18.3 操作技术

18.3.1 叶裂和动脉

小心地从浅至深分离叶间裂直到暴露肺动脉（图18.3）。基底段动脉必须解剖暴露充分的长度，

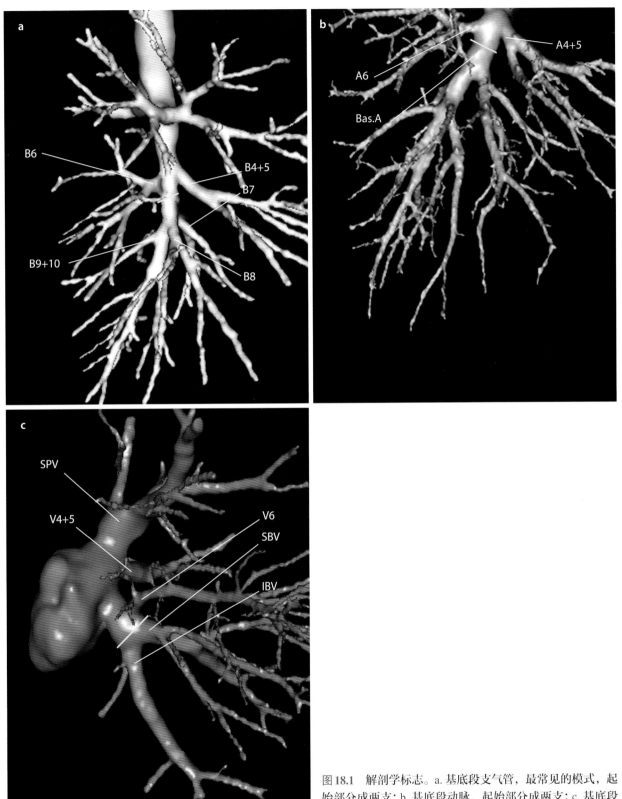

图18.1　解剖学标志。a. 基底段支气管，最常见的模式，起始部分成两支；b. 基底段动脉，起始部分成两支；c. 基底段静脉。

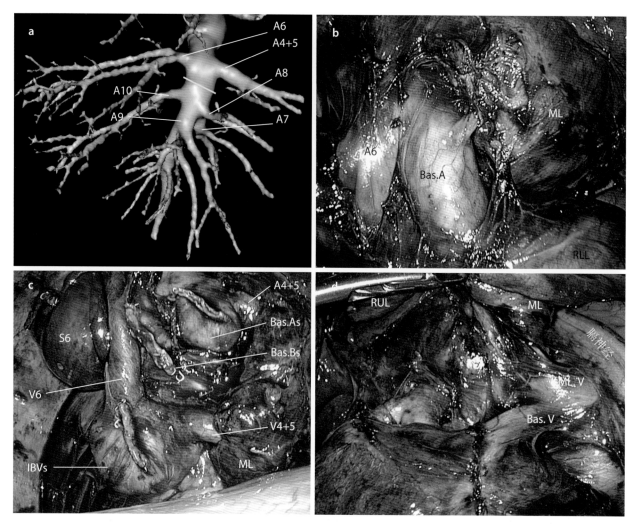

图18.2　解剖学变异。a. 四支基底段动脉都发自肺动脉；b. 中叶动脉起自基底段动脉干；c. 中叶静脉汇入下肺静脉；d. 基底段静脉汇入中叶静脉。

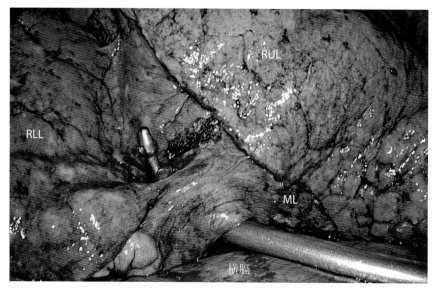

图18.3　打开叶间裂，暴露肺动脉。

以确保没有至中叶的分支动脉（图18.4a）。

提示

　　没有必要打开叶间裂的后外侧部分，为了防止S6肺组织的扭转。

ⓘ 基底段动脉干和A6动脉之间常有淋巴结，该淋巴结可能紧贴A6动脉，在动脉解剖过程中容易引起血管撕裂（图18.4b）。这些淋巴结应在术中暴露充分。

　　根据基底动脉干解剖情况，用切割闭合器一次整块关闭并离断基底动脉干，或者分成两步分别离断基底动脉干。

18.3.2　支气管

　　解剖及离断基底段动脉干后，可以清晰地暴露及分离基底段支气管，过程中避免损伤B6（图18.5）。如果有疑问，膨胀萎陷试验可能会有助于鉴别是否夹闭了B6支气管。如有必要，可以手动控制支气管的打开和闭合，具体参考视频18.1。

18.3.3　静脉

　　轻轻向上牵拉下肺组织，用电钩将下肺韧带游离至下肺静脉（图18.6）。

　　将右下肺静脉从周围组织中分离出来，直至其两个最下方的分支被分离并用切割闭合器夹闭及离断（图18.7）。

18.3.4　肺段间平面

　　静脉注射ICG并利用红外成像来辨认肺段间平面（图18.2，视频18.2）。应用IRI方法显示的肺段间边界通常比预期的边界要小（图18.8）。

　　在肺实质上应用长切割闭合器切除肺段组织，切除时保证支气管残端不被切割闭合器夹住，而影响切

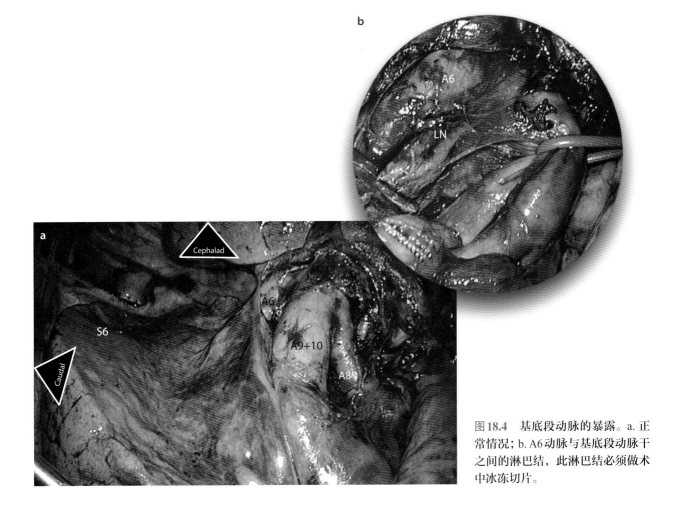

图18.4　基底段动脉的暴露。a. 正常情况；b. A6动脉与基底段动脉干之间的淋巴结，此淋巴结必须做术中冰冻切片。

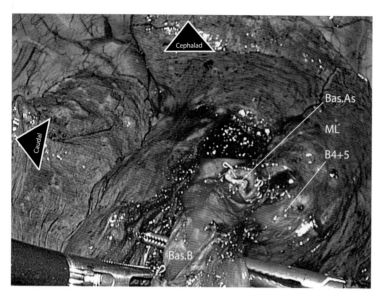

图18.5   基底段支气管的解剖。

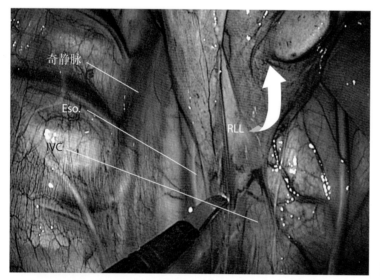

图18.6   下肺韧带的游离。

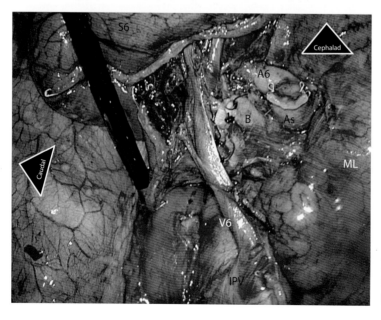

图18.7   基底段切除后支气管血管残端的最终
视图。在此案例中，基底段支气管残端为手工
缝合。

割质量。膨胀萎陷试验可以确定段间平面界线，用肺表面烧灼点标记所显示的肺段间平面。直线切割器的钉仓座钳口将肺组织压紧，以易于缝合钉的应用。

　　手术中必须始终注意V6，确保V6远离吻合器尖端（图18.7）。

将切除的基底段肺组织取出。

　　轻轻通气来检查S6是否游离度较大。如果游离度较大，为了防止剩余S6肺段扭转，必须将S6固定于S2（图18.9）。

　　基底段切除术后，通气后的视图（图18.10）。

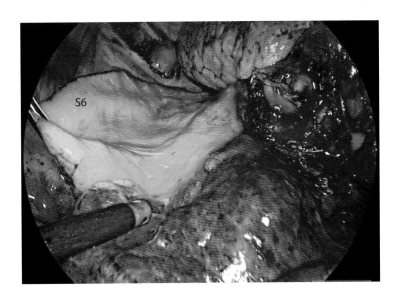

图18.8　近红外成像所显示的肺段间平面。

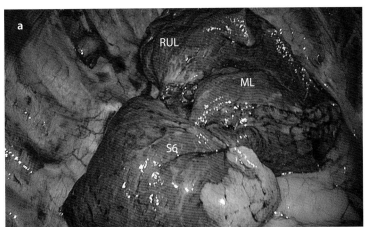

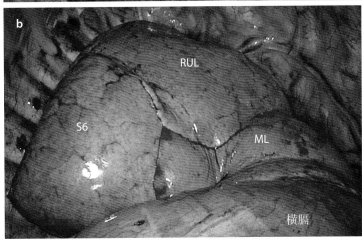

图18.9　完成基底段切除术后的视图。a.通气前；b.通气后（在此案例中，游离度较大的S6与中叶固定以防止扭转）。

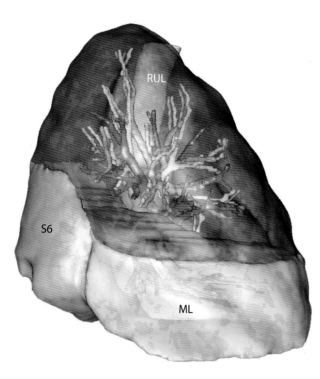

图18.10 术后3个月的3D建模视图。

参考文献

[1] Andrade RS (2011) Thoracoscopic basilar segmentectomy. Semin Thorac Cardiovasc Surg 23:168.

[2] Ceppa D, Balderson S, D'Amico T (2011) Technique of thoracoscopic basilar segmentectomy. Semin Thorac Cardiovasc Surg 23:64–66.

[3] Gossot D (2011) Totally thoracoscopic basilar segmentectomy. Semin Thorac Surg 23:67–72.

[4] Schuchert M, Lamb J, Landreneau R (2011) Thoracoscopic basilar segmentectomy. Semin Thorac Cardiovasc Surg 23:78–80.

19

右侧S9+10肺段切除术
Right Segmentectomy S9+10

视频19.1~视频19.6

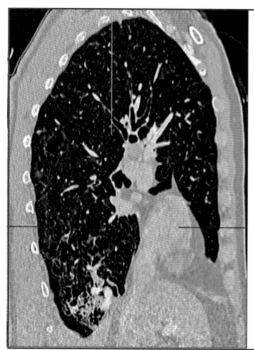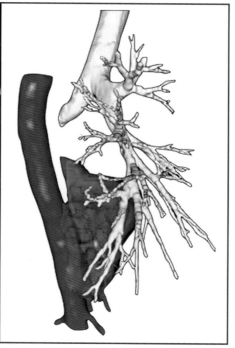

- 右肺下叶的叶内分隔（绿区）。
- 3D模型显示病变处动脉起自主动脉，确认病变位于S9+10。

- 手术方案：夹闭病变处动脉联合胸腔镜下右侧S9+10肺段切除术。

右侧S9+10肺段切除术被认为是最复杂的手术之一[8]，原因主要包括两方面：①动静脉分布存在很大的解剖学变异；②分离S9和S8平面、S6和S10平面的操作较困难[4, 5]。右肺下叶呈锥体形，这使得难以准确识别并分离这些平面[8, 9]。3D建模与术中标记有助于更准确地确定段间平面[1]。

据几位学者所述，在S6与S10之间建立隧道可简化手术步骤[3, 7]，本章也会有所介绍。

19.1　解剖学标志

- 支气管：大多数情况下，基底段支气管干分为两支（86%）：B7+8支气管与B9+10支气管，均走行于肺段动脉后方（图19.1a）。
- 动脉：基底段动脉干也分为两支：A7+8和A9+10。但是，A7通常也会单独起自于肺动脉干（图19.1b）。
- 静脉：IBV起自IPV的最下方，但其并不总

是引流S9和S10。事实上，只有18%的案例符合此分布模式[6]（图19.1c）。

19.2　解剖学变异和风险

在6%的案例中，患者支气管和动脉的分布不一致，即B8+9和B10及A8+9和A10（图19.2a、b）。

必须扩大血管分离范围以确认是否存在变异，如自A9分出的A8a。中叶动脉有时发出位置较低，可起自基底段动脉干。

IBV的一个分支能引流S8（图19.2c）。若有疑虑，只有IBV的较低分支必须分离。另一种更好的办法是离断肺段支气管后再游离及离断肺段内发出的段内静脉。

B*为变异性大的支气管（4%），其肺段（S*）在S6与S10之间（参见图1.18）。该支气管与其伴行动脉（A*）位于B6下方。

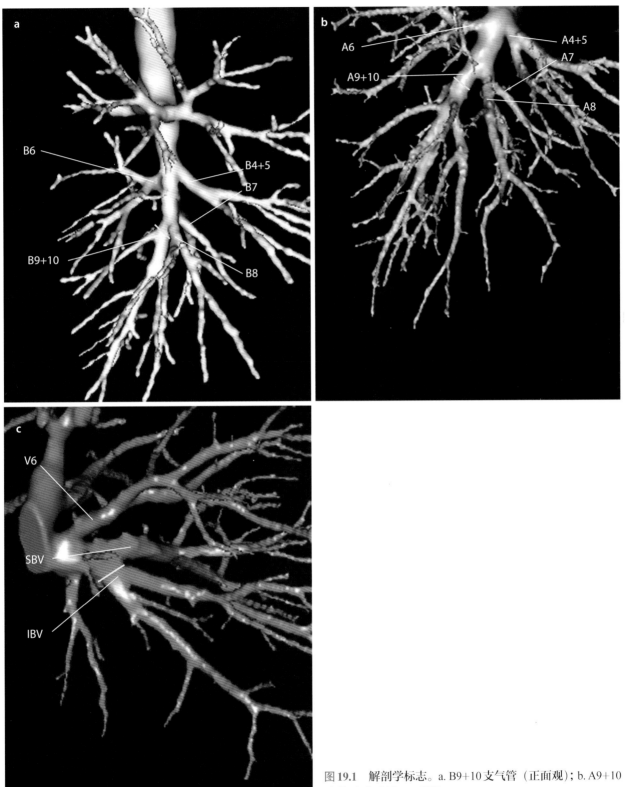

图 19.1 解剖学标志。a. B9+10支气管（正面观）；b. A9+10
动脉（正面观）；c. 静脉。

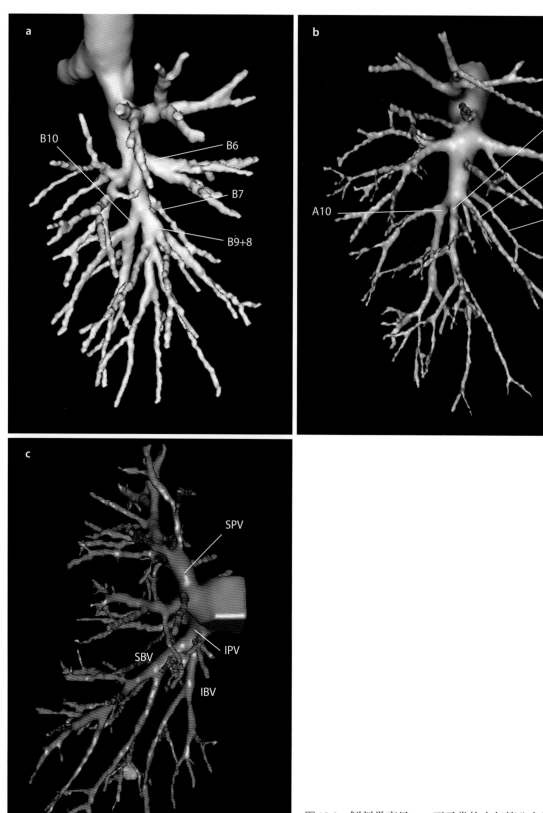

图19.2　解剖学变异。a.不寻常的支气管分布模式：向后方分出B10单独一支，B8+9共干；b.不寻常的血管模式：基底段各段动脉都单独从肺动脉发出；c.S8的一部分肺静脉回流至IBV。

19.3 操作技术

手术过程中最难的部分是确定S9+10和S7+8及S10和S6之间的段间平面。S6和S9+10之间的肺段平面，可通过以下两种方法实现。

- 从膈面开始向上切割肺组织，过程中逐渐向后弯曲，以符合S6的形态（图19.3a）。
- 如下所示，在S6与S9+10之间构建隧道（图19.3b）以分离S6和S9+10，而后分离S9+10和S7+8。这是我们较为擅长的方法，我们将在本章介绍。

19.3.1 动脉与S6和S10之间隧道的建立

行肺下叶切除术时，在肺裂的中间游离及寻找肺动脉。肺段切除时，需要继续向远端充分游离，完全暴露肺段动脉的起始部（图19.4a）[2]。通过游离动脉、用橡皮筋套扎后牵拉以便于血管的暴露，防止血管退缩（图19.4b，视频19.1）。任何位于动脉分叉间的淋巴结，必须被游离、切除及行术中冰冻检查。识别A6后右肺下叶会前缩。此时，若解剖结构清晰，动脉可被充分游离。如果解剖结构不清晰，最好等到隧道完全打开后再游离基底段动脉各分支。

下一步骤是分离S6和S10。

使用电钩及牵拉肺下叶，将肺韧带打开至下肺静脉。分离下肺静脉旁周围组织，直到清晰辨认出IBV、SBV和V6。随后使用剥离子或钝头分离器，或者两者交替使用，轻轻地在V6与IBV之间分离出间隙（图19.5a）。

然后回到叶裂，在A6和A10或A9+10之间建立通道。找到并保护V6，并将其视作解剖标志（图19.5b）。

起初我们经常犯的错误是直接从下肺静脉表面至后纵隔建立隧道（图19.5c，视频19.2）。现在采取的措施是自肺裂向肺叶后方逐步打开肺组织（视频19.3），完成这一步操作后，基底段动脉就被完美地暴露（图19.5d）。

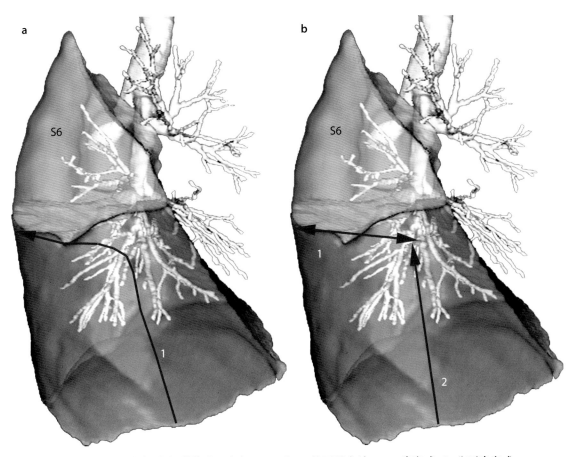

图19.3 在S9+10和S6之间建立隧道后，分离S9+10与S6的两种方法：a. 一步完成；b. 分两步完成。

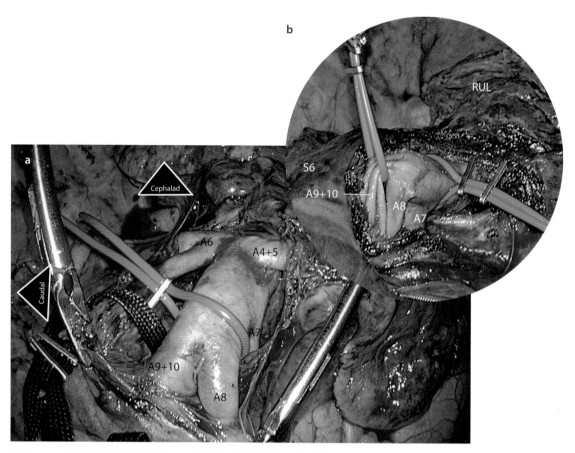

图19.4　a. 充分分离基底段动脉；b. 使用橡皮筋牵拉与暴露动脉。

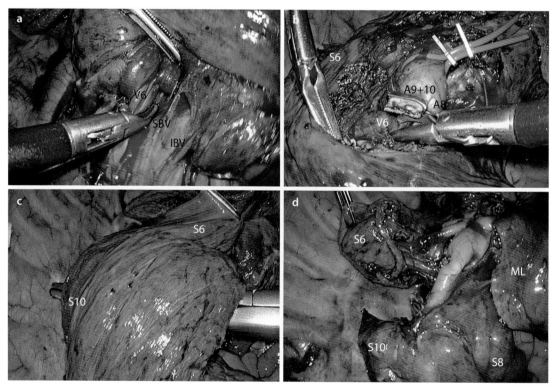

图19.5　在S6与S10之间建立隧道。a. 第一步：分离V6与基底段静脉；b. V6作为标记，在A6和A10或A9+10之间建立隧道；c. 将钝头的尖长器械插入隧道中；d. 分离S9+10与S6，并离断基底段动脉干。

19.3.2 支气管

A8被橡皮筋向前牵拉以便暴露支气管。

暴露B9+10后，其可能位于一道凹槽内，使放入切割闭合器较困难。在这种情况下，也应该用橡皮筋牵拉它。仔细分离支气管，避免走行于其后的静脉撕裂。最后，在膨胀萎陷试验后闭合及离断B9+10（图19.6，视频19.4）。

19.3.3 静脉

可使用以下两种方法：

- 以中心方式游离静脉：识别IBV、SBV和V6（图19.7a）。通常无法确定哪支静脉分支引流哪个肺段，IBV能部分引流S8（图19.7b）。只切断最低的一支会更安全，如V10（图19.7c）。
- 在肺实质中游离静脉：肺段支气管离断后就能看到静脉，并且可以在这个平面切断引流目标肺段血液的段内静脉（图19.7d）。充分游离静脉有助于发现S8的引流分支（图19.7e）。

19.3.4 肺段间平面

使用ICG确定肺段间平面。在肺叶膈侧和前侧沿段间平面做标记。为预防ICG的快速扩散与消失，必须迅速在红外成像的段间平面上烧灼出标记点（图19.8，视频19.5）。

用切割闭合器沿段间平面切除肺段的操作可能较为棘手，因为不充气的右肺下叶呈倒三角形态，这可能导致切除肺段方向错误。无论一步或分两步法切除肺段组织，建议使用小尺寸钉子在立体模式上或设计一个Mercedes标志，而后逐步闭合切断肺组织分离段间平面（45 mm>60 mm）（图19.9）。

以常规方式取出标本。术后视图详见图19.10。术后肺充气详见视频19.6。

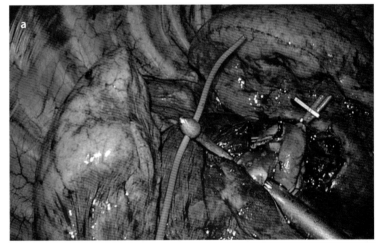

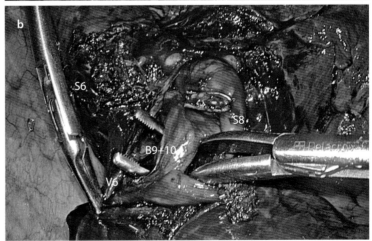

图19.6 暴露支气管B9+10。a. 牵拉支气管；b. 解剖支气管。

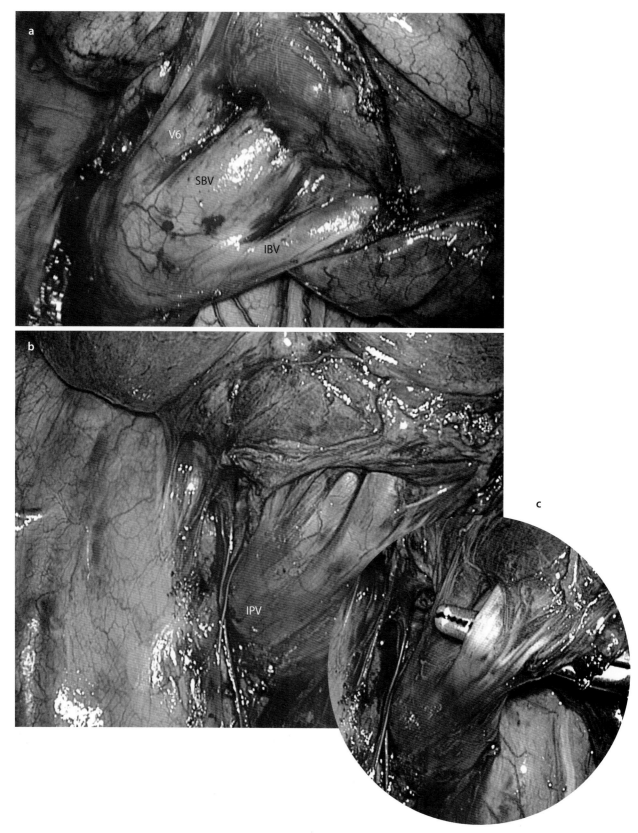

图 19.7　游离肺静脉。a. 典型但罕见的静脉分布；b. 多分支的下肺静脉，难以辨别哪一支引流 S9+10；c. 从肺门游离肺静脉，只有最下面的分支必须被离断。

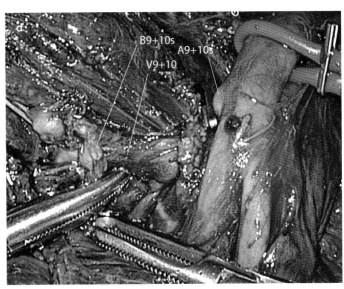

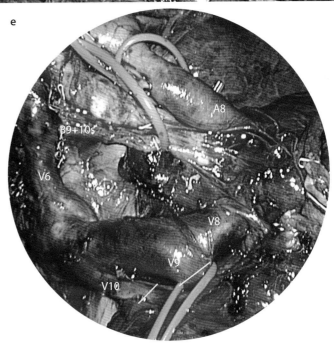

图 19.7（续）　d. 在肺组织内游离位于支气管残端之
后的 V9+10；e. 必须保留的引流 S8 的分支静脉示例。

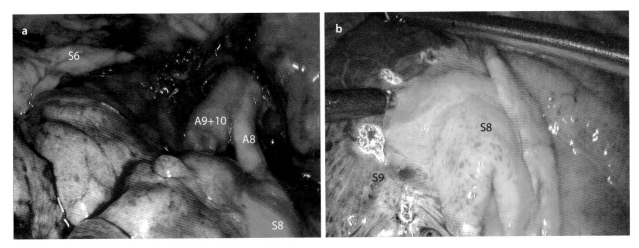

图 19.8　通过静脉注射 ICG 来确认段间平面。a. 大体观；b. 用电刀烧灼标记 ICG 所确定的段间平面。

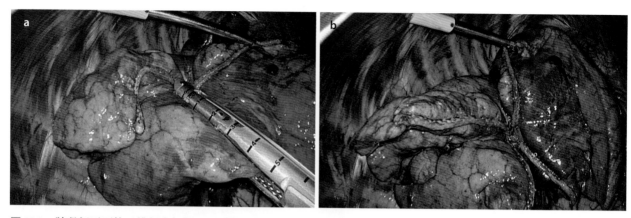

图19.9　肺段间平面的三维闭合切断。a. 逐步闭合切断；b. 最终视图。

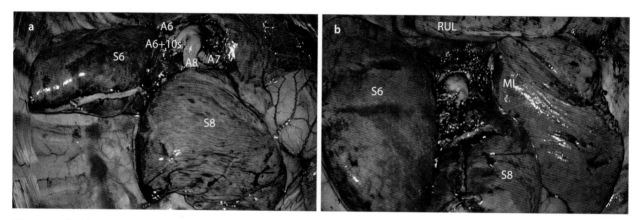

图19.10　术后视图。a. 充气前；b. 充气后。

参考文献

[1] Abdelsattar Z, Blackmon S (2018) Using novel technology to augment complex video-assisted thoracoscopic single basilar segmentectomy. J Thorac Dis 10:S1168–S1S78.

[2] Ceppa D, Balderson S, D'Amico T (2011) Technique of thoracoscopic basilar segmentectomy. Semin Thorac Cardiovasc Surg 23:64–66.

[3] Igai H, Kamiyoshihara M, Kawatani N, Ibe T (2017) Thoracoscopic lateral and posterior basal (S9+10) segmentectomy using intersegmental tunnelling. Eur J Cardiothorac Surg 51:790–791.

[4] Kikkawa T, Kanzaki M, Isaka T, Onuki T (2015) Complete thoracoscopic S9 or S10 segmentectomy through a pulmonary ligament approach. J Thorac Cardiovasc Surg 149:937–939.

[5] Miyta Y, Okada M (2011) Hybrid video-assisted thoracic surgery basilar (S9-10) segmentectomy. Semin Thorac Cardiovasc Surg 23:73–77.

[6] Nomori H, Okada M (2012) Illustrated anatomical segmentectomy for lung cancer. Springer-Verlag, Tokyo.

[7] Ojanguren A, Forster C, Gonzalez M (2020) Uniportal VATS fissure-based approach to segments 9 and 10. Multimed Man Cardiothorac Surg 2020:Jun 28.

[8] Sato M, Murayama T, Nakajima J (2018) Thoracoscopic stapler-based "bidirectional" segmentectomy for posterior basal segment (S10) and its variants. J Thorac Dis 10:S1179–S1S86.

[9] Yamanashi K, Okumura N, Otsuki Y, Matsuoka T (2017) Stapler-based thoracoscopic basilar segmentectomy. Ann Thorac Surg 104:e399–e402.

20

右侧S10肺段切除术

Right S10 Segmentectomy

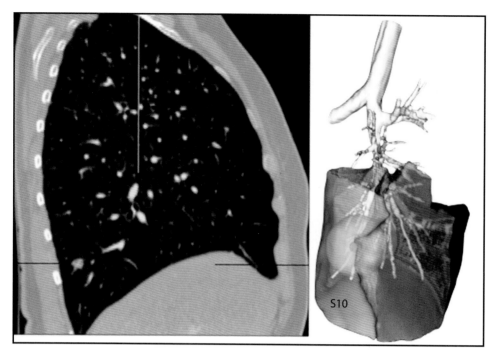

- 直肠腺癌的孤立性肺转移灶，随访6个月后大小和数量稳定。位于肺实质深部，拟行肺段切除以保证安全切缘。
  · CT平扫和3D重建虚拟安全边界（黄色球体），结果表明选择S10肺段切除术可以切除病灶。
  · 手术方案：胸腔镜右侧S10肺段切除术。

S10相对较小，因此很少单独切除，除了肺楔形切除术难以保证安全切缘的转移瘤或者部分GGO病灶。与之前所述S9+10肺段切除术一样，S10肺段切除术也很有挑战性，原因如下：S10呈锥形，其解剖结构变异度较大，以及其与S7的解剖关系也是高度变异的[4]。

20.1 解剖学标志

图20.1展示了S10与S7的关系以体现处理两者之间平面的难度（图20.1a-c）。向下闭合切断平面（向肺门方向）的方法易切除部分S7，使S7变得小而无功能；如选择向上闭合切断，则会留下部分之静脉回流血的肺组织导致S7部分充血。

- 支气管：在大多数情况下（86%），基底段支气管分为两支：即B7+8与B9+10，皆走行于肺段动脉之后（图20.1d）。如B7或B10a于B6起点下方高位发出，则易与变异度较大的支气管B*（4%）相混淆。
- 动脉：基底段动脉也分为两支：A7+8和A9+10（图20.1e）。分辨最靠后的动脉分支是A10还是共干的A9+10较困难，尤其是在无3D建模的情况下。在这个病例中，只有最靠背侧的分支必须被离断。其他相关的动脉分支在B10被离断后走行就比较清楚了。
- A7通常是独立的，其会较早地分为A7a和A7b（图20.1f）。
- 静脉：起自下肺静脉底部的下基底段静脉（IBV）有时只引流S10（图20.1g）。这种情况下，可在肺门处离断IBV。只有3D建模证实后才能进行此操作。注意背侧和细小静脉分支可以独立回流至IBV。引流S7的V7a静脉应被保留（图20.1g）。

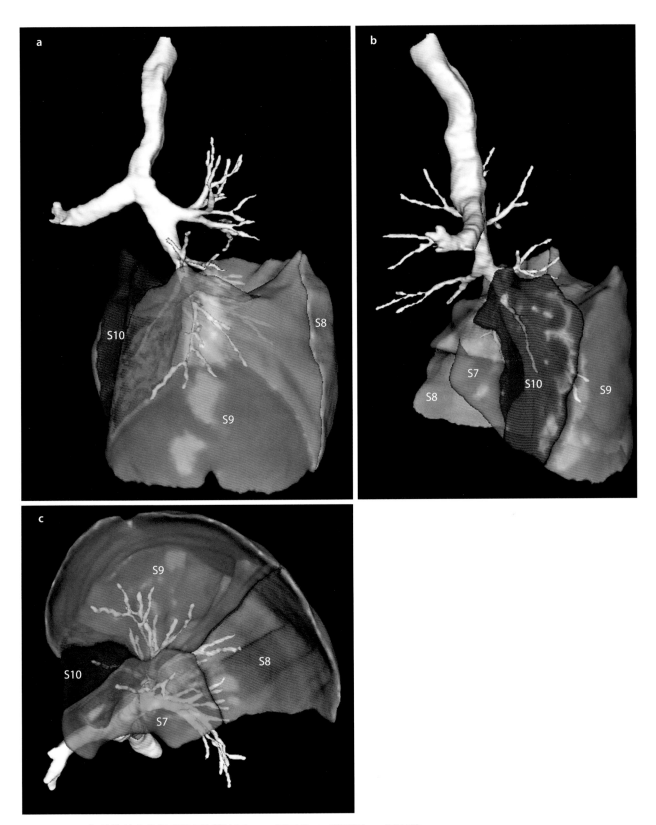

图20.1　S10与其他基底段肺段的解剖学标志。a. 侧面观；b. 后面观；c. 膈面观。

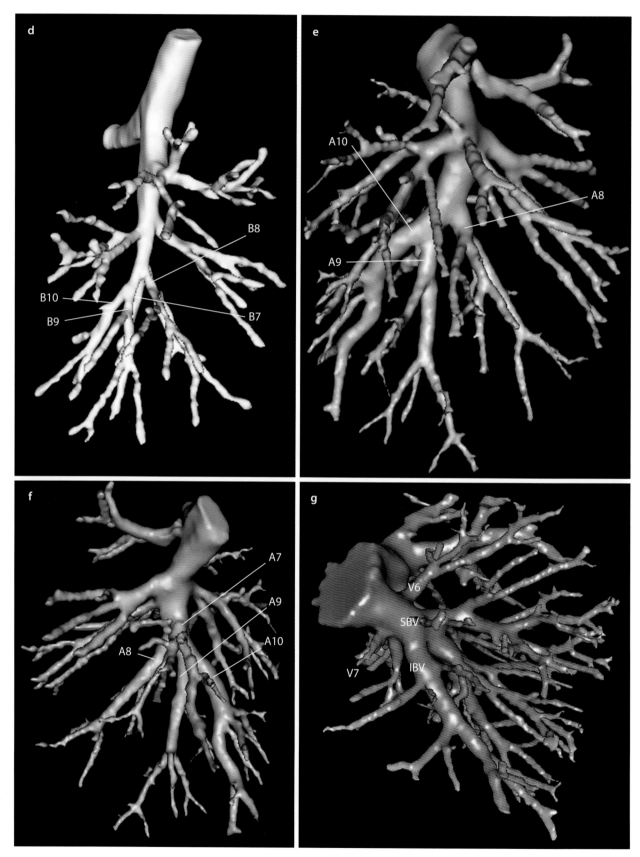

图 20.1（续）　d. 共干的 B9+10 和独立的 B8；e. 共干的 A9+10 和独立的 A8（正面观）；f. 共干的 A9+10 和独立的 A8（后面观）；g. IBV，在该病例中也包括 V8。

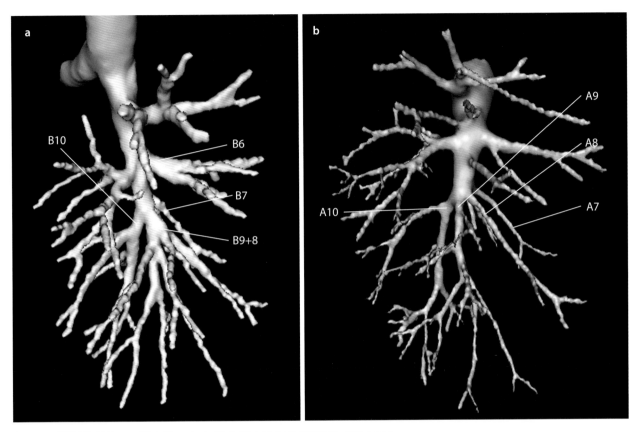

图20.2 解剖学变异。a.独立的B10; b.独立的A10与共干的B8+9和A8+9。

20.2 解剖学变异和风险

支气管和动脉可存在相反的分布模式，即B8+9和B10及A8+9和A10。这种模式更有利于S10肺段切除术，但罕见（<10%）（图20.2a、b）。

研究显示，16%的案例中不存在B7。了解并熟悉这种变异会使手术过程更加容易。

20.3 操作技术

右侧S10肺段切除术的大部分步骤与右侧S9+10肺段切除术类似（参见19章）。

有两种技术：

- 前入路：解剖叶间裂中的动脉和支气管[4]。该技术的优点是相对容易识别解剖标志；缺点是解剖动脉比较困难，因为A10或A9~A10的分叉可能位于很深的位置，可通过游离并牵拉远端动脉分支解决该问题。

- 后入路：此项技术中，首先游离肺韧带并暴露V6与SBV之间的静脉分叉[1, 3]。完全游离V6并向上牵拉以扩大视野，此视野中能很容易发现支气管与动脉。此方法的缺点有两个：①由于反向牵拉下叶改变了解剖标志，增加辨认支气管血管分支的难度，特别是位于前部的血管；②无法进行适当的淋巴结清扫。

以上两种技术可以联合使用。

类似于右侧S9+10肺段切除术，我们更倾向于采用动脉前分离和隧道技术的前入路方法[2]。

20.3.1 动脉与S6和S10之间隧道的建立

肺动脉走行于斜裂的中部，必须向下分离以暴露A10-A9分支，向上牵拉PA有助于做到这一点。动脉分支间的所有淋巴结都应被清扫并送冰冻检查（图20.3）。夹闭动脉（图20.4）。

下一步分离S6和S10（可参考19.3.1）。

20.3.2 支气管

离断A10后可暴露须被闭合切断的支气管（图

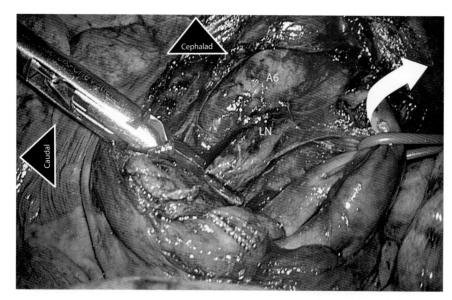

图20.3　应取出肺段间淋巴结并送冰冻检查。

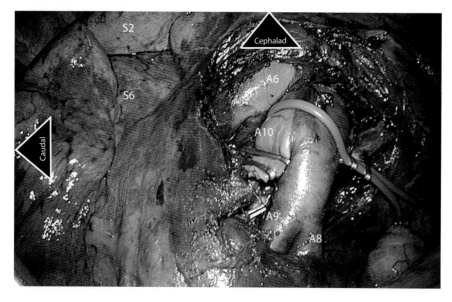

图20.4　A10的离断。

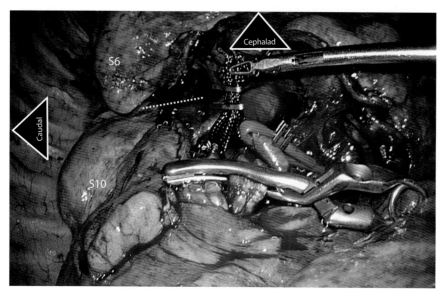

图20.5　暴露B10。注意，此案例中仍不能确认该支气管是B10还是B9+10。在用哈巴狗形夹暂时夹闭支气管的情况下膨胀肺组织可能会有帮助。注意使用隧道技术分离S6与S10（虚线）。

20.5)。

20.3.3 静脉

如果IBV只引流S10，则其下端起始部可被离断（图20.6）。如非如此，那么闭合切断支气管后，应在肺实质内处理S10的段内静脉。

20.3.4 肺段间平面

使用ICG来确定肺段间平面。

闭合切断应该遵循"从外周到中心"和"循序渐进"的原则[4]，并尽可能保留S7[5]。

以常规方式取出标本。术后段门结构如图20.7所示。

20.3.5 右侧S6+10联合肺段切除术

该术式常用在位于S6与S10之间的T1a或GGO病灶（图20.8a）。

S6与S10可被整块切除，因为无需进行S6~S10的段间分离，较单独切除S10简单（图20.8b）。

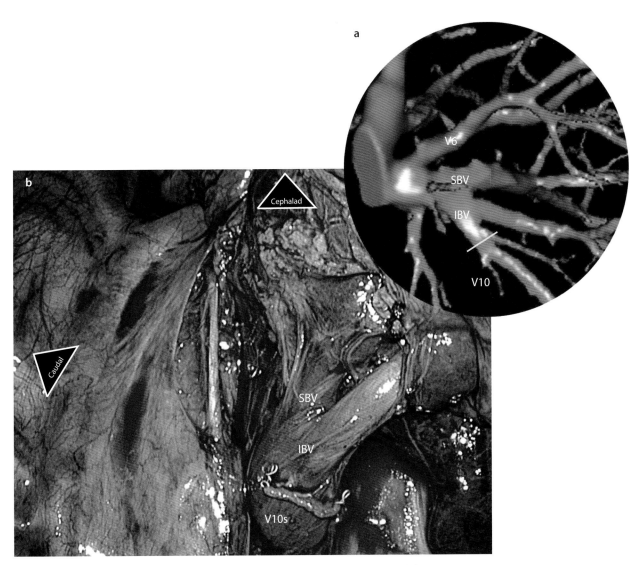

图20.6　V10的离断（此案例中V10起自IBV下部）。a. 胸腔镜视图；b. 3D重建视图。

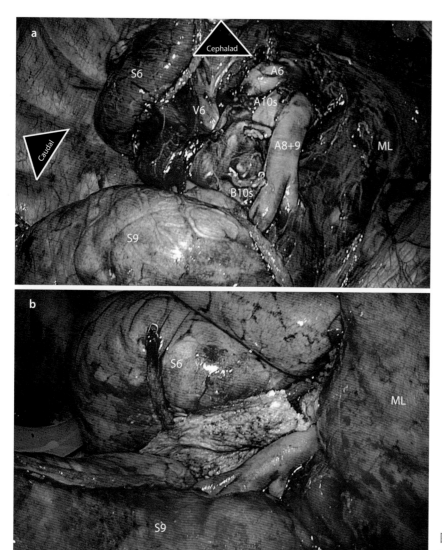

图 20.7　切除后的最终视图。a. 膨肺前；b. 膨肺后。

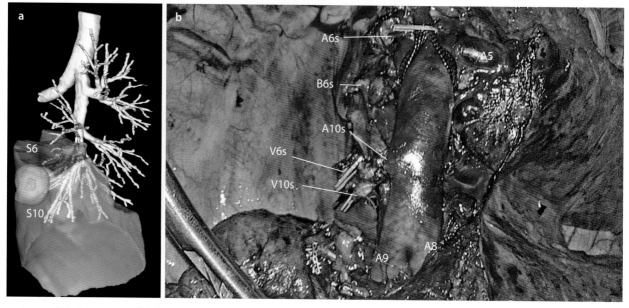

图 20.8　联合右侧 S6+10 肺段切除术。a. 3D 重建视图；b. 完全切除后的胸腔镜视图。

参考文献

[1] Endoh M, Oizumi H, Kato H, Suzuki J, Watarai H, Masaoka T et al (2017) Posterior approach to thoracoscopic pulmonary segmentectomy of the dorsal basal segment: a single-institute retrospective review. J Thorac Cardiovasc Surg 154:1432–1439.

[2] Igai H, Kamiyoshihara M, Kawatani N, Ibe T (2017) Thoracoscopic lateral and posterior basal (S9+10) segmentectomy using intersegmental tunnelling. Eur J Cardiothorac Surg 51:790–791.

[3] Kikkawa T, Kanzaki M, Isaka T, Onuki T (2015) Complete thoracoscopic S9 or S10 segmentectomy through a pulmonary ligament approach. J Thorac Cardiovasc Surg 149:937–939.

[4] Sato M, Murayama T, Nakajima J (2018) Thoracoscopic stapler-based "bidirectional" segmentectomy for posterior basal segment (S10) and its variants. J Thorac Dis 10:S1179–S1S86.

[5] Yajima T, Shimizu K, Mogi A, Kosaka T, Nakazawa S, Shirabe K (2020) Medial-basal segment (S7)-sparing right basal segmentectomy. Gen Thorac Cardiovasc Surg 68:306–309.

胸腔镜肺叶肺段切除术
图解与视频
Atlas of Endoscopic Major Pulmonary Resections
3rd Edition

21

右侧S8肺段切除术

Right S8 Segmentectomy

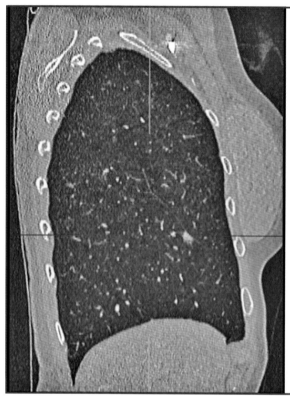 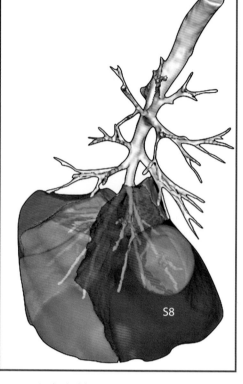

－ 毛刺状结节（绿色结节）在2年间
　逐渐增大。

· CT扫描和3D重建虚拟安全边界
　（黄色球体），提示结节位于S8段。

· 术中穿刺活检证实为NSCLC。

· 手术方案：胸腔镜S8肺段切除术
　加淋巴结清扫术。

· 最终诊断：pT1aN0M0腺癌。

由于可能存在S7和S8段间平面界限不清，右
肺的S8肺段切除比左肺更加困难[1-3]。

21.1　解剖学标志

－ 支气管：基底段支气管通常分为两个分支：
　B8和B9+10，位于肺段动脉的后方。在少数
　患者中，这种模式是相反的，即B8+9和B10
　（图21.1a）。

－ 动脉：90%的病例，基底动脉干分出两个分
　支：A8和A9+10。在少数患者中，血管分支
　是相反的，即A8+9和A10（图21.1b）。必
　须清晰地解剖所有下肺动脉分支以防止误认，
　如将低位A8a误认为A9+10。在解剖过程中
　如果不明确，建议仅处理A8的前支（A8b）
　和支气管，最终再检查第二支动脉的走行。

A7通常位于后方，但也可能位于侧面。

－ 静脉：静脉回流具有高度变异性。位于
　IPV中间根部的SBV，很少只引流S8段
　（19%）。其后支可以引流S9段（图21.1c）。
　实际上，在大多数情况下（88%），下肺静
　脉有两个支流：V6和一个共同的基底段静
　脉。因此，处理肺段内的静脉时，即只游离
　紧靠支气管后面的静脉前支（V8b），比分
　离位于下肺静脉中央的V8更安全。

21.2　解剖学变异和风险

－ 约10%的患者，支气管和动脉的分布是相反
　的，即独立的B10-A10和共干的B8+9- A8+9
　主干（图21.2a）。在极少数情况下，所有基
　底段动脉都单独自下肺动脉发出（图21.2b）。

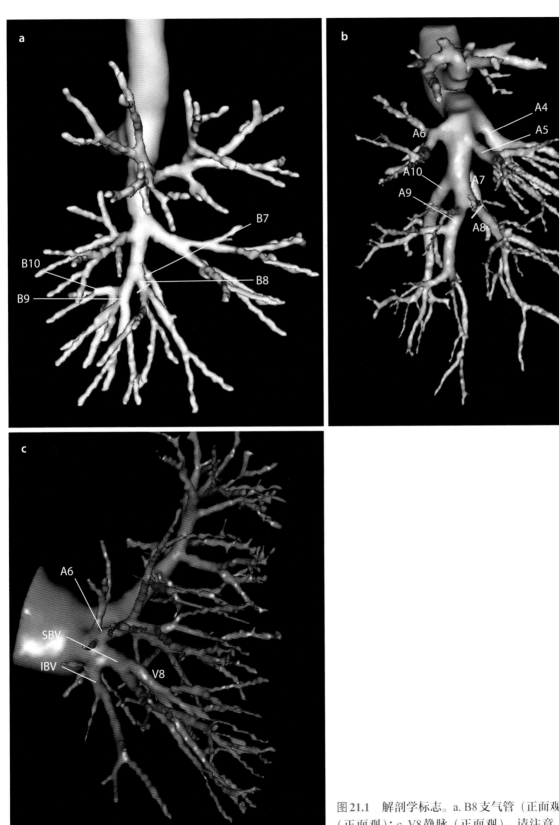

图 21.1　解剖学标志。a. B8支气管（正面观）；b. A8动脉（正面观）；c. V8静脉（正面观）。请注意，SBV的后支（V8a）回流S9段肺静脉血，应予以保留。

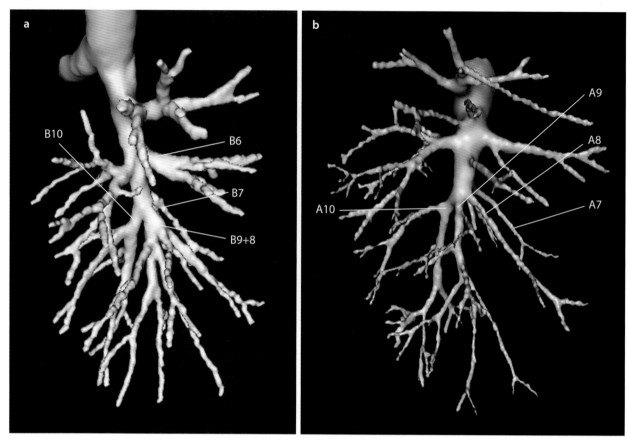

图21.2　解剖学变异。a. B8+9共干和单独的B10；b. 独立的各基底段动脉分支。

- A8可以高位分为A8a和A8b，后者不能与A7混淆（图21.3a）。
- 16%的患者缺乏A7，这解释了为什么有时在充分游离了下肺动脉各分支后也找不到A7。当A7存在时，可在中叶动脉和基底动脉之间、基底动脉干的后侧区域找到（图21.3b）。
- 当A7开口于下肺动脉侧面时，可能会与A8b混淆。
- A8a可以是A9或A9+10分支，此时A8b就位于B8前方，而A9则远离A8。

21.3　操作技术

21.3.1　打开叶裂并处理动脉

这个步骤类似于肺下叶切除或基底段切除时的叶裂分离操作（参考18.3.1）。但是，需要尽可能向远端多游离动脉分支，并且必须清楚地辨认出下肺动脉的所有分支。考虑到有多变的解剖变异，术前3D重建的全面评估至关重要。

游离及牵拉A9+10（图21.4），以便可以将其向前或向后牵拉以暴露A8。必须充分游离足够的血管长度，以发现全部的血管变异，如有部分患者中叶动脉起源于A8（图21.5）。夹闭A8。所有位于动脉分支（A7和A8之间）的淋巴结必须被游离并切除，然后送做术中冰冻病理（图21.6）。对于NSCLC的患者，如发现淋巴结转移，则应扩大手术范围，进行基底段切除甚至下肺叶切除。

21.3.2　解剖和处理支气管

完成了A8的夹闭和切断后，可以暴露B8。这一步骤可能需要向后牵拉A9+10（图21.7a）。需仔细分离B8和A9+10交叉处（图21.7b），以避免任何对紧贴其后走行静脉（V8a）的损伤（图21.7c）。然后使用切割闭合器进行闭合及离断。

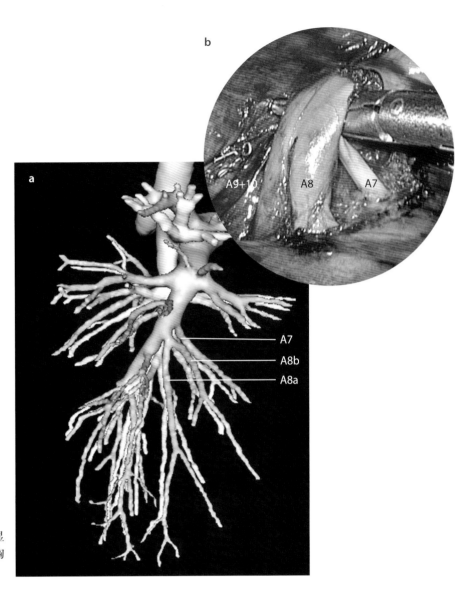

图21.3 A7动脉。a. 这个模型显示A7可能会与A8b混淆。b. 胸腔镜视图。

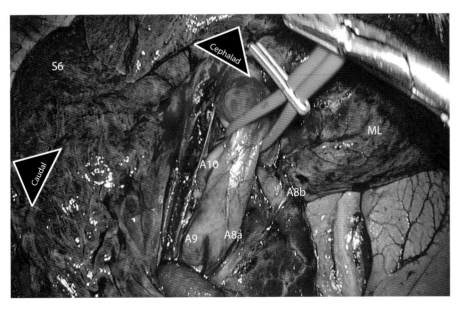

图21.4 提起基底段动脉。该病例的A8a与A9形成共干。

21.3.3 解剖和处理静脉

无需解剖下肺静脉。离断支气管后，轻轻牵拉支气管残端，小心地裸化其背面组织，暴露静脉的前支（V8b）（图21.7c）。如有不确定，可以保留能够引流部分S9段的后支静脉（V8a）。

21.3.4 肺段间平面

通过注射吲哚菁绿（ICG），利用红外成像系统来确定肺段间平面（图21.8）。使用电刀在肺组织表面，即S8和S9及S7和S8之间的段间平面灼烧标记。后者的段间分界线可能难以清楚显示。

以长直线切割闭合器沿着灼烧标记的肺段间平面夹闭肺组织。确保支气管残端处在安全距离而不被闭合器夹住。S8段的锥形结构可能会对切割闭合器精准切除肺段造成困难，存在肺组织折叠的风险。可使用多把抓钳牵拉肺组织，暴露整个S8肺段以便闭合及切割肺组织。

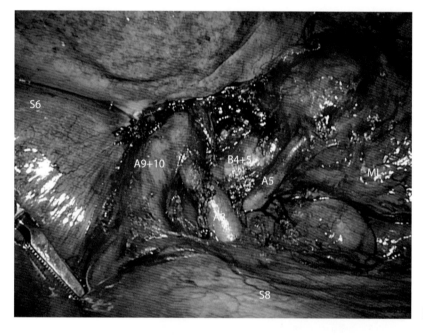

图21.5　起源于A8的中叶动脉。

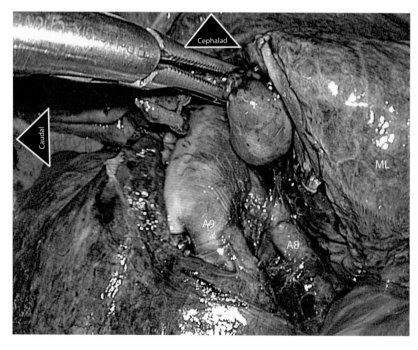

图21.6　需切除段间淋巴结并送做术中冰冻病理。

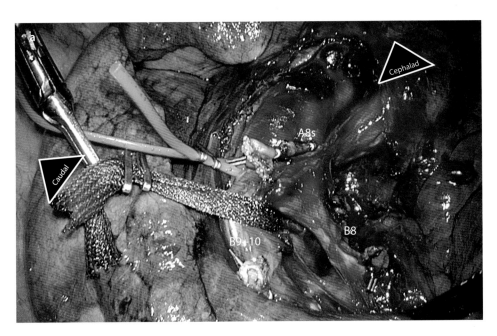

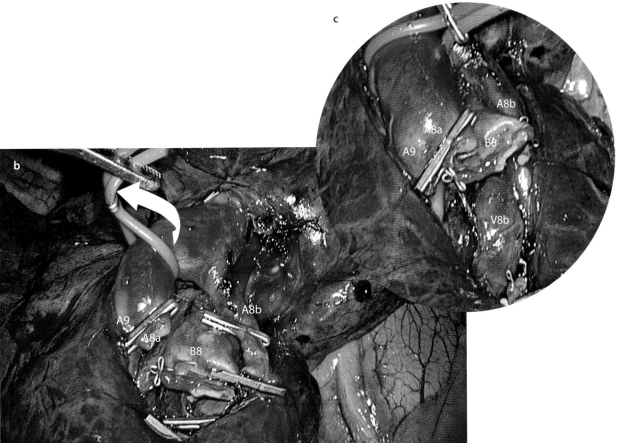

图21.7 处理S8段门结构。a. 分离A8以暴露B8；b. 关闭及离断B8；c. 切断B8后暴露位于S8的V8。

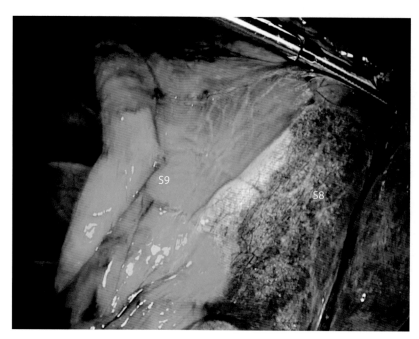

图21.8   通过静脉注射ICG，并使用红外成像系统来确定肺段间界面。

参考文献

[1] Galvez C, Lirio F, Sesma J, Baschwitz B, Bolufer S (2017) Single-incision video-assisted thoracoscopic surgery left-lower lobe antaerior segmentectomy (S8). J Visc Surg 3:114.

[2] Li J, Huang J, Luo Q (2019) Robotic-assisted right medial and anterior basal segmentectomy (S7+S8). J Thorac Dis 11:240–242.

[3] Miyajima M, Watanabe A, Uehara M, Obama T, Nakazawa J, Nakajiima T et al (2011) Total thoracoscopic lung segmentectomy of anterior basal segment of the right lower lobe (RS8) for NSCLC stage IA (case report). J Cardiothorac Surg 6:115.

22

左侧S1–3肺段切除术
（保留舌段的肺上叶切除）

Left S1–3 Segmentectomy (Lingula Sparing Upper Lobectomy)

视频22.1~视频22.5

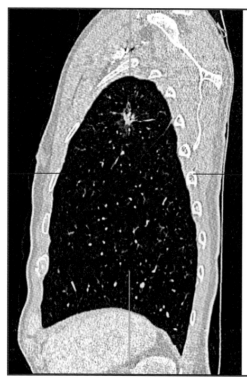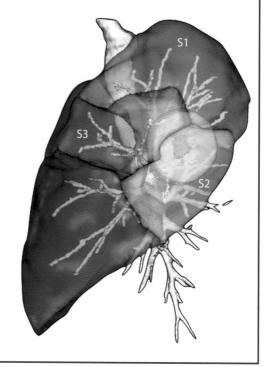

— 左肺上叶中心位置可疑cT1bN0M0,
NSCLC。
• 手术方案: 胸腔镜固有段切除术

加淋巴结清扫术。
• 最终诊断: pT1bN0腺癌。

固有段切除与左肺上叶切除的肿瘤学预后相当,因此也正在被越来越多的人接受[5]。由于支气管干与前干动脉紧密毗邻,导致此术式可能很棘手,尤其是在有淋巴结附着的情况下。

虽然左上叶固有段切除与右肺上叶切除术的流程类似,但舌段扭转[2, 6]或静脉缺血[1, 4]引起的风险远高于右肺中叶。因此,必须特别注意鉴别和解剖舌段回流静脉[4]。最近已经证明,左肺上叶静脉的分支形式非常多样化,舌段静脉有时汇入V3支[3]。

22.1 解剖学标志

— 支气管: 上叶支气管高位即分支为舌段支气管,以及一支通常分为前段支气管 (B3)和尖后段支气管 (B1+2) 的支气管干 (图22.1a)。这3个肺段支气管的长度较短,使其鉴别和分离存在难度。

— 动脉: 左肺上叶的血管供应有两个不同的来源: 前干 (TA) 和后动脉。前干通常宽而短。它通常分为两个主要分支,最上面的(A1+2)供应S1和S2,最下面的 (A3) 供应S3 (图22.1b)。

后段动脉起源于叶裂并沿肺动脉走行分布,数量为1~5支,但多为是2~3支。除了舌段动脉 (A4+5) 之外,其他动脉都必须分离。

— 静脉: 在大多数情况下,上肺静脉有3个主要分支 (图22.1c、d)。上部分支 (V1+2)引流S1和S2;中间分支 (V3) 引流S3;最下方的分支引流舌段,最下分支必须保留。

22.2 解剖学变异和风险

— 后段动脉的数量变异性很高。仔细检查术前3D重建有助于确定动脉的数量和分布,使解剖更安全。

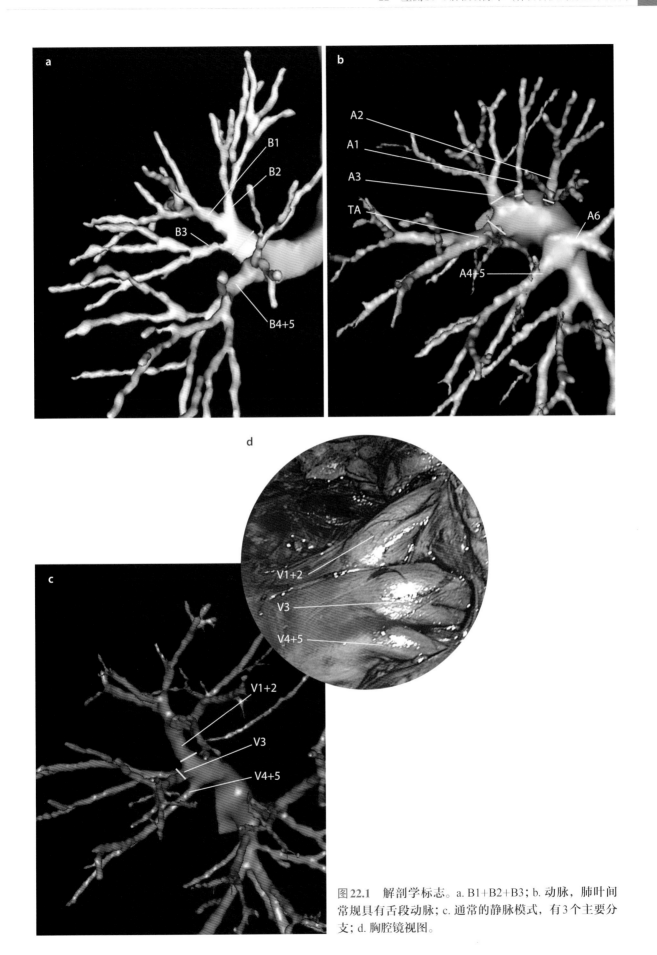

图22.1 解剖学标志。a. B1+B2+B3；b. 动脉，肺叶间常规具有舌段动脉；c. 通常的静脉模式，有3个主要分支；d. 胸腔镜视图。

- 3D重建中利于发现纵隔型舌段动脉（15%~20%）（图22.2a）。如果该动脉存在，解剖前干必须小心，因为这条动脉走行在B1~B3的前方，并与支气管接触紧密。在解剖支气管周围组织时，操作应轻柔。
- 在某些罕见情况下，V1+2可以与V3形成共干。
- 即使3D重建显示出清晰的静脉解剖图，并确定最下端静脉支配舌段，V4+5的也可能非常细小。在这种情况下，最好保留V3的下支[4]。在某些患者中，当难以确认与舌段静脉相邻的静脉来自舌段还是S3。应尽可能保留这条静脉，特别在舌段静脉很细小的情况下（图22.2b）。
- 由于B3和B4+5均有向前延伸的趋势，故理论上存在混淆前段支气管（B3）和舌段支气管的可能。然而，经后侧入路时，在未切断舌段动脉的情况下，通常看不到除了起始部以外的舌段支气管（图22.6）。

- 手术完成后，舌段有时会移动并有发生扭转的风险，特别是叶裂前部游离时。建议不要打开叶裂前部，以使舌段固定在下叶。如果叶裂发育欠佳，则将舌段固定在下叶更安全。

22.3 操作技术

22.3.1 分离叶裂和升支（视频22.1）

为暴露叶裂中部，应分离上下肺叶。如果叶裂发育欠佳，肺动脉可能不显露。一旦识别并保留舌段脉，所有其他分支都可以被离断。无需打开叶裂的前部，其后部分离方式与左肺上叶切除术相同（参考图9.9）。解剖是向头端进行的，遇到的所有后段动脉都应逐一切断（图22.3）。牵拉帮助暴露第一条A2，其解剖通常较容易，该动脉可以用单独或联合应用止血夹或切割闭合器来处理。

随着后段动脉逐步游离，前干的后侧得以显

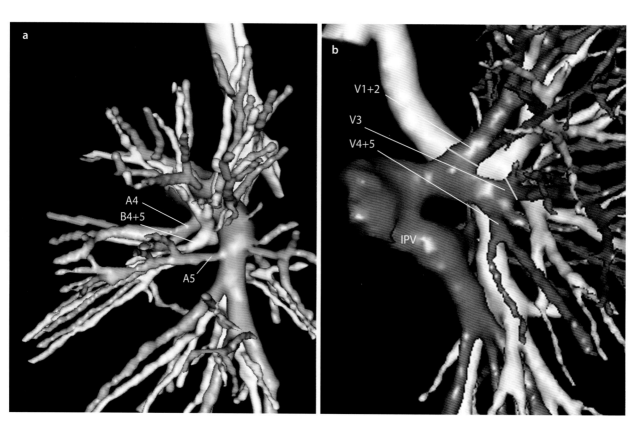

图22.2　解剖学变异。a. 包含纵隔和叶间舌段动脉的动脉；b. 位于舌段和S3之间的大静脉，其区域很难确定，应该保留该静脉。

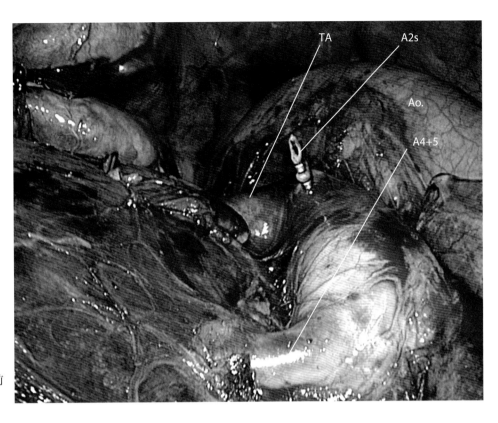

图22.3　后升支动脉和前干的入路。

露。前干的分离可以从后方入路（图22.3），采用轻柔的钝性分离解剖其根部。

　⊙ 此时，可以尝试处理支气管，其后方有时处于完全暴露的状态。但最好先控制紧挨着支气管上方走行的前干。如果支气管周围有淋巴结黏附，分离支气管存在难度和风险。

根据前干的长度，可以从背部或前部进行解剖（参考9.3.2）：

　－ 如果前干足够长，可以在这一步从背部进行安全的解剖和控制，然后使用闭合器进行缝合。

　－ 如果前干太短，其解剖可能风险较大。在这种情况下，前后路结合分离暴露更安全。可以利用胸腔镜从上方和前方两个不同的视野解剖前动脉干的上方和侧面。

22.3.2　分离肺段静脉（视频22.2）

向后牵拉上叶，在膈神经的后方切开纵隔胸膜。结合使用双极能量器械和剥离子轻柔操作以暴露静脉。保留下端引流舌段的血管分支（图22.4）。

根据其直径的不同，使用直线闭合切割器或血管夹等来处理舌段静脉上方的两个分支。

　⊙ 在使用吻合器之前，要检查确保不要因肺静脉共干而离断主干。

　⊙ 如果舌段静脉太细，最好保留V3的下支甚至整个V3，以防止剩余的舌段发生淤血（图22.4）。

22.3.3　分离支气管干和肺实质（视频22.3）

一旦动脉和静脉被离断，提起肺实质有助于暴露段支气管。找到舌段支气管的根部，使用钝性器械暴露B3和B1+2的主干（图22.5）。通过肺通气试验确认后，予以吻合器离断闭合（图22.6）。

提示

在分离上支气管干时，很难确定最前面的支气管是B3还是舌段支气管。在实际手术中，舌段支气管位于舌叶动脉后方，除了有时能看到其起始部位外，几乎不会直接暴露在视野下（图22.6）。

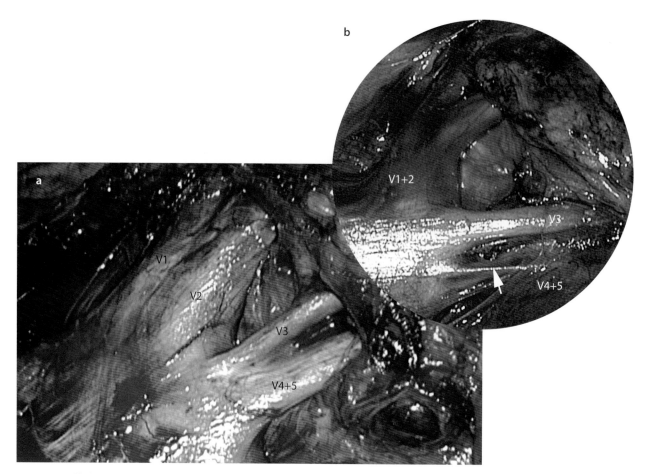

图 22.4　舌静脉。a. 正常舌静脉。b. 细小的 V4+5，此时尽可能地保留 V3 静脉。

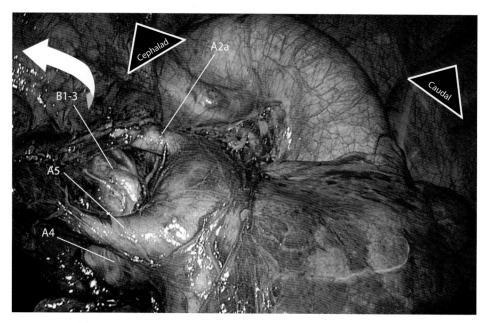

图 22.5　识别支气管 B1–3。注意舌段支气管位于舌段动脉后方，通常不能被直接看到。

22.3.4　分离肺段间平面

通过静脉注射ICG确定肺段间平面（图22.7）。夹起肺组织后，使用带有厚组织钉的吻合器沿着舌段和固有段分界处进行肺组织分离缝合（图22.8，视频22.4）。

按照常规方法取出标本，然后离断下肺韧带。

> **提示**
>
> 如果肺舌段游离并有扭转的风险，可以将其固定在下叶。

22.3.5　切除固有段

图22.9展示了一例因支气管起始处的类癌而进行的左肺上叶固有段切除术。内镜下切开支气管，冰冻病理提示切口距离瘤体过近。将支气管切断并手工缝合（视频22.5）。

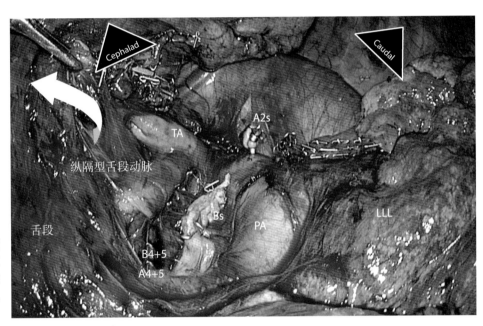

图22.6　支气管B1-3离断后的后视图。只有舌段支气管的起始部分可见，注意纵隔型舌段动脉。Med. A4：纵隔型舌段动脉。

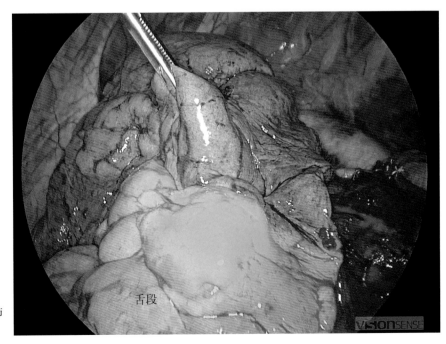

图22.7　通过静脉注射ICG显示肺段间平面。

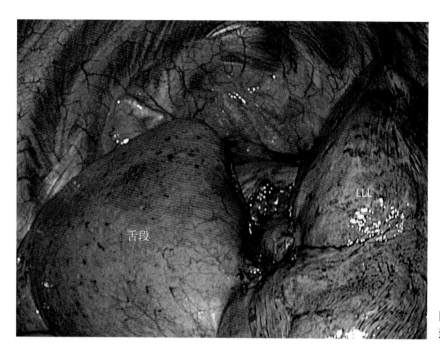

图22.8　最后，游离的舌段需要固定到下叶。

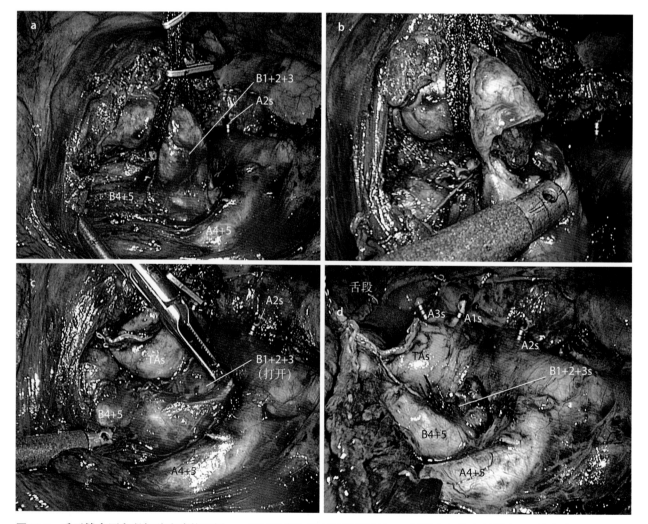

图22.9　手工缝合固有段切除类癌的示例。a. 显示肿瘤位于支气管起始处；b. 打开支气管发现肿瘤；c. 缝合前的支气管断端；d. 手动间断缝合后的支气管断端。

参考文献

[1] Brunswicker A, Farid S, Van Tornout F (2016) Infarction of the lingula following left upper lobe trisegmentectomy. Asian Cardiovasc Thorac Ann 24:107–109.

[2] Eguchi T, Kato K, Shiina T, Kondo R, Yoshida K, Amano J (2008) Pulmonary torsion of the lingula following a segmentectomy of the left upper division. Gen Thorac Cardiovasc Surg 56:505–508.

[3] Isaka T, Mitsuboshi S, Maeda H, Kikkawa T, Oyama K, Murasugi M et al (2020) Anatomical analysis of the left upper lobe of lung on three-dimensional images with focusing the branching pattern of the subsegmental veins. J Cardiothorac Surg 15:273.

[4] Onuki T, Kanzaki M, Maeda H, Sakamoto K, Isaka T, Oyama K et al (2019) Venous branching pattern in a patient with hemorrhagic infarction in the lingula after the upper division resection of the left lung. Ann Thorac Cardiovasc Surg 20:56.

[5] Soukiasian H, Hon GE, McKenna RJ (2012) Video-assisted thoracoscopic trisegmentectomy and left upper lobectomy provide equivalent survivals for stage IA and IB lung cancer. J Thorac Cardiovasc Surg 144:S23–S26.

[6] Taira N, Kawasaki H, Takahara S, Furugen T, Ichi T, Kushi K et al (2017) Lingular segment torsion following a left upper division segmentectomy. Int J Surg Case Rep 39:77–79.

胸腔镜肺叶肺段切除术
图解与视频
Atlas of Endoscopic Major Pulmonary Resections
3rd Edition

23

左侧S1+2肺段切除术

Left S1+2 Segmentectomy

视频23.1~视频23.4

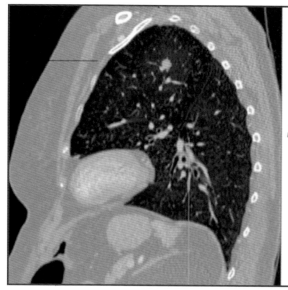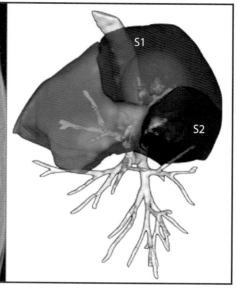

- 左肺上叶疑似类癌。
  - CT扫描和3D建模设计虚拟安全边界（黄色球体），提示结节位于S1+2段。

- 手术方案：胸腔镜S1+2肺段切除术加淋巴结清扫术。
- 最终诊断：pT1aN0M0典型类癌。

与左上肺固有段切除术相比，进行S1+2肺段切除术能保留更多的肺功能[6]，而且该术式操作更容易，因为不需要处理前段动脉[3]。此外，相比于固有段切除术后经常面临舌段缺血的风险[1, 2, 5]，S1+2肺段切除术更安全。具体分析瘤体位置和支气管血管走行，S2+S1肺段切除有时是更可取的术式[4]。

23.1 解剖学标志

- 支气管：上叶支气管高位即分支为舌段支气管（B4+5）和一支通常分为前段支气管（B3）和尖后段支气管（B1+2）的支气管干（图23.1a）。B1+2走行于舌段动脉和前干的血管间隙内，识别B3通常需要提起B1+2。B1和B2可分别发出（图23.1b）。B1a可以与B2形成共干，B1b和B3形成共干（图23.1c）。掌握这一解剖规律很重要，在能够保证瘤体切缘足够的情况下，推荐施行S1a+S2而非S1+2肺段切除术。
- 动脉：A1和A2动脉起源于肺裂，分布在肺

动脉走行上。A1b是最粗的一支，不要和A3混淆（图23.1d、e）。
- 静脉（图23.1f）：在大多数情况下，上肺静脉有3个主要的分支：上分支引流S1和S2段（V1+2），中间分支（V3）引流S3段，下分支（V4+5）引流舌段。

23.2 解剖学变异和风险（图23.2）

- 后段动脉的数量变异性很大。仔细评估术前3D重建视图，有助于确定动脉的数量和分布，以避免意外夹闭A3动脉。
- 上肺静脉的最上支可由S3的分支汇入（图23.2）。这只能在3D重建视图中显示。在这种情况下，只需处理远端分支。

23.3 操作技术

23.3.1 分离叶裂和后升支

像左肺固有段切除术一样，牵拉上下叶暴露叶

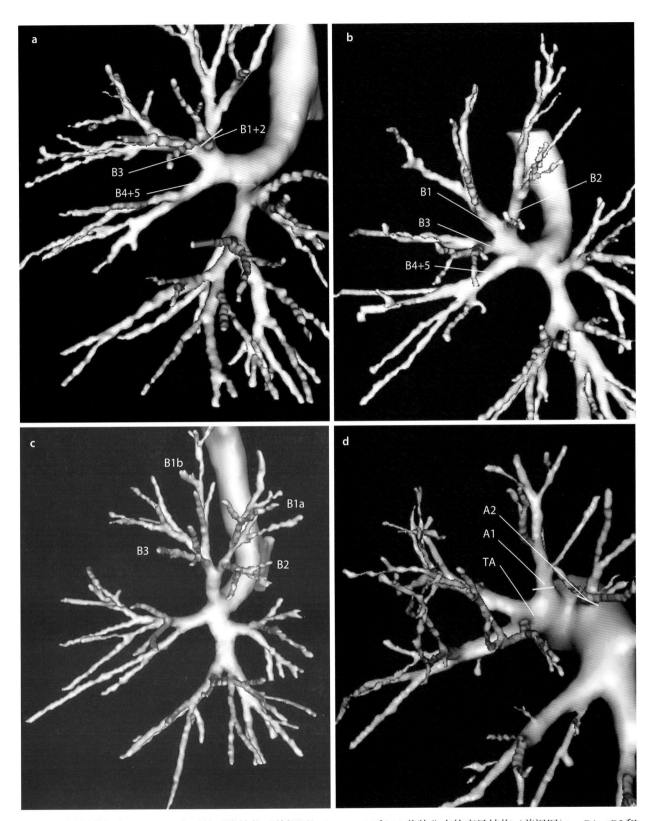

图23.1 解剖学标志。a. B1+2主干的正常结构（前视图）；b. B1、B2和B3单独分支的变异结构（前视图）；c. B1a+B2和 B1b+B3两个独立主干的变异结构（前视图）；d. 单根A1和一或两根舌段动脉A2的正常动脉结构。

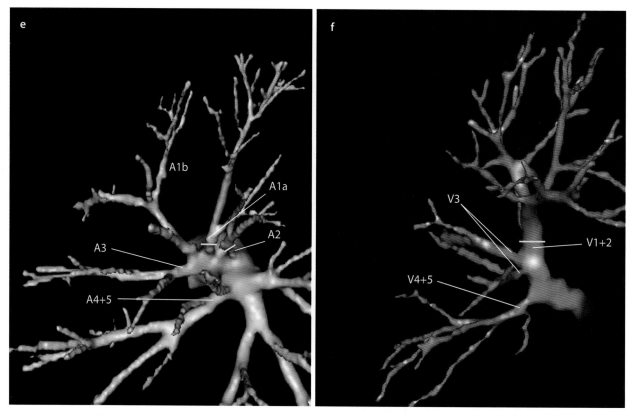

图 23.1（续） e. 独立的 A1a 和 A1b 动脉（前视图）；f. 一支大的总静脉引流 S1 和 S2 的正常结构（后视图）。

裂的中间部分，不需要打开叶裂的前部。一旦确认并保留舌段动脉后，所有其他的分支均可进行分离暴露。分离暴露从头侧开始，将遇到的所有后段动脉依次离断（图 23.3）。牵拉肺叶有助于暴露第一支 A2，它分为两支。单独或组合使用血管夹和切割闭合器来处理（视频 23.1）。

随着后段动脉逐步被离断，上叶被更充分地暴露，并显露前干的后部或 S3 的前分支。后者应注意保留（图 23.4）。

23.3.2 分离肺段静脉

将上叶向后牵拉，在膈神经后面切开纵隔胸膜。结合使用双极能量器械和剥离子轻柔操作以暴露静脉，保留引流舌段的最下方分支（V4+5）和 V3 静脉（图 23.5）。根据其直径的不同，使用缝合器或 VSD 加固的夹子来分离上支。

23.3.3 分离支气管干

一旦动脉和静脉被离断，牵拉肺组织有助于

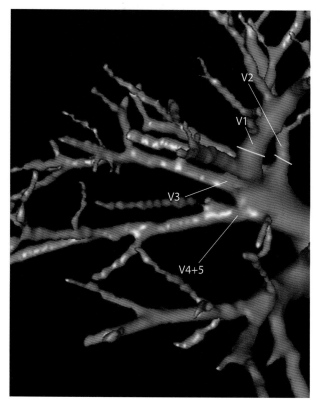

图 23.2　少见的静脉结构：S3 的分支汇入最上面的静脉支（前视图）。

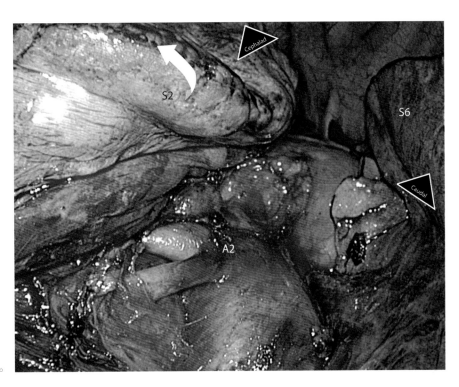

图 23.3 　暴露升支。

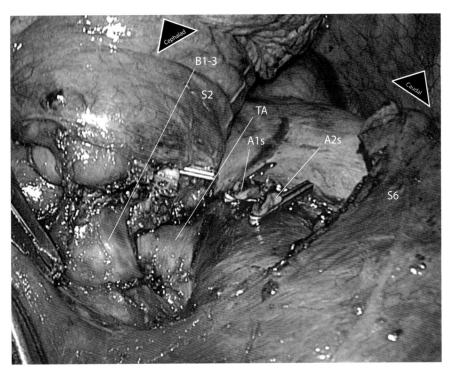

图 23.4 　暴露前干后部。

暴露肺段支气管。B3和B1+2汇合为前干，位于舌段动脉和前干动脉之间（视频23.2）。使用钝性器械暴露上干。上干有时为共干（图23.6a），有时高位发出分支。如有必要，B1+2用束带牵引（图23.6b）以方便吻合器通过。肺通气实验确认后，予以吻合器离断闭合。

23.3.4 分离肺段间平面

当肺段间平面被ICG标记出来后（图23.7a、b），钳起肺组织（图23.7c和视频23.3），然后使用厚组织钉的吻合器进行肺段的离断（图23.7d和视频23.4）。

按照常规方法取出标本。可选择游离下肺韧带。

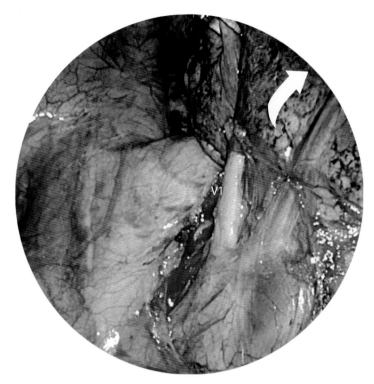

图 23.5　解剖并暴露上肺静脉的最上支。

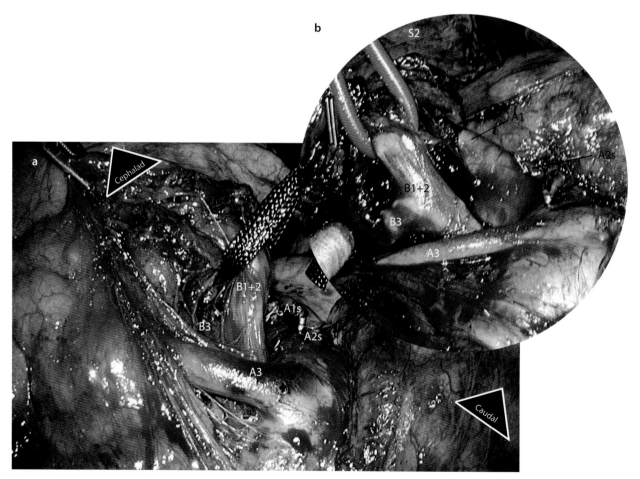

图 23.6　处理 B1+2。a. 向上牵拉 B1+2 有助于暴露 B3，B3 和 A3 的走行一致。b. 放大图。当从背侧解剖，B1+2 位于舌段动脉和前干或者其前分支的沟内。注意舌段支气管被舌段动脉遮挡，通常不能被直接看到。

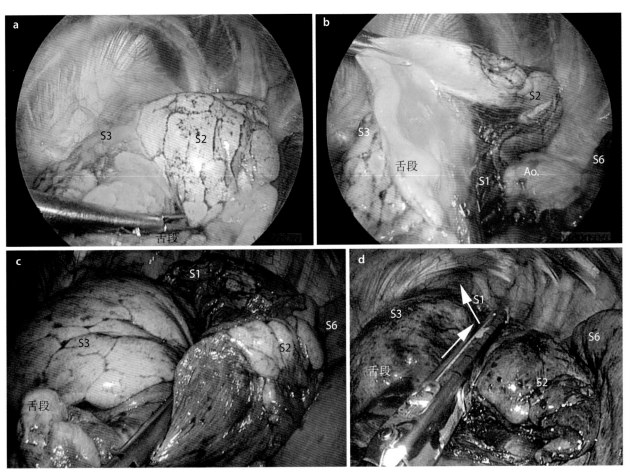

图23.7　离断肺段。ICG 显示肺段间平面：a. 前视图；b. 底视图；c. 夹闭肺实质并通气；d. 吻合器离断缝合（箭头表示边缘方向）。

参考文献

[1] Brunswicker A, Farid S, Van Tornout F (2016) Infarction of the lingula following left upper lobe trisegmentectomy. Asian Cardiovasc Thorac Ann 24:107–109.

[2] Eguchi T, Kato K, Shiina T, Kondo R, Yoshida K, Amano J (2008) Pulmonary torsion of the lingula following a segmentectomy of the left upper division. Gen Thorac Cardiovasc Surg 56:505–508.

[3] Handa Y, Tsutani Y, Mimae T, Miyata Y, Okada M (2020) Complex segmentectomy in the treatment of stage IA non-small-cell lung cancer. Eur J Cardiothor Surg 57:114–121.

[4] Nomori H, Okada M (2012) Illustrated anatomical segmentectomy for lung cancer. Springer-Verlag, Tokyo.

[5] Onuki T, Kanzaki M, Maeda H, Sakamoto K, Isaka T, Oyama K et al (2019) Venous branching pattern in a patient with hemorrhagic infarction in the lingula after the upper division resection of the left lung. Ann Thorac Cardiovasc Surg 20:56.

[6] Tane S, Nishio W, Fujibayashi Y, Nishikubo M, Nishioka Y, Ogawa H et al (2020) Thoracoscopic left S1+2 segmentectomy as a good resolution for preserving pulmonary function. Interact Cardiovasc Thorac Surg 31:331–338.

胸腔镜肺叶肺段切除术

图解与视频

Atlas of Endoscopic Major Pulmonary Resections

3rd Edition

24

左侧S3肺段切除术

Left S3 Segmentectomy

视频 **24.1**

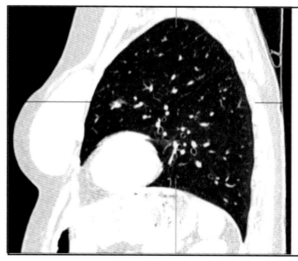
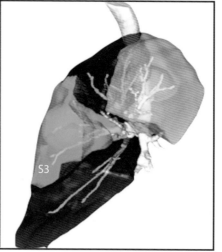

- 左侧S3肺癌可能（cT1aN0）。
  · CT扫描和3D重建虚拟安全边界，提示适合行S3肺段切除术。

· 手术方案：S3肺段切除术加淋巴结清扫术。
· 最终诊断：腺癌pT1aN0。

S3肺段切除术被认为是一种复杂术式[1, 2]。与右侧不同，左侧S3肺段切除术对静脉的清晰辨认与保留要求更高，因为左侧舌段的引流可能部分依赖于V3[3]。因此，当舌段静脉很细时，常常需要保留V3b支[5]。此外，肺裂型A3与纵隔型舌段动脉也很常见[3]。

与右侧S3肺段切除术一样，在左侧舌段和S3之间建立通道也可为手术创造极大的便利。

当目标病变位于S3和舌段间（参考第258页），S3肺段切除术可联合行舌段切除术[6]。

24.1　解剖学标志

- 支气管：约50%的患者支气管分支为B3和B1+2（图24.1a）。
- 动脉：最常见的类型是存在一条在肺裂中的前段小动脉和一条起源于前干的纵隔型A3大动脉（图24.1b）。
- 静脉：S3和舌段之间的静脉分布多有变异。最适合S3肺段除术的静脉结构是存在独立的V3和一个大的V4+5，且没有从V3走向舌段的分支静脉（图24.1c、d）。在这种情况下，

即便V3被离断，也没有术后舌段淤血风险。如下文所述，但情况并非总是如此。

24.2　解剖学变异和风险

- B3可以和B4+5存在共干（图24.2a），或与B1存在共干（图24.2b）。
- Asc.A3可起源于舌段动脉（图24.2c）。当存在两条舌段动脉或存在高位分支时，可以很容易识别A3（图24.2d、e）。当存在共同动脉干，但不清楚最高的动脉是供应舌段还是S3段时，A3不容易确定。如果没有3D重建，应考虑该动脉（上面）的走行，并且将该动脉的离断放到最后处理。
- 18%的病例存在纵隔型舌段动脉，可增加分离暴露A3的难度。此外A3可起源于该动脉（图24.2f）。
- 在一些病例中舌段静脉可能很细，此时很可能是V3承担了部分舌段的静脉回流（图24.2g）。因此，保留V3或者至少保留它最前的分支（V3b）更安全。

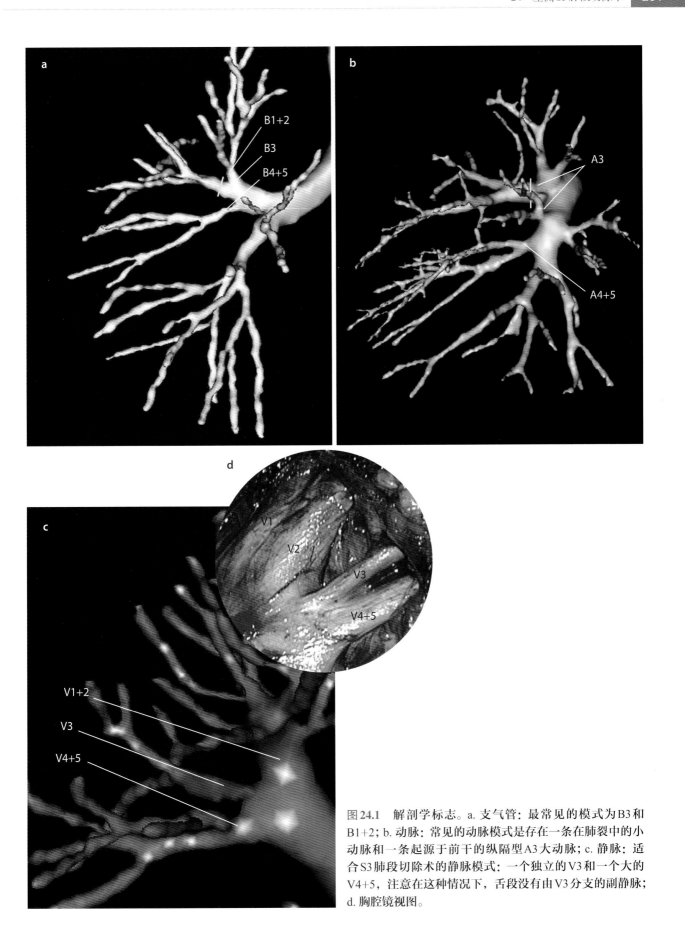

图24.1 解剖学标志。a. 支气管：最常见的模式为B3和B1+2；b. 动脉：常见的动脉模式是存在一条在肺裂中的小动脉和一条起源于前干的纵隔型A3大动脉；c. 静脉：适合S3肺段切除术的静脉模式：一个独立的V3和一个大的V4+5，注意在这种情况下，舌段没有由V3分支的副静脉；d. 胸腔镜视图。

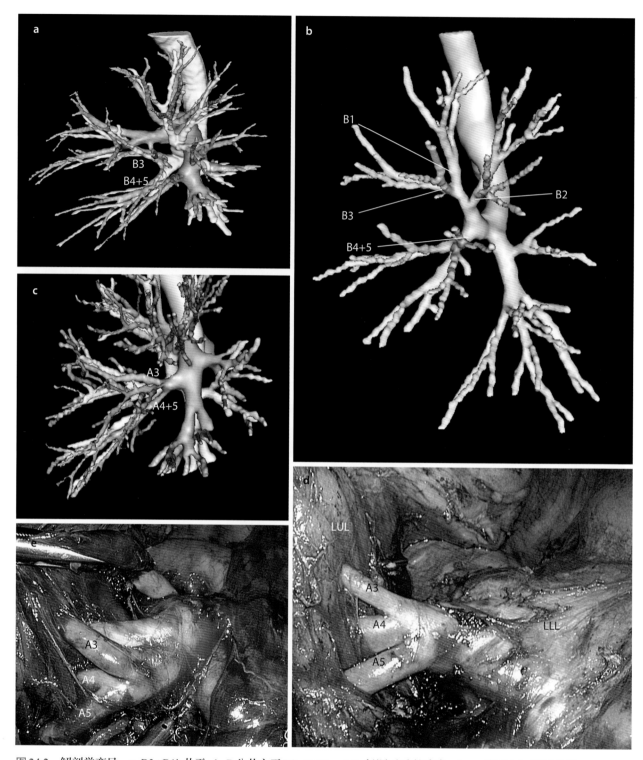

图24.2 解剖学变异。a. B3+B1b共干；b. B公共主干B3a+B2；c. A3b起源于舌段动脉；d、e. 总干A3−舌段动脉。

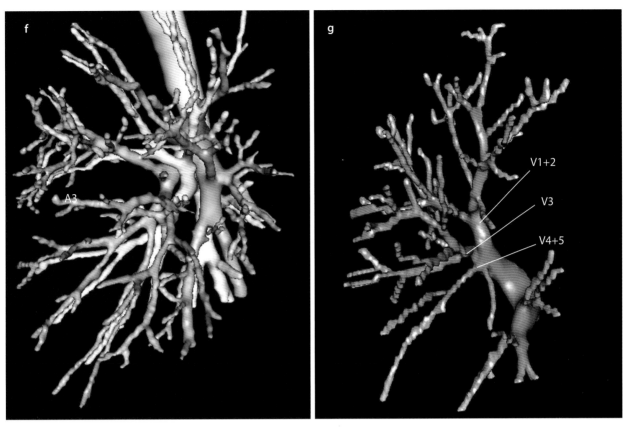

图24.2（续）　f. A3起源于纵隔型舌段动脉；g. 小舌静脉案例，其中保留了V3的下分支是明智的。

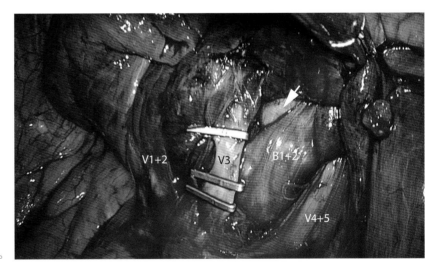

图24.3　剪切V3。

24.3 操作技术

24.3.1 S3和舌段之间隧道的建立

为了建立这条隧道，解剖必须分别从叶间裂和肺门处进行。像左上肺叶切除术一样打开叶间裂的前部，其后部无需打开，暴露舌段动脉（或其两个

亚段分支）和叶间动脉A3。

随后进行肺门部位的操作，整个肺静脉即被分离暴露。这样可以检查舌段静脉的直径和引流特点。同时解剖V1+2和V3。一旦V3被清楚地识别出来了，并且V4+5具有足够的直径，即可夹闭并离断V3（图24.3）。此阶段要保留V3残端后方走行的B3。

然后，以钝性器械从肺门沿叶间A4和A3之间

的方向轻轻穿到肺裂（图 24.4a），该器械必须始终
灵巧地与肺组织保持紧密接触。如果有必要，该通
道需要容许橡胶带通过，以便提起肺组织，同时便

于吻合器通过（图 24.4b、c）。

插入并激发 60 mm 的弯头吻合器，从而沿着
S3 和舌段之间的平面打开肺组织。

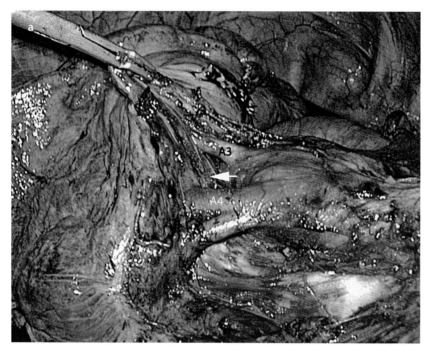

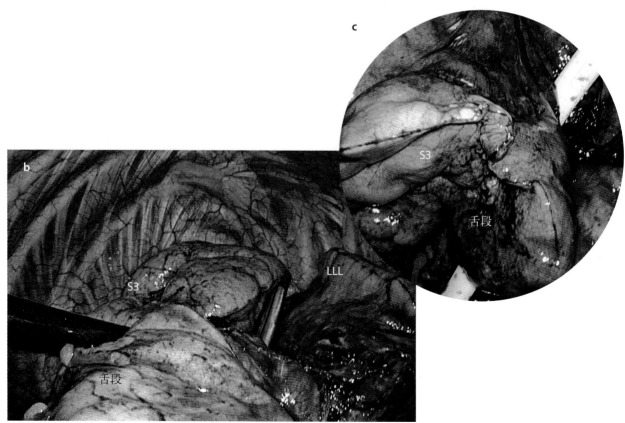

图 24.4　将舌段与 S3 分离。a. 在 A3 和 A4 之间开一条隧道（箭头）；b. 钝头钳从前纵隔穿过以完成分割；c. 套扎 S3 段之间的隧道。

24.3.2 处理B3

随着S3和舌段之间的平面被打开，即可暴露支气管（图24.5a）（舌段支气管通常被舌段动脉遮盖）。根据支气管走行方向识别B3，一些经常出现在B3根部的淋巴结需要被清除。如果患者因肺癌而接受手术，需将淋巴结送术中冰冻病理分析。如果存在淋巴结转移，手术应扩展为左肺上叶切除术。离断B3时，由于B3通常较短，套扎B3可以方便离断缝合（图24.5b）。

⊙ 直角解剖器必须紧贴在支气管的前部，以防止意外撕裂动脉。

24.3.3 处理A3

离断B3后，即暴露纵隔型A3和A1+2动脉（图24.6）。夹闭缝合A3即可。

剥离舌段动脉根部的淋巴结，进行术中冰冻病理分析。离断肺裂型A3。

24.3.4 肺段间平面

静脉注射ICG显示S3和S1之间的肺段间平面（视频24.1）。使用长柄卵圆钳，沿着一条垂直的路径轻轻地向前推进，然后夹住肺组织。检查支气管残端处在安全距离而不被吻合器夹住，夹紧肺组织以方便应用闭合器。

按常规方法取出标本，并对肺进行通气。

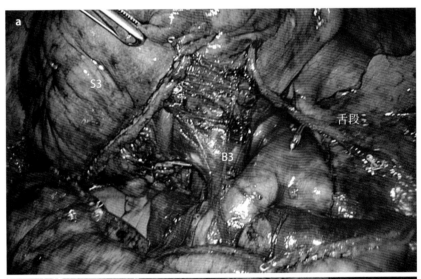

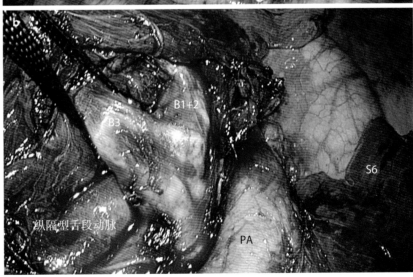

图24.5　打开S3与舌段间的平面，暴露支气管干。a. 解剖前的B3；b. 解剖后提起的B3。

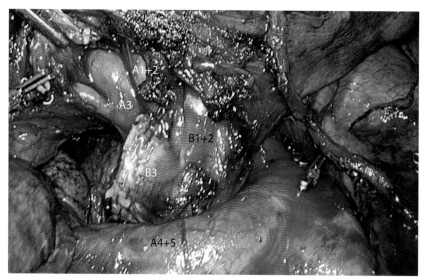

图24.6　离断B3后，可以识别A3动脉。

参考文献

[1] Igai H, Kamiyoshihara M, Yoshikawa R, Osawa F, Yazawa T (2019) The safety and feasibility of thoracoscopic uncommon pulmonary segmentectomy. J Thorac Dis 11:2788–2794.

[2] Igai H, Matsuura N, Kamiyoshihara M (2020) Uniportal anterior segmentectomy (S3) of the left upper lobe. Multimed Man Cardiothorac Surg 2020: Aug 6.

[3] Iijima Y, Kinoshita H, Nakajima Y, Kurihara Y, Akiyama H, Hirata T (2020) Branching anomaly of the pulmonary ventrobasal and laterobasal arteries from the mediastinal lingular pulmonary artery. Gen Thorac Cardiovasc Surg 68:1558–1561.

[4] Isaka T, Mitsuboshi S, Maeda H, Kikkawa T, Oyama K, Murasugi M et al (2020) Anatomical analysis of the left upper lobe of lung on three-dimensional images with focusing the branching pattern of the subsegmental veins. J Cardiothorac Surg 15:273.

[5] Nomori H, Okada M (2012) Illustrated anatomical segmentectomy for lung cancer. Springer-Verlag, Tokyo.

[6] Yamashita S, Yoshida Y, Hamatake D, Shiraishi T, Kawahara K, Iwasaki A (2017) How to manage tumor located between upper division and lingular segment "S3+S4 segmentectomy and S3b+S4 segmentectomy". J Thorac Dis 9:3277–3279.

25

S4+5肺段切除术（舌段切除术）

S4+5 Segmentectomy (Lingulectomy)

视频 25.1

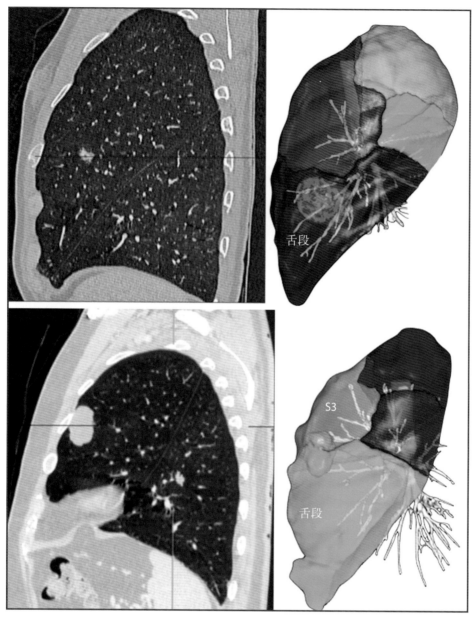

- 疑似NSCLC cT1aN0M0（绿色结节）。
  - CT扫描和3D重建虚拟安全边界（黄色球体），表明病变可以通过舌段切除术切除。
  - 手术方案：胸腔镜S4+5肺段

切除术加淋巴结清扫术。
  - 最终诊断：腺癌 pT1aN0。
- 结肠腺癌的孤立转移灶。
  - 3D建模提示瘤体需要行舌段联合S3肺段切除术。

　　T1a期NSCLC可行舌段切除术，其肿瘤预后与上肺叶切除术相当[1]。舌段切除术应该是最简单的肺段切除术之一。但是，频繁的解剖学变异，尤其是纵隔型舌段动脉的存在，使手术变得复杂[2, 4]。

当切缘不足时，可联合S3肺段切除术[3]。相反，如果病灶很小且位置合适，则可以进行部分舌段切除（S4或S5）[5]，或者同时进行部分S3和部分舌段切除[6]。

25.1 解剖学标志

- 支气管：舌段支气管起源于上叶支气管分叉处，在进入肺实质前有一段短的气管根部（图25.1a）。
- 动脉：舌段的主要供血来源为舌干，是叶间动脉的最前支。叶间动脉起源于叶间裂内肺动脉的前侧面，并分成两个分支。在一些患者中，存在另外一条起源于前干的舌段动脉，被称为纵隔型舌段动脉（图25.1b）。
- 静脉：舌段静脉是上肺静脉最下面的属支，

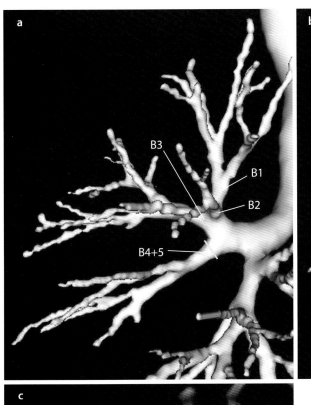

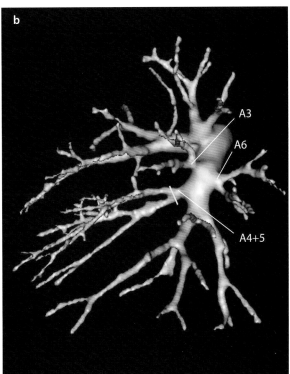

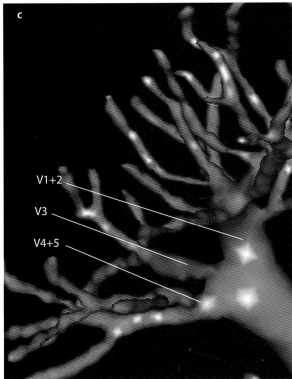

图25.1 解剖学标志。a. 舌段支气管（侧视图）；b. 舌段动脉（侧视图）；c. 舌段静脉是上肺静脉的最下根（后视图）。

当上肺静脉有3个主要的分支时，它很容易被识别（V1+2、V3、V4+5）（图25.1c）。然而，在一些患者中，实际上有多个放射状分布的静脉分支。在这些病例中，只离断最下面的分支更安全。由于动脉和支气管的分离，一旦舌段被游离，静脉回流就会更加便于确认。

25.2 解剖学变异和风险

- A3动脉可以上升到A4+5附近，甚至可与舌段动脉形成共干（图25.2a）。

- 15%~20%的患者中有一条来自纵隔的副舌段动脉，也称纵隔或支气管前舌段动脉。当常见的舌段动脉细小或缺如时，应怀疑其存在的可能（图25.2b）。然而，两条较大的舌段动脉也可能同时存在（图25.2c）。

- 通往基底干的动脉可自A4发出（图25.2d），因此充分分离舌段动脉很有必要。如果遇到这种变异，必须单独处理舌段动脉的分支。相反，舌段动脉也可以起源于基底段动脉，A8和A4+5共干也很常见（图25.2e）。

- 舌段静脉可汇入下肺静脉（图25.2f）。

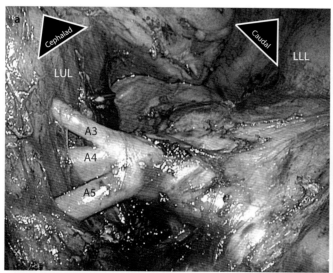

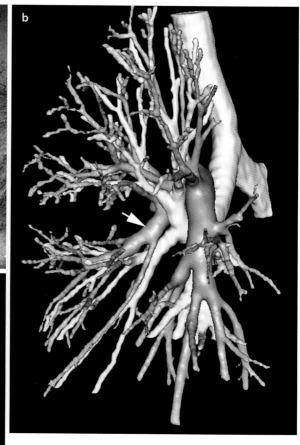

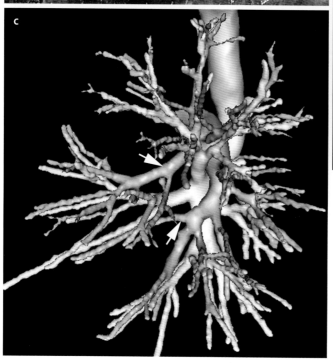

图25.2　解剖学变异。a. 舌段动脉和A3共干；b. 单根纵隔型舌段动脉（箭头）；c.纵隔型舌段动脉与叶间舌段动脉（箭头）共存。

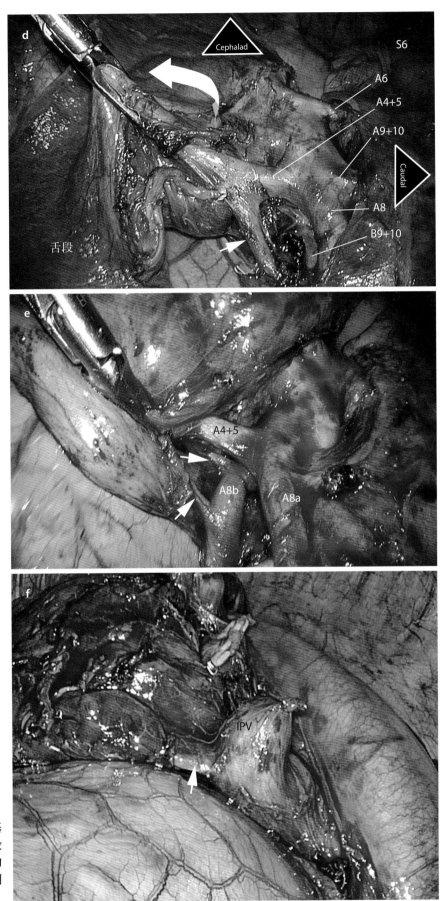

图25.2（续） d. 从舌段动脉到基底段的分支（箭头）；e. A8和舌段动脉共干，注意由A8分支舌段的小动脉（箭头）；f. 舌段静脉回流到下肺静脉（箭头）。

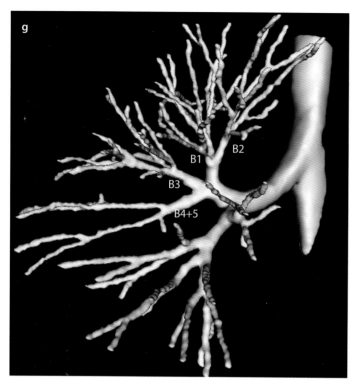

图 25.2（续） g. B3 与舌段支气管共干。

– 在极少数情况下，舌段支气管可起源于基底支气管干或与 B3 共干。

25.3 操作技术

25.3.1 打开叶裂和分离动脉

从外向内打开叶裂前部。外周部分的肺组织通常很薄，因此可以用超声刀或双极能量器械分离（图 25.3a）。当叶间裂较厚且较大时，最好先闭合切断外周部分，并密切观察肺动脉的情况。当前裂变薄，向后牵拉上下肺叶以暴露静脉（图 25.3b）。然后在纵隔和舌段动脉之间构建一条隧道。

ⓘ 在确定舌段动脉的起源之前，避免处理肺门部分。逐步接近肺动脉的前部，并打开动脉鞘。

舌段动脉的主干或其两个节段分支，根据其直径的不同，夹闭或者缝合后进行离断（视频 25.1）。

25.3.2 离断支气管

舌段动脉的离断得以暴露舌段支气管，可以用闭合器将舌段支气管缝合（图 25.5）。

25.3.3 离断静脉

这一步骤可以在支气管离断之前或之后进行，离断上肺静脉的最下属支。当很难断定邻近的静脉分支是否引流了舌段，可在舌段被充分鼓气并且段间平面被确定后再决定是否保留，在这之前避免离断该分支（图 25.6）。

25.3.4 离断肺实质

在荧光镜下，静脉注射 ICG 后显示肺段间平面。如图 25.7 所示，ICG 显现出的肺段间平面与外科医生预测的不尽相同。钳夹起肺组织，然后使用 4.8 mm 钉进行离断缝合。支气管残端（标本端）有时必须向前牵拉以使闭合器有充分的空间。按照常规方法取出标本（图 25.8）。

提示

贴壁淋巴结通常存在于舌段动脉的根部（图 25.4），剥离这些淋巴结时会导致一些渗血。它们必须切除，因为这有助于动脉的解剖。

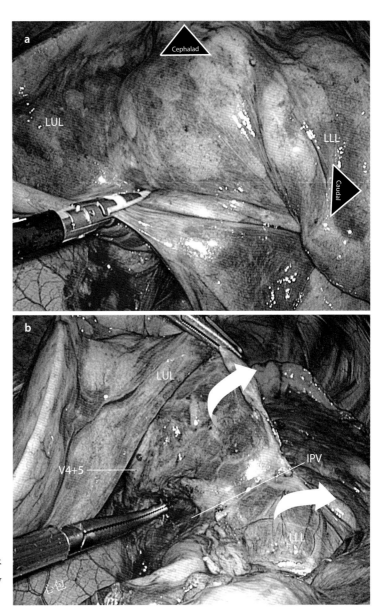

图25.3 打开斜裂的前部。a.使用能量器械打开外部薄的肺组织；b.闭合切断前在V4+5和IPV之间建立一条通道。

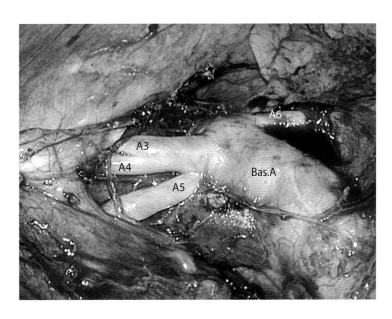

图25.4 位于舌段动脉根部的淋巴结。

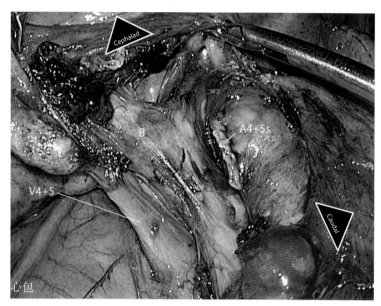

图 25.5　舌段动脉离断后暴露舌段支气管。

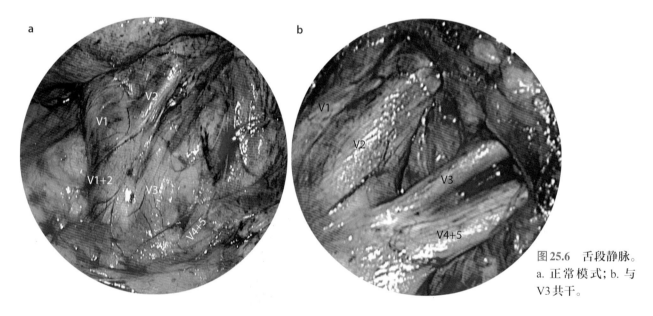

图 25.6　舌段静脉。
a. 正常模式；b. 与
V3 共干。

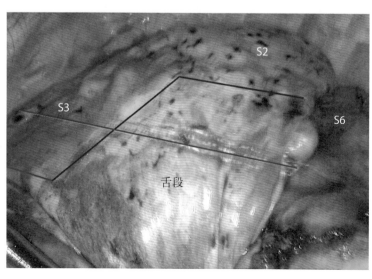

图 25.7　根据外科医生推测的肺段间平面（红
线），以及在 ICG 注射后显现的情况（蓝线）。

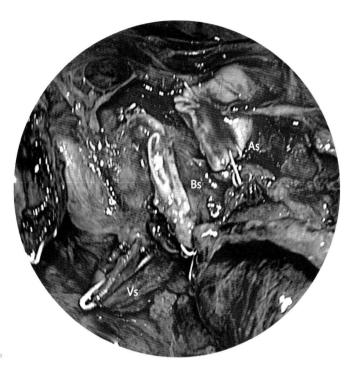

图25.8 标本取出后的最终视图。

参考文献

[1] Aprile V, Bertoglio P, Dini P, Palmiero G, Mussi A, Ambrogi M et al (2018) Is left upper lobectomy always worthwhile for early stage lung cancer? A comparison between left upper lobectomy, trisegmentectomy, and lingulectomy. J Surg Oncol 117:618–624.

[2] Iijima Y, Kinoshita H, Nakajima Y, Kurihara Y, Akiyama H, Hirata T (2020) Branching anomaly of the pulmonary ventrobasal and laterobasal arteries from the mediastinal lingular pulmonary artery. Gen Thorac Cardiovasc Surg 68:1558–1561.

[3] Mizuno K, Sakane T (2019) Safe resection margin in video-assisted left anterior and lingular segmentectomy for an impalpable lung nodule. Int J Surg Case Rep 59:7–10.

[4] Nomori H, Okada M (2012) Illustrated anatomical segmentectomy for lung cancer. Springer-Verlag, Tokyo.

[5] Song N, Duan L, Fang Z, Jiang G (2019) Uniportal video-assisted thoracoscopic left S4 anatomical segmentectomy. Thorac Cancer 10:1248–1251.

[6] Yamashita S, Yoshida Y, Hamatake D, Shiraishi T, Kawahara K, Iwasaki A (2017) How to manage tumor located between upper division and lingular segment "S3+S4 segmentectomy and S3b+S4 segmentectomy". J Thorac Dis 9:3277–3279.

胸腔镜肺叶肺段切除术

图解与视频

Atlas of Endoscopic Major Pulmonary Resections

3rd Edition

26

左侧S6肺段切除术

Left S6 Segmentectomy

视频 26.1 ~ 视频 26.4

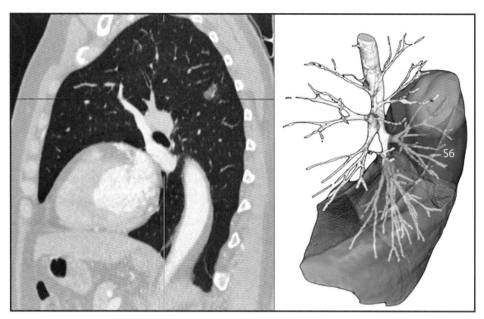

– 磨玻璃结节 cT1aN0M0（绿色结节）。CT 扫描和 3D 重建的虚拟安全边界（黄色球体），表明 S6 切除是适当的。

• 手术操作：胸腔镜 S6 肺段切除术加淋巴结清扫术。
• 最终病理：腺癌 pT1aN0。

胸腔镜 S6 肺段切除术被视为最简单的肺段切除术之一，当胸腔镜亚肺叶切除术的经验不足时，通常从胸腔镜 S6 段开始切除。然而仍有许多解剖变异[1]，使得手术比预期更加困难。

26.1 解剖学标志

– 支气管：背段支气管 B6 是下叶支气管的第一个分支（图 26.1a），它由左下叶支气管的后外侧发出，位于肺段动脉的后部，有时两者有一定的距离。

– 动脉：左下叶背段由单支（80%）（图 26.1b）或者双支（18%）（图 26.1c）甚至三支（2%）动脉供应（图 26.1d），此动脉起源于叶裂后部肺动脉的背侧。当单支时，A6 动脉又可分为两个或三个分支。动脉在段支气管前方走行。

– 静脉：背段由下肺静脉的上支（V6）引流，该支几乎独立于下肺静脉（图 26.1e）。

26.2 解剖学变异和风险

– 在某些情况下，A2 的起始部接近 A6 的起始部。通往 S2 的动脉分支甚至可以从 A6 发出（图 26.2a）。

– S6 的动脉分支可变，动脉数量从 1 条到 3 条甚至 4 条不等（图 26.2b）。

– A9 和 A10 可能靠近 A6。通往 S10 的动脉一定不能与 A6 分支动脉混淆（图 26.2c）。

– V6 可以接受基底段的静脉回流（图 26.2d、e）。在这种情况下，只有 V6 最上方属支必须被切断，下方接受基底段回流的属支须保留。

– 淋巴结经常在 A6 的后侧出现，它可以紧紧地黏附在动脉壁上，并在解剖过程中可能撕裂血管。

– 在肥胖或一些脊柱后凸患者中，支气管在远离 A6 的深处，因此其识别和游离可能很棘手，尤其是从正面进行游离时。在这种情况下，更好的做法是在切断 V6 后，从后侧和下方处理 B6。

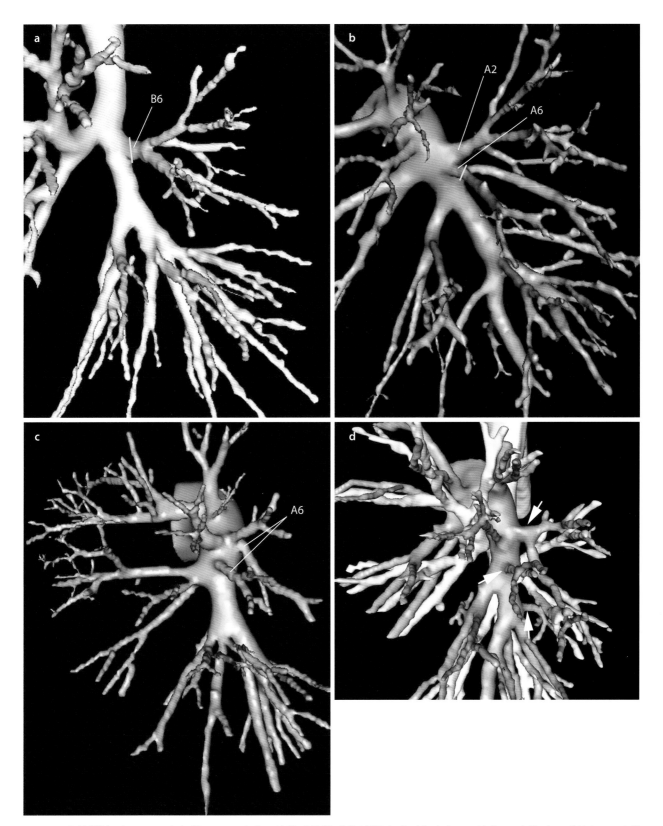

图26.1 解剖学标志。a. B6支气管；b. A6动脉，最常见的模式为早期分成两个分支；c. 双重A6动脉（3D重建）；d. 三重A6动脉（箭头）。

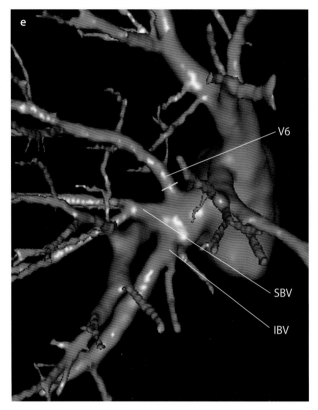

图 26.1（续） e. V6 在其最常见的模式。

26.3 操作技术

26.3.1 叶裂和动脉

此步骤类似于左下叶切除术的叶裂解剖（9.3.2）。如果肺萎陷良好，可以在没有牵开器帮助的情况下处理叶裂。否则应将两个肺叶分开以暴露叶裂的中间部分。如果叶裂融合，肺动脉可能不可见。

提示

没有必要暴露肺动脉的整个主干，但其后外侧必须明确游离。

将分离钳从肺动脉的后侧插入后纵隔来打开后部叶裂，这需要向前牵拉肺叶以暴露后纵隔胸膜（图 26.3），可通过斜视内镜或可偏转内镜辅助操作。用钉仓或者双极电凝闭合切断叶裂后部（视频 26.1，视频 26.2）。

单支或双支 A6 走行于段支气管前方（图 26.4a），其应当被充分游离并切断。位于动脉分支之间的任何淋巴结都应去除并送冰冻切片（图 26.4b）。如果淋巴结有转移，手术应中转为下叶切除术。

⊙ A6 必须游离到足够长度以确保它没有向上叶发出副升支。

26.3.2 支气管

离断段动脉后可便于离断 B6 支气管。在对后者进行分离和切割时，应避免损伤基底段支气管（图 26.5）。如辨认不清，肺再通气试验可能会有所帮助。B6 通常并不是紧贴在 A6 后面，有一定距离且位置很深（图 26.6a），可能被淋巴结隐藏，必须向下推动肺实质才可暴露。在肥胖患者中，B6 的识别和暴露可能更困难，建议从横膈膜侧入路（图 26.6b）。

操作时必须特别小心，因为 V6 紧贴在支气管后侧（图 26.6c）。

提示

一旦切断 V6 就可以从后侧处理 B6（视频 26.3）。

26.3.3 静脉

通过电刀锐性分离和下叶的牵引钝性分离，从下肺韧带分离至下肺静脉（图 26.7）。

将下肺静脉从周围组织中游离直到识别其最上属支（图 26.8）下肺静脉通常位于支气管下方。可以用血管切割吻合器对其闭合或离断。

⊙ 如上所述，在切断 V6 之前需要全面核对三维重建，因为它也会引流基底段回流。在这种情况下，只需要切断 V6 的最上属支（视频 26.4）。

26.3.4 肺段间平面

全身注射 ICG 后，由红外成像勾画出段间平面（图 26.9a）。使用红外成像有助于暴露 S6 和 S10 之间分界线的后界，评估是否低于预计范围。最近有

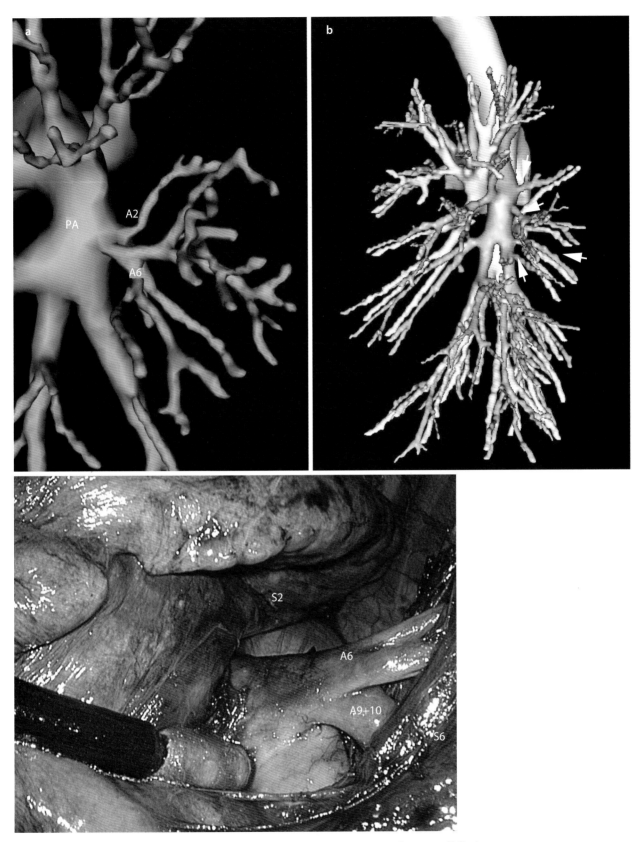

图 26.2　解剖学变异。a. A6 和 A2 紧密相接；b. 多条分布到 S6 的动脉；c. A6 和 A9+10 的共干。

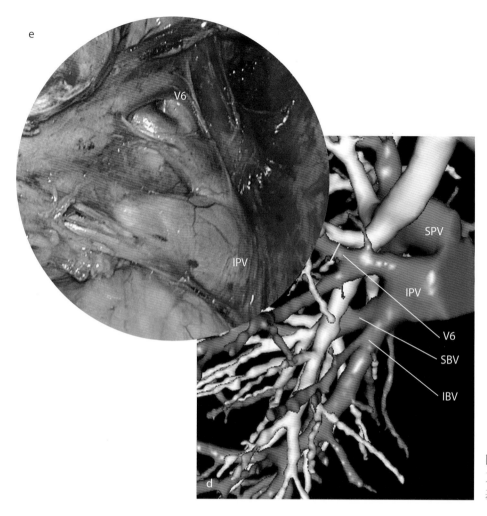

图26.2（续） d. V6静脉分叉：上支收集S6，下支收集基底段；e. 胸腔镜视图。

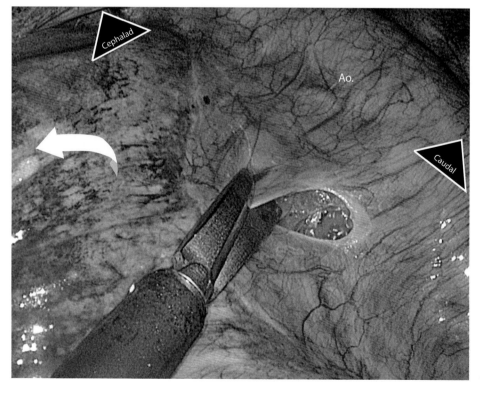

图26.3 向前牵拉下叶以暴露后纵隔胸膜。

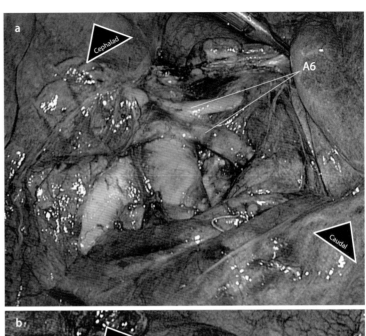

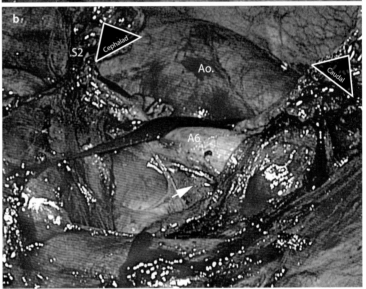

图 26.4 A6的游离。a. 双支动脉情况；b. A6下方常遇到黏附的淋巴结（箭头）。

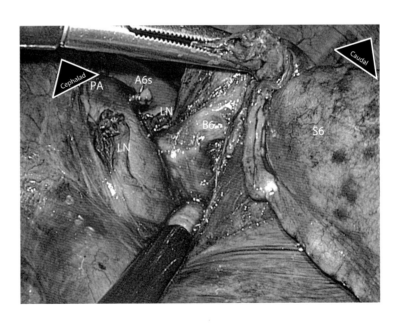

图 26.5 B6的暴露和游离。

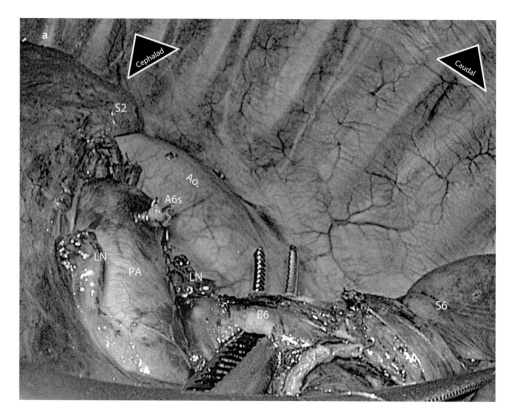

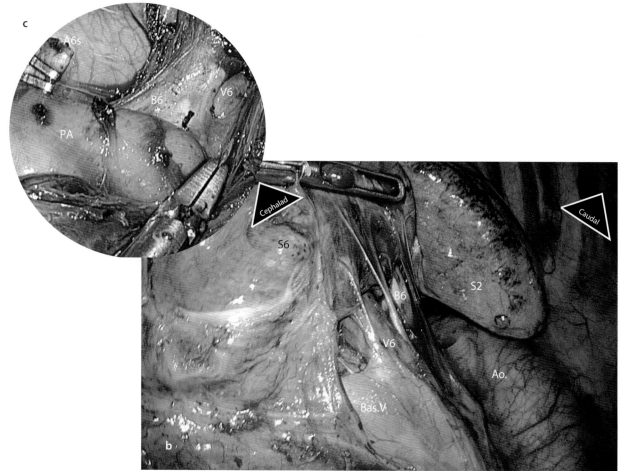

图 26.6　B6 的解剖。a. 支气管与 A6 有一定距离；b. 通过横膈膜侧查看 B6；c. 注意 V6 和 B6 靠得很近。

报道指出，基于背段支气管B6的体积计算S6的体积小于实际大小[2]。

用长钳夹住肺实质，检查支气管断端是否距离够远，确保不会卡在吻合器卡口里（图26.9b）。最终结果如图所示（图26.10）。

标本以常规方式取出。

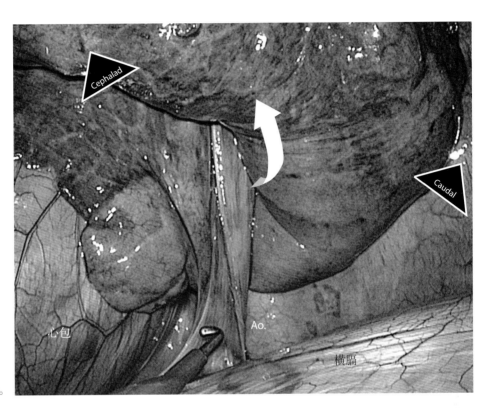

图26.7　游离下肺韧带。

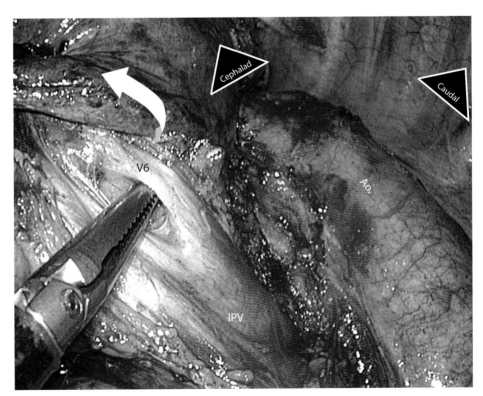

图26.8　V6的解剖。

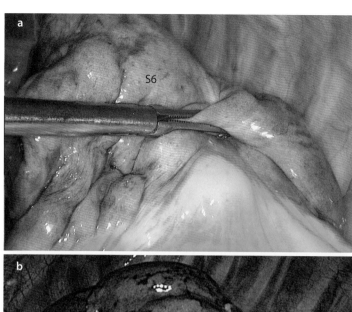

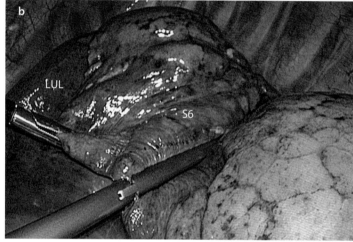

图26.9 a. 在全身注射ICG后勾画出段间平面，闭合前夹紧肺实质。

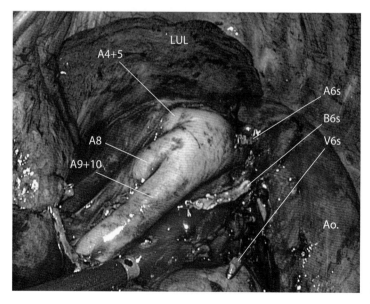

图26.10 最终视图。

参考文献

[1] Nomori H, Okada M (2012) Illustrated anatomical segmentectomy for lung cancer. Springer-Verlag, Tokyo.

[2] Sarsam M, Glorion M, de Wolf J, Cassiano F, Puyo P, Sage E et al (2020) The role of three-dimensional reconstructions in understanding the intersegmental plane: an anatomical study of segment 6. Eur J Cardiothorac Surg 58:763–767.

27

左侧S8–10肺段切除术（基底段切除术）

Left S8–10 Segmentectomy (Basilar Segmentectomy)

视频27.1 ~ 视频27.4

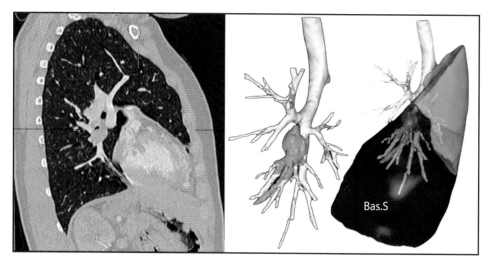

– 基底支气管干类癌的左基底段
切除术示例。胸腔镜基底段切
除术联合支气管成形术，并辅

以淋巴结清扫术。
· 最终病理结果：典型类癌肿瘤
pT1bN0。

该手术可用于某些T1a肿瘤[1-3, 5]，以及支气管内类癌和良性疾病，如叶内型肺隔离症[4, 6]。左肺下叶包括3个基底段：前基底段（S8）、外基底段（S9）和后基底段（S10）。手术的主要步骤与左下叶切除术的步骤相同。特别要注意保存S6各个结构，特别是细小且脆弱的背段静脉（V6）。

27.1 解剖学标志

– 支气管：基底总干的起始处位于B6和舌段支气管起始处远端1~2 cm处的叶裂中（图27.1a）。
– 动脉：基底段的动脉供应是发出舌段动脉和A6后肺动脉的末端。它走行于段支气管前方，通常分为两个主干，一个支配前段S8，另一个支配后段和外段S9+10（图27.1b）。它也可以分成3个或4个节段的分支。
– 静脉：基底段由两支静脉干引流，S9+10为IBV，S8为SBV（图27.1c）。在结扎这两支静脉之前，必须清楚地识别背段静脉（V6）。

27.2 解剖学变异和风险

– 动脉分支变异很大。动脉数量从单个基底干

到3个甚至4个分支不等（图27.2a–c）。
– 舌段动脉在低位时可能起源于基底动脉（图27.2d）。因此，必须解剖足够长度的基底动脉。
– S6的动脉可能与基底动脉分支混淆（图27.2e）。
– 舌静脉可能汇入下肺静脉（图27.2f）。

27.3 操作技术

27.3.1 叶裂和动脉

这个步骤类似于左肺下叶切除术的叶裂解剖（视频27.1，可参考10.3.1）。如果肺萎陷良好，可以在没有牵开器帮助的情况下打开叶裂。否则，应将两片肺叶分开以暴露叶裂的中间部分。如果叶裂融合，肺动脉可能不可见。

> **提示**
>
> 没有必要打开肺裂的后外侧部分，保留它可以防止S6的扭曲。

小心打开叶裂的前部，直到发现肺动脉（图27.3）。必须对动脉解剖至足够的长度，以确保它不会发出舌段分支（图27.2d，视频27.2）。

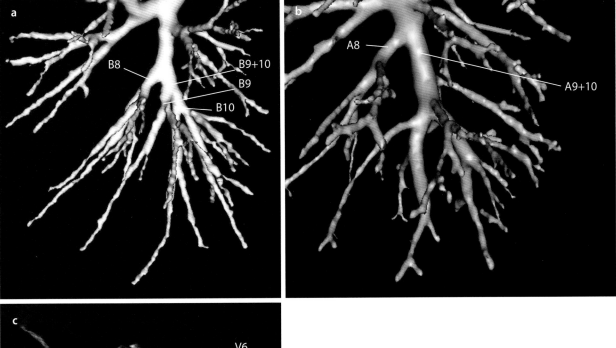

图27.1　解剖学标志。a.基底支气管，最常见的模式为早期分为两个分支（前视图）；b.基底动脉，最常见的模式为早期分为两个分支（前视图）；c.基底静脉（后视图）。

ⓘ 基底动脉干和A6之间常有淋巴结，它可以紧紧地黏附在A6上，并在解剖过程中损伤血管。

基底动脉干可以根据解剖结构整体或分两步离断。

27.3.2 支气管

离断基底干动脉，清理完周围淋巴结，便可以见到基底支气管。必须分离并且去除任何可疑的淋巴结，并将其送冰冻活检（图27.4）。如果活检结果阳性，基底段切除术应转变为肺叶切除术。

然后对支气管进行离断，避免损伤背段支气管。如果有任何疑问，借助通气试验可以帮助判断。

基底支气管干的手动切割和缝合演示详见视频27.3。

27.3.3 静脉

对下叶进行轻柔的牵引并配合电刀，从肺韧带切开直到下肺静脉。

将下肺静脉从周围组织中游离，直到它最下面的两条属支被游离并切割缝合（图27.5，视频27.4）。如果发现淋巴结在静脉分支之间，应将其移除并进行术中检查（图27.6）。

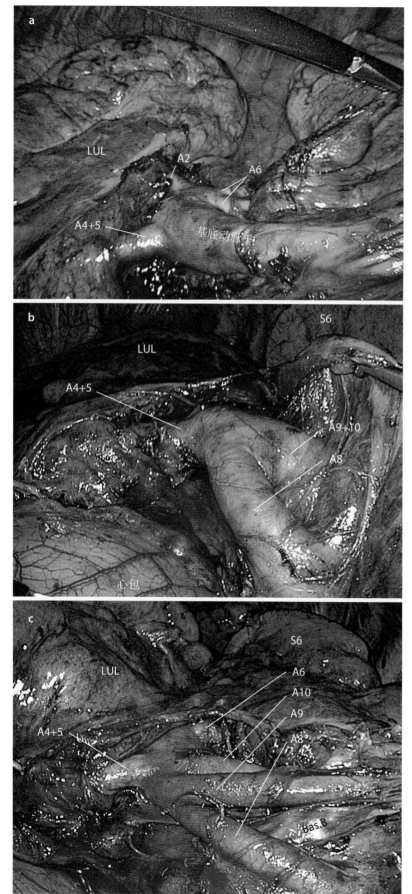

图27.2   解剖学变异。a. 单支动脉干；b. 两支基底动脉；c. 3 支基底动脉。

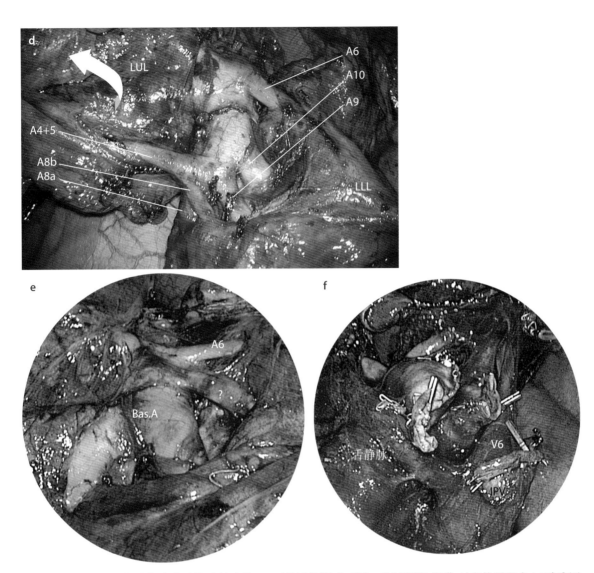

图27.2（续）　d. 源自基底动脉干的舌段动脉；e. 不常见的模式示例，难以判断"？"对应的是双支A6动脉还是基底段动脉；f. 舌静脉汇入下肺静脉。

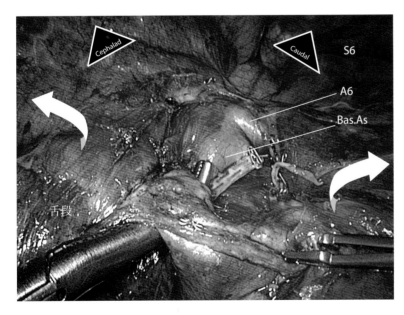

图27.3　叶间裂前部解剖。

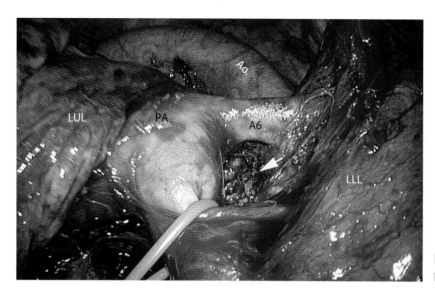

图27.4　B6和基底干之间的转移性段
间淋巴结示例（箭头）。

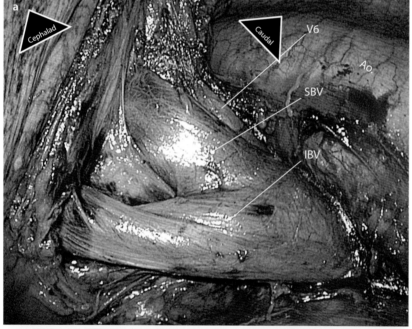

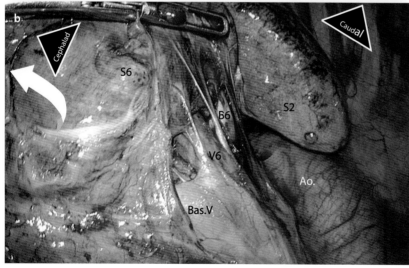

图27.5　解剖后的下肺静脉。a.典型但
罕见的分布；b.最上面的分支（V6）必
须保留。

ⓘ 在解剖两条基底静脉时，必须时刻留意V6，避免损伤这条细小而脆弱的静脉。

27.3.4 肺段间平面

全身注射ICG后由IRI描述（图27.7）。用长钳夹住肺实质，检查支气管残端是否距离够远，确保不会卡在吻合器卡口里。

必须持续观察V6，保持其远离吻合器尖端（图27.8，图27.9）。

标本以常规方式取出。

肺轻轻通气以检查S6是否活动度过大。如果活动度过大，S6必须锚定到S2（图27.10）。

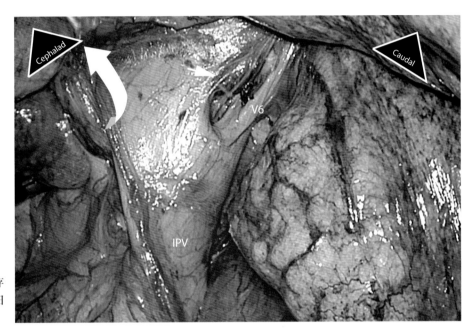

图27.6　V6和基底静脉之间存在淋巴结（箭头），应将其清扫并送冰冻切片分析。

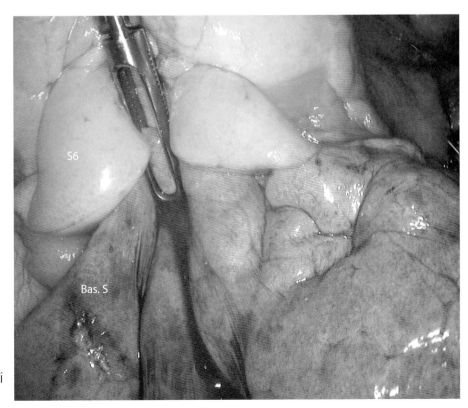

图27.7　使用红外成像法勾画肺段间平面。

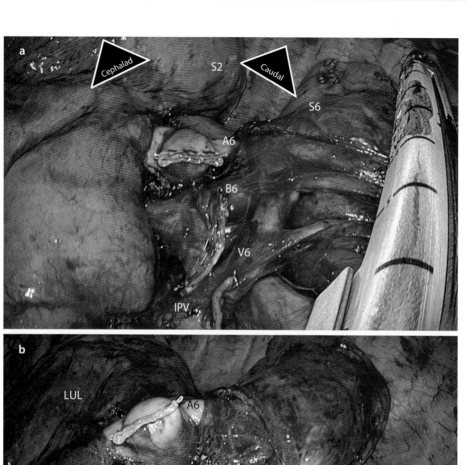

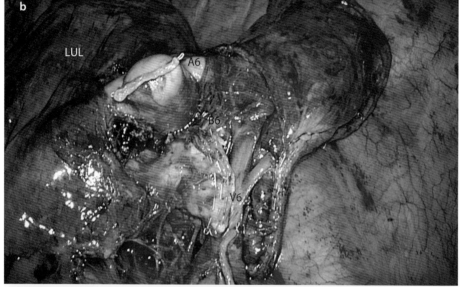

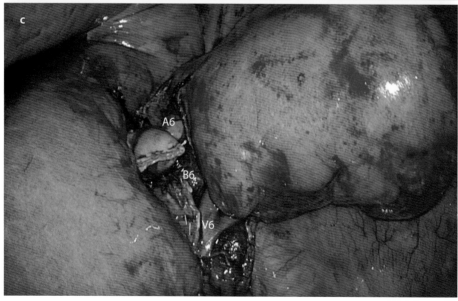

图 27.8   肺段间平面的解剖。
a. 吻合；b. 注意必须保留引流
背段的细小静脉（V6）；c. 肺
再通气后的最终视图。

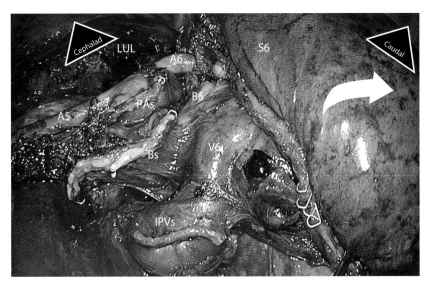

图27.9 完成基底段切除术后的最终视图。

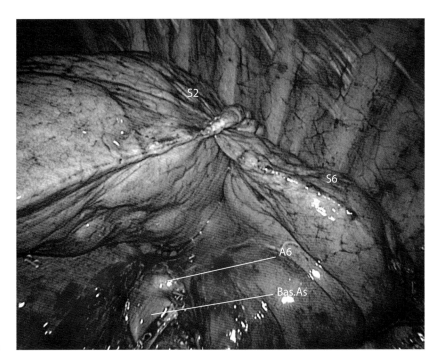

图27.10 将S6锚定到S2以防止扭转。

参考文献

[1] Andrade RS (2011) Thoracoscopic basilar segmentectomy. Semin Thorac Cardiovasc Surg 23:168.

[2] Ceppa D, Balderson S, D'Amico T (2011) Technique of thoracoscopic basilar segmentectomy. Semin Thorac Cardiovasc Surg 23:64–66.

[3] Gossot D (2011) Totally thoracoscopic basilar segmentectomy. Semin Thorac Surg 23:67–72.

[4] Motohashi Y, Kato T, Aragaki M, Fujiwara-Kuroda A, Hida Y, Wakasa S et al (2021) Intraoperative real-time hemodynamics

in intralobar pulmonary sequestration using indocyanine green and near-infrared thoracoscopy. Gen Thorac Cardiovasc Surg 69:383–387.

[5] Schuchert M, Lamb J, Landreneau R (2011) Thoracoscopic basilar segmentectomy. Semin Thorac Cardiovasc Surg 23:78–80.

[6] Traibi A, Seguin-Givelet A, Brian E, Grigoroiu M, Gossot D (2018) Adult pulmonary intralobar sequestrations: changes in the surgical management. J Visc Surg 4:62.

胸腔镜肺叶肺段切除术

图解与视频

Atlas of Endoscopic Major Pulmonary Resections

3rd Edition

28

左侧S9+10肺段切除术

Left S9+10 Segmentectomy

视频28.1 ~ 视频28.3

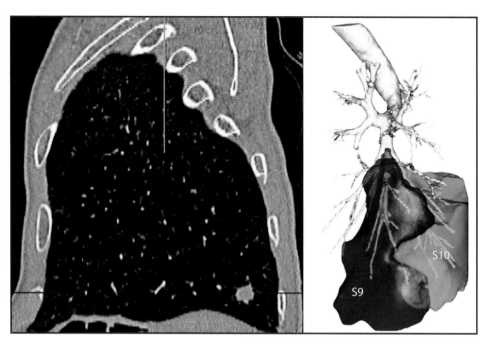

可疑左下叶的cT1bN0M0NSCLC。根据该病变的分期，基底段切除术更合适。但结合患者年龄、合并症和肺功能，考虑适合各小范围的手术。进行的手术：胸腔镜S9+10肺段切除术加淋巴结清扫术。最终诊断：pT1bN0腺癌。

基底段最常见的支气管和动脉分支模式是B8和B9+10及A8和A9+10，S9+10肺段切除术比单纯S9或S10肺段切除术更易进行。

使用隧道技术将S6与S10分开可以简化手术过程（图19.5）[1]，表明手术困难之处主要在于需要对肺段间平面进行三维切割缝合[2, 4]。

28.1 解剖学标志

- 支气管：基底支气管干通常分为两个分支：B8和B9+10，它们在段动脉后方走行（图28.1a）。
- 动脉：基底动脉干在大多数情况下分为两条动脉：A8和A9+10。然而，为了避免识别错误（如将低位的A6误认为A9+10），必须清晰识别所有通往下叶的动脉（图28.1b）。
- 静脉：下基底静脉（IBV）是下肺静脉的下支，并不总是引流S9和S10[3]，其分支之一可以引流S8（图28.1c）。如果有任何疑问，最好将最低处的静脉分支游离出来。然而，在肺实质内处理向S9+10走行的静脉更安全。

28.2 解剖学变异和风险

- 除了A8和A9+10，在20%的患者中可以遇到以下分支模式：A8+9和A10，或完全独立的基底动脉（A8、A9和A10）[3]。同样的分布也适用于支气管。为了防止解剖学误判，使用术前建模非常必要。
- 通常没有独立的基底静脉，而是分出一个共同的基底静脉和V6。这强调了在肺实质内进行静脉处理的必要性，而不是集中在IPV中。

28.3 操作技术

28.3.1 叶裂、动脉及S6和S10之间隧道的建立（视频28.1）

此步骤类似于左下叶切除术或基底段切除术期间的叶裂解剖（参考10.3.1）。但动脉的解剖必须

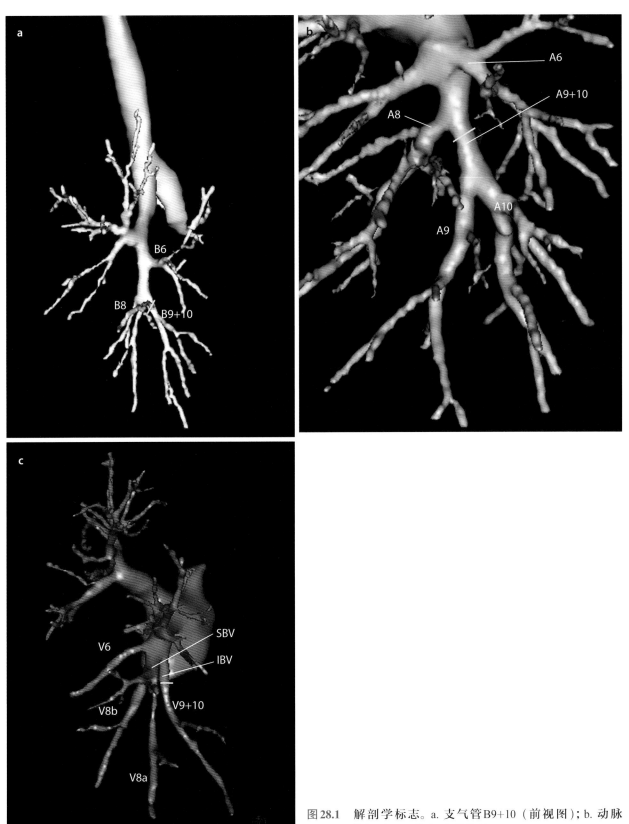

图 28.1 解剖学标志。a. 支气管 B9+10（前视图）；b. 动脉 A9+10（前视图）；c. 静脉（下视图）。

尽可能向远端延伸，必须清楚识别下叶的所有分支（图28.2）。

A8和A9+10可以用牵引绳牵引，因此可以向前或向后拉以暴露支气管。A9+10根据其直径进行夹闭或切割缝合。所有位于动脉区域的淋巴结必须游离切除并送冰冻切片分析。若淋巴结有转移，手术将转变为基底段切除术甚至下叶切除术。

A9+10在段支气管前方走行，游离并结扎动脉，从而暴露支气管（图28.3）。

下一步是使用隧道技术，将S6与S10分离，可参考图19.5。

28.3.2 支气管（视频28.2）

通过向前牵拉A8，暴露B9+10。仔细游离气管以避免损伤位于其后的静脉。通气试验后再行切割缝合（图28.4）。

28.3.3 静脉（视频28.3）

肺韧带通过电刀和对下叶的轻柔牵引切开到下肺静脉。

将下肺静脉从周围组织中游离，直到分离出IBV、SBV和V6（图28.5）。由于IBV可以部分引流S8，因此仅将其最下支静脉游离会更安全，如V10（图28.6）。但是，正如上所述，更安全的做法是切断支气管后处理肺实质中的静脉分支。

28.3.4 肺段间平面

全身注射ICG后勾画肺段间平面。在横膈膜和肺叶的前侧标记。因此，外科医生必须为ICG的快速消失或扩散做好准备，并迅速用电刀在红外成像确定的平面上做标记（图28.7）。

建议使用小尺寸钉仓（45 mm优于60 mm）逐步切割缝合平面，而不是只打一两枪。以常规方式取出标本，而后肺重新通气（图28.8）。

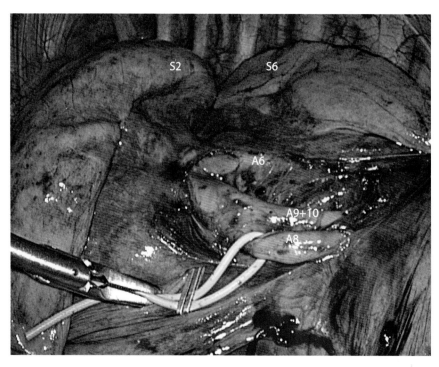

图28.2 游离A8和A9+10。

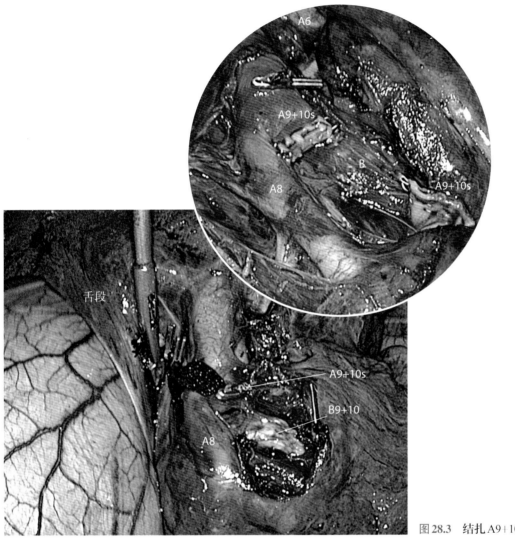

图 28.3 结扎 A9+10暴露相应的支气管。

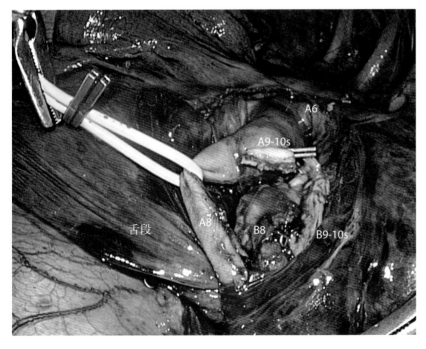

图 28.4 离断动脉和支气管后的最终视图。

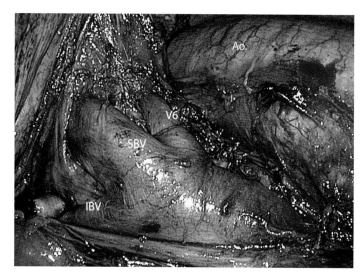

图 28.5   游离下肺静脉 3 条主要属支后的常规视图。

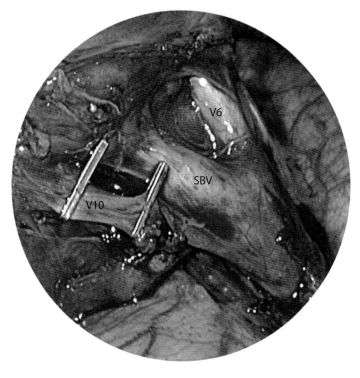

图 28.6   夹闭下基底静脉的最下属支。

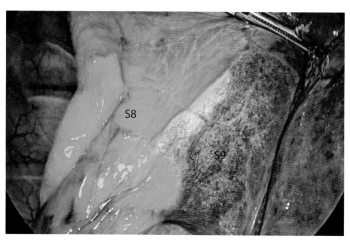

图 28.7   通过 ICG 勾画 S8 和 S9 之间的段间平面。

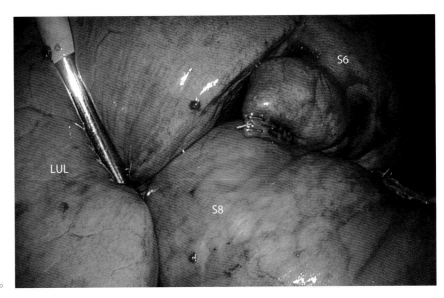

图 28.8　再通气后的最终视图。

参考文献

[1] Igai H, Kamiyoshihara M, Kawatani N, Ibe T (2017) Thoracoscopic lateral and posterior basal (S9+10) segmentectomy using intersegmental tunnelling. Eur J Cardiothorac Surg 51:790–791.

[2] Miyta Y, Okada M (2011) Hybrid video-assisted thoracic surgery basilar (S9-10) segmentectomy. Semin Thorac Cardiovasc Surg 23:73–77.

[3] Nomori H, Okada M (2012) Illustrated anatomical segmentectomy for lung cancer. Springer-Verlag, Tokyo.

[4] Sato M, Murayama T, Nakajima J (2018) Thoracoscopic stapler-based "bidirectional" segmentectomy for posterior basal segment (S10) and its variants. J Thor Dis 10:S1179–S1S86.

胸腔镜肺叶肺段切除术
图解与视频
Atlas of Endoscopic Major Pulmonary Resections
3rd Edition

29

左侧S8肺段切除术

Left S8 Segmentectomy

视频 29.1 ~ 视频 29.2

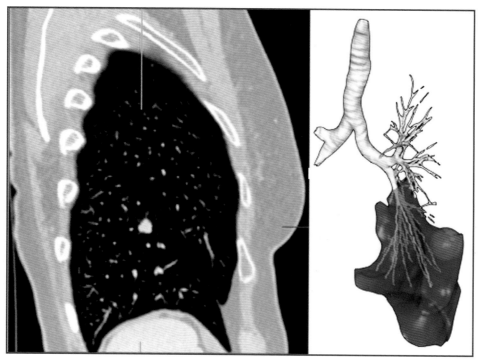

— 左下叶类癌（绿色结节）。
— CT扫描和3D重建虚拟安全边界（黄色球体），提示肿瘤可以通过S8切除术来切除。

· 进行的手术：胸腔镜S8肺段切除加淋巴结清扫术。
· 最终诊断：pT1aN0典型类癌。

由于没有S7，左S8肺段解剖结构不像右侧那么复杂[2, 3]，手术相对右侧更容易。然而，肺段间平面的划分仍然具有挑战性，主要是因为需要对肺段间平面进行立体切割缝合[1]。

29.1 解剖学标志

— 支气管：基底支气管干通常分为两个分支：B8和B9+10，位于段动脉的后方（图29.1a）。
— 动脉：基底动脉干分支在大多数情况下分为两条动脉：A8和A9+10。但是，为了避免识别错误（如低位A8a被误认为A9+10），必须清楚地识别下叶的所有动脉（见下文所述）。在解剖过程中有疑问时，最好只处理A8b的前支，然后处理支气管，并最终检查第二支的走向（图29.1b）。

— 静脉：上基底静脉（SBV）是下肺静脉的中支，并不总是代表S8段的静脉引流。
其后支V8a可引流S9。建议只分离SBV的前分支和紧贴在支气管后面的V8b，而不是集中处理下肺静脉中的V8（图29.1c）。

29.2 解剖学变异和风险

在没有3D建模的辅助时，动脉和支气管的分支可能难以清晰判断。除了常见的B9+10主干，B9可以与B8共干（图29.2a）。与相应动脉相同（图29.2b），分离B9与B8或A9与A8将存在风险。
动脉的后支A8a可以起源于A9。
从A8动脉发出分支到舌段动脉很常见（图29.2c）。从起始处切断A8动脉会使舌段面临缺血的风险。

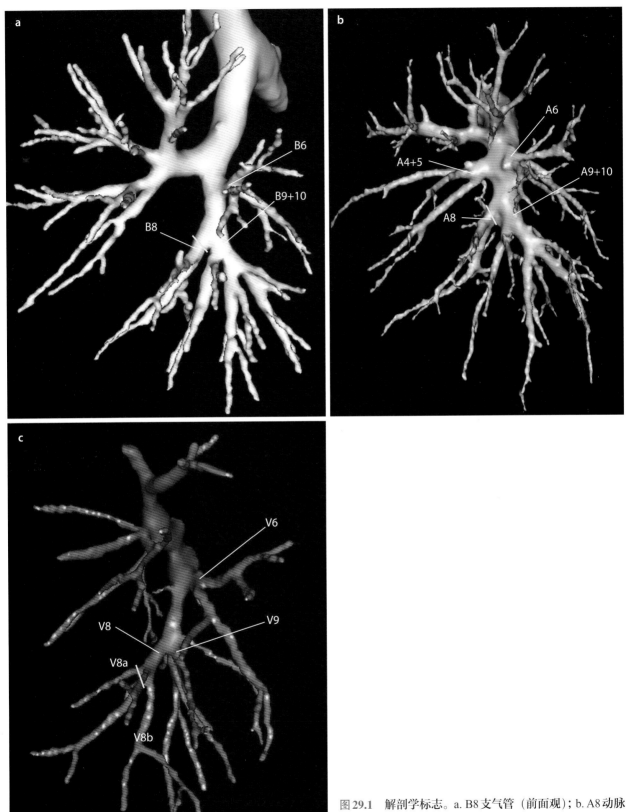

图29.1 解剖学标志。a. B8支气管（前面观）；b. A8动脉（前面观）；c. V8静脉。注意SBV的后支（V8b）可以引流S9，因此必须保留。

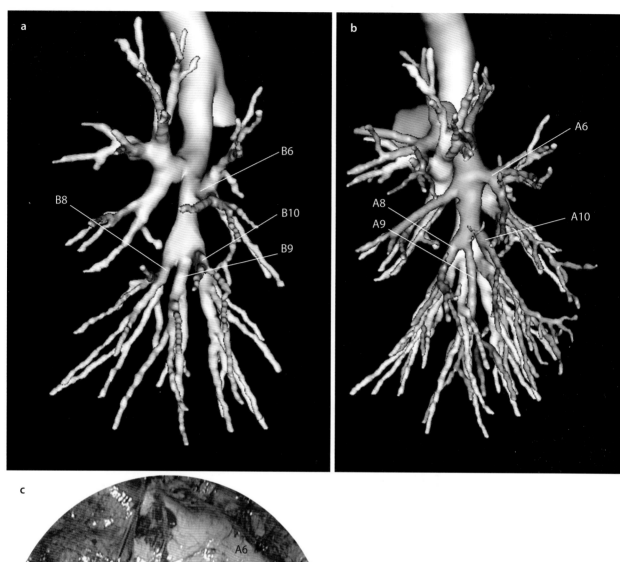

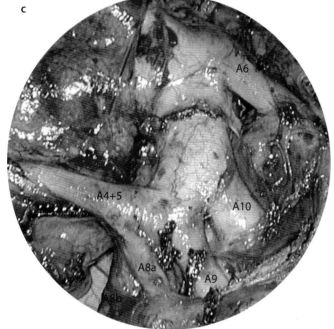

图29.2　支气管和动脉分支的常见解剖学变异。a. 支气管B8和B9共干；b. A8和A9共干；c. 舌段动脉和A8b的共干。

29.3 操作技术

29.3.1 叶裂和动脉

此步骤类似于左下叶切除术或基底段切除术时的肺裂解剖（10.3.1）。但动脉必须尽可能向远端解剖，并且必须清楚地识别下叶所有分支。

A8和A9+10可以用牵引绳牵引（图29.3），因此可以向前或向后牵拉它们以暴露B8。A8被离断。在一些患者中，A8的分支可能比较靠近远端，必须对两个亚段动脉进行独立处理。所有位于动脉分区的淋巴结必须被游离、切除，并送冰冻切片分析（图29.4，视频29.1）。

ⓘ 应注意不要将A8a与A9混淆。

29.3.2 支气管

通过向后牵拉B9+10，暴露B8（图29.5）。仔细解剖，以避免损伤其后的V8静脉。通气试验后再行切割缝合。

29.3.3 静脉

无需游离下肺静脉。一旦支气管被离断，轻轻拎起气管残端，小心地剥离背面以暴露静脉的前分支（V8b）。它的后支（V8a）部分引流S9，被保留下来（图29.6）。

29.3.4 肺段间平面

全身注射ICG后由IRI勾画肺段间平面（图29.7）。用长钳夹住肺实质，检查支气管残端是否保持远离及确保不会卡在吻合器卡口里。由于S8呈圆锥形，使得吻合器难以精确应用，并有肺组织折叠的风险。用两个抓钳可以拉伸肺组织以暴露整个肺段，并轻松缝合。对于所有基底段的切除，建议组合应用45 mm和60 mm的钉仓，逐步切割缝合（图29.8，视频29.2）。

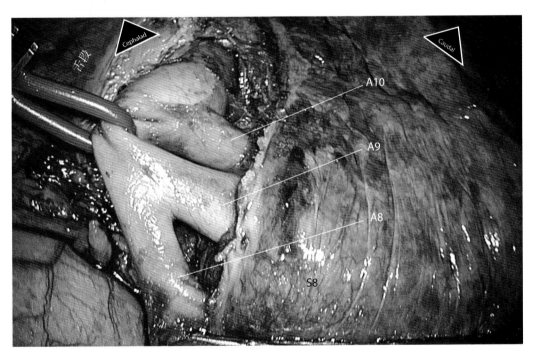

图29.3 解剖和暴露A8和A9+10。

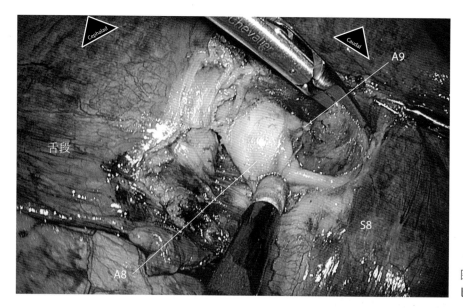

图29.4　应在术中检查的肺段间淋巴结的清除。

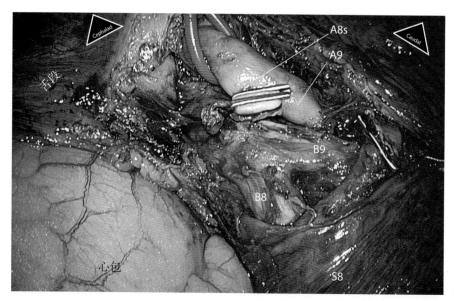

图29.5　离断A8，暴露B8和B9。

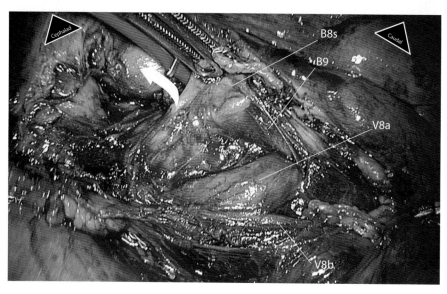

图29.6　拎起B8残端，暴露静脉，只切断最前分支（V8b）。

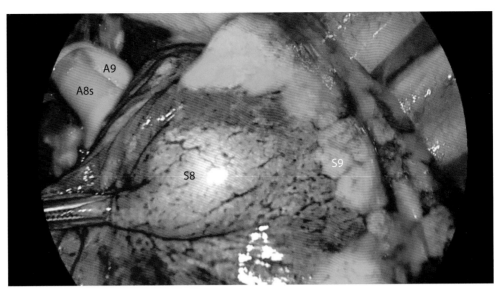

图 29.7　全身注射 ICG 勾画肺段间平面。

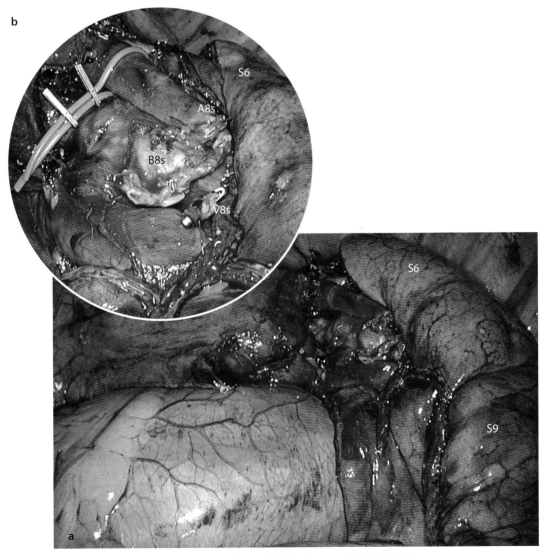

图 29.8　最终视图，在重新通气之前。a. 整体视图；b. S8 残端特写视图。

参考文献

[1] Abdelsattar Z, Blackmon S (2018) Using novel technology to augment complex video-assisted thoracoscopic single basilar segmentectomy. J Thorac Dis 10:S1168–S1S78.

[2] Galvez C, Lirio F, Sesma J, Baschwitz B, Bolufer S (2017) Single-incision video-assisted thoracoscopic surgery left-lower lobe anterior segmentectomy (S8). J Visc Surg 3:114.

[3] Nomori H, Okada M (2012) Illustrated anatomical segmentectomy for lung cancer. Springer-Verlag, Tokyo.